国家卫生健康委员会"十三五"规划教材

全国高等职业教育教材

供医学检验技术专业用

寄生虫学检验

第 5 版

主　编　汪晓静

副主编　高　义　吴秀珍　丁环宇　钟禹霖

编　者（以姓氏笔画为序）

丁环宇（重庆医药高等专科学校）

王书伟（河南医学高等专科学校）

王建设（鹤壁职业技术学院）

尹燕双（黑龙江护理高等专科学校）

吕文涛（大庆医学高等专科学校）

许郑林（沧州医学高等专科学校）

孙　莉（襄阳职业技术学院）

吴秀珍（江西卫生职业学院）

汪晓静（山东医学高等专科学校）

钟禹霖（赣南卫生健康职业学院）

姚　远（山东医学高等专科学校）

翁　静（楚雄医药高等专科学校）

高　义（皖西卫生职业学院）

黄阿环（泉州医学高等专科学校）

黄铭珊（福建卫生职业技术学院）

人民卫生出版社
·北京·

图书在版编目(CIP)数据

寄生虫学检验/汪晓静主编. —5 版. —北京:
人民卫生出版社,2021.9(2025.5重印)
ISBN 978-7-117-31907-2

Ⅰ.①寄⋯　Ⅱ.①汪⋯　Ⅲ.①寄生虫病-医学检验-
高等职业教育-教材　Ⅳ.①R530.4

中国版本图书馆 CIP 数据核字(2021)第 161155 号

人卫智网	www.ipmph.com	医学教育、学术、考试、健康,
		购书智慧智能综合服务平台
人卫官网	www.pmph.com	人卫官方资讯发布平台

寄生虫学检验
Jishengchongxue Jianyan
第 5 版

主　　编:汪晓静
出版发行:人民卫生出版社(中继线 010-59780011)
地　　址:北京市朝阳区潘家园南里 19 号
邮　　编:100021
E - mail:pmph @ pmph. com
购书热线:010-59787592　010-59787584　010-65264830
印　　刷:人卫印务(北京)有限公司
经　　销:新华书店
开　　本:850×1168　1/16　印张:12　插页:4
字　　数:380 千字
版　　次:1997 年 4 月第 1 版　　2021 年 9 月第 5 版
印　　次:2025 年 5 月第 9 次印刷
标准书号:ISBN 978-7-117-31907-2
定　　价:45.00 元

打击盗版举报电话:**010-59787491**　E - mail:**WQ @ pmph. com**
质量问题联系电话:**010-59787234**　E - mail:**zhiliang @ pmph. com**

为了深入贯彻落实党的二十大精神,落实全国教育大会和《国家职业教育改革实施方案》新要求,更好地服务医学检验人才培养,人民卫生出版社在教育部、国家卫生健康委员会的领导和全国卫生职业教育教学指导委员会的支持下,成立了第二届全国高等职业教育医学检验技术专业教育教材建设评审委员会,启动了第五轮全国高等职业教育医学检验技术专业规划教材的修订工作。

全国高等职业教育医学检验技术专业规划教材自 1997 年第一轮出版以来,已历经多次修订,在使用中不断提升和完善,已经发展成为职业教育医学检验技术专业影响最大、使用最广、广为认可的经典教材。本次修订是在 2015 年出版的第四轮 25 种教材(含配套教材 6 种)基础上,经过认真细致的调研与论证,坚持传承与创新,全面贯彻专业教学标准,加强立体化建设,以求突出职业教育教材实用性,体现医学检验专业特色:

1. **坚持编写精品教材**　本轮修订得到了全国上百所学校、医院的响应和支持,300 多位教学和临床专家参与了编写工作,保证了教材编写的权威性和代表性,坚持"三基、五性、三特定"编写原则,内容紧贴临床检验岗位实际、精益求精,力争打造职业教育精品教材。

2. **紧密对接教学标准**　修订工作紧密对接高等职业教育医学检验技术专业教学标准,明确培养需求,以岗位为导向,以就业为目标,以技能为核心,以服务为宗旨,注重整体优化,增加了《医学检验技术导论》,着力打造完善的医学检验教材体系。

3. **全面反映知识更新**　新版教材增加了医学检验技术专业新知识、新技术,强化检验操作技能的培养,体现医学检验发展和临床检验工作岗位需求,适应职业教育需求,推进教材的升级和创新。

4. **积极推进融合创新**　版式设计体现教材内容与线上数字教学内容融合对接,为学习理解、巩固知识提供了全新的途径与独特的体验,让学习方式多样化、学习内容形象化、学习过程人性化、学习体验真实化。

本轮规划教材共 25 种(含配套教材 5 种),均为国家卫生健康委员会"十三五"规划教材。

教材目录

序号	教材名称	版次	主编		配套教材
1	临床检验基础	第5版	张纪云	龚道元	√
2	微生物学检验	第5版	李剑平	吴正吉	√
3	免疫学检验	第5版	林逢春	孙中文	√
4	寄生虫学检验	第5版	汪晓静		
5	生物化学检验	第5版	刘观昌	侯振江	√
6	血液学检验	第5版	黄斌伦	杨晓斌	√
7	输血检验技术	第2版	张家忠	陶　玲	
8	临床检验仪器	第3版	吴佳学	彭裕红	
9	临床实验室管理	第2版	李　艳	廖　璞	
10	医学检验技术导论	第1版	李敏霞	胡　野	
11	正常人体结构与机能	第2版	苏莉芬	刘伏祥	
12	临床医学概论	第3版	薛宏伟	高健群	
13	病理学与检验技术	第2版	徐云生	张　忠	
14	分子生物学检验技术	第2版	王志刚		
15	无机化学	第2版	王美玲	赵桂欣	
16	分析化学	第2版	闫冬良	周建庆	
17	有机化学	第2版	曹晓群	张　威	
18	生物化学	第2版	范　明	徐　敏	
19	医学统计学	第2版	李新林		
20	医学检验技术英语	第2版	张　刚		

第二届全国高等职业教育医学检验技术专业教育教材建设评审委员会名单

主任委员

胡　野　张纪云　杨　晋

秘 书 长

金月玲　黄斌伦　窦天舒

委　　员（按姓氏笔画排序）

王海河　王翠玲　刘观昌　刘家秀　孙中文　李　晖
李好蓉　李剑平　李敏霞　杨　拓　杨大干　吴　茅
张家忠　陈　菁　陈芳梅　林逢春　郑文芝　赵红霞
胡雪琴　侯振江　夏金华　高　义　曹德明　龚道元

秘　　书

许贵强

数字内容编者名单

主　编　汪晓静

副主编　姚　远　孙　莉　王书伟　吴秀珍　丁环宇

编　者（以姓氏笔画为序）

丁环宇（重庆医药高等专科学校）

王书伟（河南医学高等专科学校）

王建设（鹤壁职业技术学院）

尹燕双（黑龙江护理高等专科学校）

吕文涛（大庆医学高等专科学校）

许郑林（沧州医学高等专科学校）

孙　莉（襄阳职业技术学院）

吴秀珍（江西卫生职业学院）

汪晓静（山东医学高等专科学校）

钟禹霖（赣南卫生健康职业学院）

姚　远（山东医学高等专科学校）

翁　静（楚雄医药高等专科学校）

高　义（皖西卫生职业学院）

黄阿环（泉州医学高等专科学校）

黄铭珊（福建卫生职业技术学院）

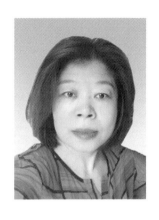

汪晓静 教授,山东医学高等专科学校(济南)医学检验系主任,全国职业院校检验技能竞赛优秀指导教师,山东省优秀教师,学校教学名师、教学标兵和优秀教师;兼任全国卫生职业院校检验技能竞赛评判专家、山东省临床检验技能大赛评判专家、山东省科普专家人才库卫生健康类专家等;在高等学校医学检验技术联盟、山东省预防医学会、山东省卫生健康行指委医学检验技术类专业分委会等7个国家级、省级学术团体中任理事、副主任委员、常务委员、秘书等职务;主持和参与厅级以上教学改革和自然科学研究课题7项,发表教学与科研论文10余篇;主编、副主编国家级教材10余部。

寄语:

　　同学们,随着社会经济发展、环境生态变化及国际交流的加强,我国寄生虫感染呈现出新的特点,面临新的挑战,其防治工作任重而道远。愿大家不负韶华,奋发努力,认真学习,牢固掌握寄生虫学检验的基本知识和基本操作技能,为控制乃至消灭寄生虫感染,为健康中国战略的实施贡献出检验人的力量!

第 5 版《寄生虫学检验》认真贯彻落实党的二十大精神,以《高等职业学校医学检验技术专业教学标准》为指导,以综合职业能力和职业素质培养为目标,以寄生虫学的基本理论和基本知识为依托,以临床常见寄生虫病检验诊断为主线,紧密对接临床医学检验技术(士)考试大纲和《全国临床检验操作规程》(第 4 版)的要求,由来自全国高等卫生职业教育院校一线教学人员及行业专业技术人员共同编写完成。

全书分总论、医学蠕虫、医学原虫、医学节肢动物及寄生虫感染的实验诊断技术五篇,秉承了第 4 版教材按照寄生虫生物学分类方式序化编写内容的合理构架,但从形式到内容进行了部分修订。

主要体现在:

1. 立足岗位需求,优化编写内容　增加近年来感染日渐增多的寄生虫如人芽囊原虫,以及问题凸显的输入性寄生虫如锥虫;增加寄生虫检验的质量控制内容,以规范和适应临床实验室实际应用;删减与职业岗位能力关系不密切的虫种如蒲螨、革螨等节肢动物,以及与其他课程交叉重复的内容,如分子生物学与免疫学诊断技术的基本原理等;根据中国疾病预防控制中心寄生虫病预防控制所组织编写的《2015 年全国重点寄生虫病现状调查报告》等权威资料,对相关寄生虫病的流行病学数据进行了修正。

2. 对接行业标准,规范技能学习　寄生虫感染的实验诊断技术部分以《全国临床检验操作规程》(第 4 版)为模板,详尽、规范地介绍了常规寄生虫检验技术的基本原理、试剂与器材、操作步骤、结果判断、注意事项及临床应用,以期通过规范的学习与培训,实现技术技能培养与行业岗位能力要求的无缝对接。

3. 纸数融合,丰富教学资源　教材中除每章设置"学习目标""本章小结""思考题",以及重要寄生虫的"案例导学""知识拓展"等模块外,还通过增设二维码,融入大量数字资源。数字资源有聚焦于形态学和实验室诊断技术内容的"扫一扫,看一看",为学生提供自我评价载体的"扫一扫,测一测",指导学生掌握重点、难点和常考知识点的 PPT,以及规范和引领课程实施的教学大纲等,真正实现纸数有机融合,活化教学模式,搭建学生交互性和延展性学习平台。

本教材凝结全体编者的辛勤努力,也得到了众多医学检验领域专家和专业技术人员的鼎力支持,特别是山东医学高等专科学校张纪云教授及云南省西双版纳傣族自治州人民医院罗嫚主管技师,提供了珍贵的寄生虫及其形态类似物的显微摄影图,在此一并致以诚挚的谢意。由于编者水平有限,不足之处在所难免,敬请专家和读者批评指正。

汪晓静

2024 年 1 月

教学大纲(参考)

目　录

第一篇　总　论

第二篇　医学蠕虫

第一篇　总　　论

寄生虫学检验(parasitology examination)是研究与人体有关的寄生虫及与人体相互关系的科学。通过对寄生虫的形态结构、生活史、致病作用、流行规律的研究,进而掌握寄生虫检验的基本技能,为寄生虫感染的预防、诊断、疗效考核及流行病学调查提供科学依据,从而控制乃至消灭寄生虫感染,提高人们健康水平,助力健康中国战略的实施。

第一节　寄生虫感染的疫情状况

寄生虫是全球范围内导致人体感染、危害人类健康的一类重要病原体,包括医学节肢动物在内已超过千种,主要流行于热带和亚热带地区,是全球关注的重要公共卫生问题。目前,虽然许多重要的人类寄生虫感染已经得到有效控制,并且某些虫种在部分国家或地区已被消除,但即使在经济发达国家,受人口流动、生活与不良行为方式、人类免疫缺陷病毒(HIV)等感染、器官移植及免疫抑制剂的应用等因素影响,寄生虫感染仍十分常见。血吸虫、丝虫、钩虫、蛔虫等蠕虫,以及疟原虫、黑热病原虫、锥虫和溶组织内阿米巴等原虫的感染依然严重。此外,食源性寄生虫,以及弓形虫、隐孢子虫等机会

1

致病性寄生虫对人类健康的危害也不能被忽视。

我国幅员辽阔,人口众多,地理条件复杂。千百年来,寄生虫肆虐,尤以钩虫、丝虫、血吸虫、疟原虫及黑热病原虫等五大寄生虫最为猖獗,对人民健康构成了严重威胁。据统计,中华人民共和国成立之初,在我国流行的寄生虫多达数十种。其中,血吸虫病患者超过1 000万,疟疾年发患者数逾3 000万,黑热病患者约53万,丝虫病患者约3 000万,钩虫感染者约2.5亿。

中华人民共和国成立后,党和政府高度重视寄生虫感染的防治工作,坚持预防为主,因地制宜,采取了群防群治、联防联控等多种措施,使寄生虫尤其是五大寄生虫感染的防治工作取得了举世瞩目的成就。1958年基本消灭黑热病;1994年丝虫病也已达到基本消灭的标准,2006年全国16个流行区实现了阻断丝虫病传播的目标;疟疾的疫区范围不断缩小,自2017年后已连续4年未发现本地原发病例,2021年6月30日通过了世界卫生组织国家消除疟疾认证,防治工作已进入传播控制和传播阻断阶段;曾广泛流行于长江以南12个省(自治区、直辖市)的日本血吸虫病,已有70%的流行区达到了消灭或基本消灭的指标,疫情总体上处于低度流行状态。改革开放以来,人们的居住条件、环境条件发生了巨大的变化,卫生设施不断完善,生产方式不断优化,健康意识日益提升,蛔虫、钩虫、鞭虫、痢疾阿米巴等重点寄生虫的感染率和感染度均大幅降低。

但我们必须清醒地认识到,随着社会经济发展、环境生态变化及国际交流的加强,我国寄生虫感染呈现出新的特点,面临新的挑战。

1. 某些重要寄生虫感染的疫情仍不稳定　由于疟原虫的传播媒介依然存在,加之人员流动性增加及恶性疟抗药性的扩散,故输入性病例明显增多,且偶有死亡病例发生;血吸虫感染在某些地区又死灰复燃,人和牲畜的急性感染时有发生,并有新的晚期患者出现,洞庭湖、鄱阳湖等湖沼地区钉螺面积有扩大趋势;丝虫的传播蚊媒难以有效控制,残存疫点和潜在威胁依然存在;而早已被基本消灭的黑热病,每年仍有数百病例出现。

2. 蠕虫感染依然常见　2015年全国人体重点寄生虫病现状调查结果显示,全国蠕虫感染率为5.1%,其中土源性线虫感染率为4.49%,四川和海南部分农村地区、偏远地区及经济欠发达地区感染率则高达20%以上。

3. 食源性寄生虫的感染频有发生　因膳食结构改变及不科学的饮食习惯,华支睾吸虫、卫氏并殖吸虫、旋毛形线虫、广州管圆线虫、带绦虫等食源性寄生虫感染并不少见。

4. 机会致病性寄生虫的感染不再罕见　因免疫缺陷或免疫抑制剂的使用,弓形虫、隐孢子虫、粪类圆线虫等机会致病性寄生虫感染时有发生。

总之,我国寄生虫感染的防治工作任重而道远,必须因地制宜,突出重点,分类施策,精准防治。在巩固原有成果,严防某些原已控制和消灭的寄生虫卷土重来的基础上,聚焦土源性蠕虫、食源性寄生虫、机会致病性寄生虫及输入性寄生虫的防治。医务工作者尤其是医学检验技术人员必须高度关注寄生虫感染,有效提高诊治率,从而提升对社会经济发展和健康中国的贡献度。

第二节　寄生、寄生虫、宿主

一、寄生现象

在生物界,因食物来源和生存空间等原因,两种生物会共同生活在一起,彼此之间相互依存,相互作用,这种现象即为共生(symbiosis)。

寄生(parasitism)又称寄生现象,在自然界极为常见,是生物共生现象中的一种类型。指两种生物共同生活,一方获利,另一方受害并为受益的生物提供营养和居住场所。

在寄生现象中,受益的一方,即营寄生生活的低等小型动物称寄生虫(parasite);受害的一方,即被寄生虫寄生的人或其他动物称宿主(host)。如蛔虫寄生在人体小肠,获取肠腔营养物质并损害人体,蛔虫即为人体的寄生虫,而人体则为蛔虫的宿主。

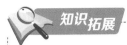

生物种间的其他共生现象

除寄生外,根据两种生物之间利害关系的不同,生物种间的共生现象还有片利共生和互利共生。

片利共生是指两种生物生活在一起,一方受益,另一方既不受益也不受害。如海洋中的鮣鱼用其吸盘吸附在大型鱼类的体表云游四处,借以增加觅食机会。这种共生现象对鮣鱼有利,而对大型鱼类也无明显损害。

互利共生是指两种生物生活在一起,彼此受益,相互依赖,共生共存。如在白蚁的消化道内定居有大量鞭毛虫,鞭毛虫合成和分泌纤维素酶供白蚁分解纤维素使用,同时白蚁的消化道也为鞭毛虫的生存提供了营养和适宜的环境。

二、寄生虫的分类

人体寄生虫种类繁多,我国有文献记载的约232种,常见的有30多种。寄生虫的分类,对全面准确地认识虫种,研究其与宿主,特别是与人之间的关系,从而控制乃至消灭寄生虫的感染具有重要意义。

（一）按生物学方法分类

在界、门、纲、目、科、属、种七个阶元的生物分类系统中,人体寄生虫隶属于动物界无脊椎动物中的线形动物门、扁形动物门、棘头动物门、节肢动物门及单细胞的原生动物亚界中的肉足鞭毛门、顶复门和纤毛门等七个门类中的十余个纲,其与习惯分类方法的医学蠕虫、医学原虫、医学节肢动物的对应关系见表0-1。

表 0-1　人体寄生虫生物类属及代表虫种

	门	纲	代表虫种
医学蠕虫	线形动物门	线虫纲	蛔虫、钩虫、蛲虫、鞭虫
	扁形动物门	吸虫纲	肝吸虫、肺吸虫、血吸虫
		绦虫纲	猪带绦虫、牛带绦虫
	棘头动物门	棘头虫纲	猪巨吻棘头虫
医学原虫	肉足鞭毛门	根足虫纲	溶组织内阿米巴
		鞭毛虫纲	阴道滴虫、蓝氏贾第鞭毛虫
	顶复门	孢子虫纲	疟原虫、弓形虫
	纤毛门	纤毛虫纲	结肠小袋纤毛虫
医学节肢动物	节肢动物门	昆虫纲	蚊、蝇
		蛛形纲	蜱、螨
		甲壳纲	蝲蛄、溪蟹
		唇足纲	蜈蚣
		倍足纲	马陆

（二）按寄生部位分类

根据寄生部位可将寄生虫分为体外寄生虫和体内寄生虫。

1. **体外寄生虫**　多为吸血性节肢动物。有的长期寄生在宿主的体表,如虱;有的则仅在吸血时在宿主体表短暂停留,如蚊、蜱等,又称暂时性寄生虫。

2. 体内寄生虫　人体寄生虫多属于此类。指虫体寄生于宿主的腔道、细胞及组织器官内，如消化道、脉管系统、呼吸系统、神经系统、泌尿生殖系统、肝与胆管、皮肤与组织、眼部等。我国常见人体寄生虫与主要致病性见附录3。

（三）按寄生性质分类

1. 专性寄生虫　指生活史中全部阶段或至少某一个阶段营寄生生活的寄生虫。人体寄生虫多属于此类型，如蛔虫、蛲虫等。

2. 兼性寄生虫　指主要营自生生活，但也可营寄生生活的寄生虫，如粪类圆线虫。

3. 偶然寄生虫　指原本营自生生活，因偶然机会侵入非正常宿主体内的寄生虫，如寄生于人体消化道内的蝇蛆。

4. 机会致病性寄生虫（opportunistic parasite）　某些寄生虫在免疫功能正常的宿主体内通常处于隐性感染状态，但当宿主免疫功能受累时，则异常增殖，致病力增强，致宿主出现明显的临床症状，称机会致病性寄生虫，如弓形虫、隐孢子虫等。

三、宿主的类别

寄生虫在完成生活史的过程中，需要历经不同的宿主。在有的宿主体内，寄生虫能正常进行生长发育与繁殖，此类为其正常宿主，如终宿主、中间宿主和保虫宿主；而在有的宿主体内寄生虫只能存活，但不能正常生长发育，此类为其非正常宿主，即转续宿主。

1. 终宿主（definitive host）　指寄生虫成虫期或有性生殖阶段寄生的宿主。如蛔虫成虫寄生于人体，人即为其终宿主；疟原虫的有性生殖是在蚊体内完成的，蚊为其终宿主。

2. 中间宿主（intermediate host）　指寄生虫的幼虫期或无性生殖阶段寄生的宿主。若寄生虫在发育过程中需要两个或两个以上的中间宿主，则按其寄生宿主顺序的不同依次称为第一中间宿主、第二中间宿主等。如肝吸虫的幼虫毛蚴和囊蚴先后寄生于豆螺和淡水鱼虾体内，故豆螺和淡水鱼虾分别为肝吸虫的第一和第二中间宿主。

3. 保虫宿主（reservoir host）　又称储存宿主。有些寄生虫的成虫除寄生于人体外，还可寄生在某些脊椎动物体内，这些可以成为人体寄生虫病传染源的脊椎动物称保虫宿主。如肝吸虫的成虫可以同时寄生于人体，以及猫、犬等脊椎动物体内，后者则为肝吸虫的保虫宿主。

4. 转续宿主（paratenic host）　指滞育状态的寄生虫幼虫所寄生的非正常宿主。当此幼虫有机会进入正常宿主体内，仍可继续发育为成虫。如肺吸虫的囊蚴被非正常宿主野猪或野鼠吞食后，幼虫在其内可长期存活，但不能再继续发育为成虫，处于滞育状态；若人生食或半生食野猪肉或野鼠肉，则幼虫可进入人体，进而发育为成虫，故野猪、野鼠等动物为肺吸虫的转续宿主。

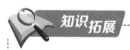

知识拓展

人体幼虫移行症

人可作为某些蠕虫的转续宿主。当虫体侵入体内后，不能发育为成虫，长期以幼虫状态存在，在皮肤、组织、器官间窜扰，造成局部或全身的病变，引起皮肤幼虫移行症和/或内脏幼虫移行症。如人是斯氏并殖吸虫和曼氏迭宫绦虫的转续宿主，当虫体侵入人体后可引起幼虫移行症。

幼虫移行症的临床表现因虫种及侵犯部位不同而异。侵犯皮肤时出现游走性皮下包块；侵犯胃肠道时出现腹痛、呕吐、腹泻等症状；侵犯肝时出现肝大，并伴有轻压痛；侵犯肺时出现咳嗽、气喘，X射线检查肺部可见浸润性阴影；侵犯眼部时出现局部肿胀、眼球突出、视力障碍，甚至失明；侵犯中枢神经系统时出现类似脑膜炎的征象，脑脊液中嗜酸性粒细胞显著增多。有时也会伴发全身过敏性症状如发热、全身不适、食欲减退、荨麻疹等。

笔记

第三节　寄生虫的生活史

一、寄生虫的生活史及类型

寄生虫的生活史(life cycle)指寄生虫完成一代生长、发育、繁殖和宿主转换的全过程及所需的外界环境条件。

寄生虫种类众多,生活史简繁多样,但大多包含了在宿主体内发育和在外界环境中发育两个基本过程。根据其生活史的完成是否需要中间宿主分为两种类型。

1. 直接型生活史　完成生活史不需要中间宿主。寄生虫在宿主体内或自然环境中可直接发育至感染阶段,导致宿主感染。如蛔虫卵随人粪便排出体外,在适宜土壤中直接发育至感染期虫卵,通过一定途径感染人体。

2. 间接型生活史　完成生活史需要中间宿主。寄生虫必须在中间宿主体内发育至感染阶段后,再侵入终宿主。如丝虫只有在中间宿主蚊体内发育为感染阶段丝状蚴后才能使终宿主人发生感染。

寄生虫的生殖方式因虫种不同而异。有的虫体仅有无性生殖,如溶组织内阿米巴、阴道滴虫等;有的虫体仅有有性生殖,如蛔虫、钩虫等;有些虫体则兼具无性生殖和有性生殖两种生殖方式,此现象称世代交替(alternation of generation),如疟原虫、弓形虫等。

二、寄生虫的发育环节

寄生虫生活史的完成,一般需要五个中心环节,即感染人体、体内移行、定位寄生、排离人体、外界发育。

1. 感染人体　寄生虫生长发育过程中,某一阶段对人体具有感染性,这一特定阶段称感染阶段或感染期(infection phase)。感染阶段虫体侵入人体的方式,称感染方式。如血吸虫有虫卵、毛蚴、胞蚴、尾蚴、童虫和成虫等发育阶段,只有尾蚴通过皮肤侵入人体内引起感染,因此,尾蚴是血吸虫的感染阶段,感染方式为经皮肤感染。

2. 体内移行　多数寄生虫侵入人体后需要经历或长或短的体内迁移、发育,才能到特定部位寄生。如蛔虫的感染期虫卵,被人误食后到小肠,孵出的幼虫钻入肠壁毛细血管随血液循环至肺,穿过肺泡壁毛细血管到肺泡,经支气管、气管到咽部,随吞咽又回到消化系统,最终才定居于小肠。

3. 定位寄生　大多数寄生虫侵入人体后,要选择特定的适合于生长、繁殖的部位寄生,这是寄生虫长期演化的结果。如蛔虫寄生于人体小肠上段,血吸虫寄生于人的门静脉系统。

4. 排离人体　寄生虫发育到一定阶段就会离开人体到外界环境。多数寄生虫经粪便、痰液、血液等途径排出,如钩虫卵、蛔虫卵经粪便、肺吸虫卵随痰液、疟原虫经蚊叮咬吸血排离人体。

5. 外界发育　寄生虫需要在外界适宜的环境或在中间宿主体内发育到感染阶段,才能感染新的宿主。如受精蛔虫卵随粪便排出体外,需在温暖、潮湿、氧气充足的外界环境条件下发育至感染期虫卵后才能使新宿主感染。

第四节　寄生虫与人体的相互作用

人体感染寄生虫后,虫体的致病力与人体的免疫力之间相互作用、相互斗争,其结果表现为3种情况:一是人体将寄生虫全部清除,并具有完全抵御再感染的能力;二是人体清除部分寄生虫,并产生部分抵御再感染的能力,即人体内有寄生虫,但并不出现明显临床症状,处于带虫状态,此类型最为常见;三是人体难以有效控制寄生虫,寄生虫在人体内发育甚至大量繁殖,机体出现明显临床症状,即患寄生虫病。

一、寄生虫对人体的致病作用

寄生虫对人体的危害程度与虫体的毒力、感染度、体内移行过程、寄生部位、生理活动及人体免疫力等多种因素相关,危害形式多种多样。主要表现:

1. **掠夺营养**　寄生虫生长、发育及繁殖所需的营养物质均来源于人体,如消化道内的食糜、血液、淋巴液、组织液等物质。如蛔虫以小肠内消化或半消化的食物为食,从而夺取营养,导致人体出现营养不良,重度感染的儿童甚至出现发育障碍。

2. **机械性损伤**　寄生虫在侵入、移行、定居过程中均可造成细胞和组织器官的损伤。如蚊、蜱等节肢动物叮咬刺伤皮肤;蛔虫幼虫穿破肺部毛细血管引起血管炎;大量蛔虫成虫寄生,导致肠梗阻;猪囊尾蚴寄生在脑部,压迫脑组织,出现癫痫样症状。

3. **毒性作用与免疫病理损伤**　寄生虫的分泌物、排泄物和崩解产物对人体均有毒性,可引起组织损伤或免疫病理反应,后者是很多寄生虫的主要致病原因。如溶组织内阿米巴分泌溶组织酶,破坏组织,有助于虫体侵入导致肠壁溃疡和组织脓肿;猪带绦虫的囊尾蚴和包生绦虫的棘球蚴所含囊液均可引起 I 型超敏反应,严重时可导致过敏性休克,甚至死亡。

二、人体对寄生虫的免疫作用

人体对寄生虫的免疫除了天然屏障作用外,主要是在寄生虫抗原诱导下,机体免疫系统将产生一系列防御性反应,以阻止、抑制、杀伤和清除寄生虫,从而维护自身生理平衡和稳定。

(一)人体对寄生虫的免疫应答

1. **固有免疫**　人体对寄生虫的固有免疫主要体现在对许多动物寄生虫具有先天性的不感受性,即使动物寄生虫有机会侵入机体,也难以存活,或者不能发育成熟,或者被清除消灭,如鼠类、禽类等的疟原虫不能感染人体;另外,某些特殊个体或人群对某种人体寄生虫具有先天性的不感受性,如 Duffy 血型阴性者不易感染间日疟原虫,葡糖-6-磷酸脱氢酶缺乏的儿童对恶性疟原虫具有一定的免疫力。

固有免疫除皮肤黏膜等屏障结构、吞噬细胞及体液中的免疫分子等参与因素外,还与组织细胞的某些生物学特性有关。

2. **适应性免疫**　人体对寄生虫的适应性免疫表现为体液免疫与细胞免疫,不同虫体诱导不同的免疫类型,既可以是体液免疫,也可以是细胞免疫,多数情况下则是二者相互协同,共同完成对寄生虫的识别、攻击和清除。根据免疫的效果,适应性免疫分为两种类型。

(1) 消除性免疫(sterilizing immunity):指人体感染某种寄生虫后所产生的完全的保护性免疫力,既能清除体内寄生虫,又能完全抵抗再感染。如黑热病原虫感染者所产生的免疫力。

(2) 非消除性免疫(non-sterilizing immunity):指人体感染寄生虫后所产生的部分的保护性免疫力,虽不足以清除体内寄生虫,但具有一定的抵抗再感染能力,若体内虫体消失,这种免疫力也随之消失。寄生虫感染的免疫多属于此种类型。如疟原虫的带虫免疫对再感染具有抵抗力,但不能将体内已有的原虫全部清除,只能使其数量维持在低密度水平;再如血吸虫的伴随免疫,仅对再次入侵的童虫有一定抵抗力,而对体内成虫不产生影响。

(二)寄生虫的免疫逃避现象

寄生虫逃避机体免疫力攻击而继续生存的现象称免疫逃避(immune evasion)。免疫逃避是寄生虫在人体内赖以长期存活的重要手段,与 3 方面有关。

1. **寄生部位的隔离**　组织、细胞和腔道内的寄生虫,由于特殊的生理屏障使之与免疫系统隔离。如有的寄生虫可被人源性囊膜包裹;有些细胞内的寄生虫,血清抗体难以对其发挥作用;腔道内由于缺乏补体和巨噬细胞,对寄生虫杀伤能力有限。

2. **抗原改变**　寄生虫发生抗原改变主要有 3 条途径。

(1) 抗原变异:寄生虫通过改变自身的抗原成分,逃避免疫系统的攻击。

(2) 抗原伪装与分子模拟:有些寄生虫能将人体的抗原分子镶嵌在自身表面,或用人体抗原包被,称抗原伪装;有些寄生虫在漫长的与人体共同进化过程中,其重要的蛋白酶类、激素、受体等与机体具有高度的同源性,从而阻碍了机体免疫系统对异源性抗原的识别,称分子模拟。

(3) 表膜脱落与更新:蠕虫虫体的表膜可以不断脱落与更新,与表膜结合的抗体也随之脱落。

3. **抑制宿主的免疫应答**　有些寄生虫进入人体后可直接诱导机体发生免疫抑制,通过调节性 T 细胞或产生封闭性抗体,或者降低巨噬细胞吞噬功能,抑制细胞介导的免疫应答。

(三)具有实验诊断意义的免疫物质

被寄生虫感染后,机体的免疫反应特点因自身生理状况、寄生虫的种类和发育阶段不同而有很大差异,对寄生虫感染的实验诊断具有重要意义。

1. **IgE 抗体**　IgE 抗体水平升高是蠕虫感染的一个重要免疫反应特点。一方面 IgE 可介导蠕虫所致的速发型超敏反应,如蛔虫性哮喘;另一方面 IgE 在寄生虫感染的保护性免疫中发挥重要作用。

2. **嗜酸性粒细胞**　嗜酸性粒细胞增多为蠕虫感染另一免疫反应特征,可以作为蠕虫感染时血象变化的重要指标。主要由虫源性及肥大细胞脱颗粒释放的嗜酸性粒细胞趋化因子所致。

3. **寄生虫抗原和机体的特异性抗体**　寄生虫结构和生活史的复杂性决定了其抗原的复杂性与多源性。根据其抗原来源不同可分为表面抗原、虫体抗原及分泌排泄抗原。其中分泌排泄抗原源于虫体的分泌排泄物、蜕皮液及溶解的虫体等,存在于寄生部位的机体分泌排泄物或循环血液中,又称循环抗原。检测循环抗原对诊断现症感染、估计虫荷、考核疗效皆具有重要意义。另外,检测寄生虫抗原诱导机体产生的特异性抗体也是寄生虫感染实验诊断的重要手段之一。

第五节　寄生虫感染的实验室诊断

寄生虫感染的诊断分临床诊断和实验室诊断,其中实验室诊断是最重要的途径和方法,也是寄生虫学检验最重要的内容。

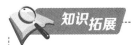

知识拓展

寄生虫感染的临床诊断

寄生虫感染的主要临床诊断:

1. **询问病史**　在寄生虫感染的临床诊断上非常重要。不仅要详细了解患者临床表现,还应了解其居住地、旅行史、生活行为方式、饮食习惯、感染史、治疗经过等。如若患者出现肌肉酸痛、头痛,嗜酸性粒细胞增多,并有生食或半生食哺乳动物肉类史,应考虑有旋毛虫或囊虫感染的可能;而患者若出现白带增多,外阴瘙痒而又有性行为不洁时,应考虑有阴道滴虫感染的可能。

2. **影像学检查**　除询问病史外,某些寄生虫感染的临床诊断还应根据不同寄生虫病的特征性表现,辅以影像学检查。如棘球蚴病的囊性肿大、弓形虫脑炎、血吸虫肝硬化、胆道蛔虫症等皆可用计算机体层成像(CT)、磁共振成像(MRI)、超声波或胆道造影等影像学检查进行辅助诊断。

一、寄生虫感染的实验室诊断方法

寄生虫感染的实验室诊断是指利用实验室技术与手段,确定人体是否存在寄生虫的感染,主要有3 种方法。

1. **病原学检查**　根据寄生虫的生活史特点,从感染者的排泄物、分泌物、体液、活体组织等标本中直接或经离体培养、动物接种后间接检获蠕虫的成虫、幼虫、虫卵或原虫的滋养体、包囊等,根据其形态结构特点进行虫种鉴定,从而作出明确诊断。病原学检查是确诊寄生虫感染的重要方法和依据(彩图 0-1 和彩图 0-2)。

标本质量是病原学检查的关键。只有合格的标本才能得出正确的检验结果,才能避免漏检和误检,确保检出的阳性率。标本的采集、处理、检验必须遵循的原则:①盛标本的器皿必须清洁,无污物,无化学试剂与药品等的污染。②标本要新鲜,应在规定时间内及时送检和进行检验。③根据检验的需要,采集适量的标本。④送检标本应标记基本信息,包括患者姓名,以及标本名称、来源、采集与送检时间等。

辨识寄生虫形态的能力是病原学检查的基础。寄生虫种类繁多,大小不同,形态各异,无论是肉眼还是显微镜观察,只有明确虫种的结构特征,才能得出正确的检验结果。此外,掌握寄生虫生活史的基本知识,有助于正确采集标本和初步判断可能检出的虫体与虫期,对病原学检查具有一定的指导意义。

2. **免疫学检测**　根据血清学反应的原理,检测抗原、抗体或细胞免疫功能,对寄生虫感染的确诊及流行病学调查具有辅助诊断价值,尤其是对早期、轻度、深部、隐性或单性虫体感染的诊断具有非常重要的意义。随着免疫学检测技术与手段的不断改进,不仅其特异性、敏感性和可重复性越来越好,而且简便、快速、经济,其应用日趋广泛,已成为寄生虫诊断的主要方法之一。

此外,嗜酸性粒细胞计数和嗜碱性粒细胞脱颗粒试验对蠕虫感染具有辅助诊断价值。

3. 分子生物学诊断 是通过测定寄生虫基因中特异性的脱氧核糖核酸(DNA)片段,从而对寄生虫感染作出明确的分子生物学诊断,并能对寄生虫进行分类和分型。该技术手段具有高通量、微型化、自动化、高效能、低成本等优点,为寄生虫感染的诊断开辟了广阔的前景,尤其是在现场检测和监测方面将发挥重要作用。常用的方法有DNA探针技术、聚合酶链反应(PCR)及聚合酶链反应-酶联免疫吸附试验(PCR-ELISA)等。

寄生虫学检验是一门不断发展与创新的学科。随着现代免疫学与分子生物学理论与技术的不断应用与发展,寄生虫学检验已从以病原学检查为主,逐渐向免疫学检测与分子生物学诊断的方向发展,寄生虫感染的实验室诊断将迎来一场新的技术革命。

二、寄生虫感染实验室诊断中的生物安全

在寄生虫感染的实验室诊断中,检验工作者常需近距离接触感染者的分泌物、排泄物及血液等带有生物危险因子的标本,因此在进行标本采集、保存、运送、检查和废弃物处理的全过程中,必须在相应的生物安全条件下,严格遵循操作程序完成相关工作,坚决杜绝生物危险因子对检验工作者的感染和对环境的污染。多数寄生虫病原体和血液样本的检测一般需在生物安全防护等级为二级(BSL-2)的生物安全实验室(biosafety laboratory)内操作。

第六节 寄生虫感染的流行与防治

寄生虫发育至感染阶段后通过一定的感染方式侵入新宿主体内,如果能在新宿主体内生长、发育、繁殖,即建立了感染。当某一地区在一定时间内相继有较多的人发生感染,则该寄生虫在该地区出现了流行。流行能否发生与流行环节、流行因素有关,同时表现为一定的流行特点。

一、寄生虫感染的流行环节

寄生虫感染的流行包括传染源、传播途径、易感人群三个基本环节。

1. 传染源 指感染了寄生虫,并不断将虫体排入外界或传入另一新宿主的人和动物,包括患者、带虫者和保虫宿主。如蛔虫的传染源为体内有虫体寄生的人;而肝吸虫的传染源为体内有虫体寄生的人,以及猫、犬等保虫宿主。

2. 传播途径 指寄生虫离开传染源经一定条件发育至感染阶段后,通过一定的感染方式侵入易感宿主体内的过程。常见感染方式有经口、经皮肤、经媒介节肢动物、经胎盘、经输血及接触和自身感染等。除个别虫体外,多数寄生虫都有自身特定的感染方式,如蛔虫只能经口误食感染,血吸虫只能经皮肤感染。

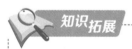

寄生虫的自身感染

寄生虫的自身感染是指已存在于宿主体内的寄生虫通过一定的方式使同一宿主再次发生感染。根据虫体是否排出体外,又分为自身体外感染和自身体内感染两种形式。如儿童容易感染的蛲虫常表现为自身体外感染,其成虫于肛周产卵,卵迅速发育至感染性卵,宿主因皮肤瘙痒抓挠局部,感染性卵可污染手指,加之儿童喜欢吸吮手指,故感染性卵极易被误食,造成自身的再一次感染。而猪带绦虫有时会发生自身体内感染,其成虫寄生于小肠,脱落的孕节由于宿主呕吐而返流入胃内被消化,虫卵散出,由胃到小肠后,孵出的六钩蚴钻入肠壁随血液循环到达身体各部位,导致囊尾蚴病。自身感染方式的存在增加了某些寄生虫感染的防控难度。

3. **易感人群** 指对寄生虫缺乏免疫力的人群,主要包括儿童、老人、孕妇等免疫力低下人群,免疫缺陷者及未曾感染过某种寄生虫的人。如疟疾非流行区人员进入疟区后,由于缺乏特异性免疫力而成为易感者。一般而言,人类对人体寄生虫及人兽共患寄生虫普遍易感。易感性与遗传、年龄、机体的免疫力等多种因素有关。通常,儿童的易感性高于成年人;免疫功能低下者易感染机会致病性寄生虫。

二、寄生虫感染的流行因素

寄生虫感染的流行主要受自然因素、生物因素和社会因素的影响,它们通过作用于流行环节而影响寄生虫的流行过程。

1. **自然因素** 包括地理环境,以及温度、雨量、光照等气候因素。地理环境会影响中间宿主的孳生与分布,如肺吸虫的中间宿主溪蟹和蝲蛄只生长在山间小溪,因此肺吸虫感染大多只流行于丘陵和山区。气候因素不仅影响寄生虫在外界的发育,也影响中间宿主或媒介节肢动物的孳生、活动与繁殖。因此,自然因素形成了寄生虫感染流行的地方性和季节性,如血吸虫病分布于长江以南地区,与钉螺的地理分布一致,而疟疾则多见于其传播媒介蚊种群数量较高的6~10月份。

2. **生物因素** 有些寄生虫生活史的完成需要中间宿主或媒介节肢动物的参与,这些中间宿主或媒介节肢动物的存在与否,决定了其感染能否流行。如日本血吸虫的中间宿主钉螺在我国的分布不超过北纬33.7°,因此北方地区无血吸虫感染的流行。

3. **社会因素** 社会制度、经济状况、科学文化水平、居住与医疗保健条件,以及人们的生产活动方式、饮食习惯、卫生习惯等也直接或间接地影响着寄生虫感染的流行。一般而言,在经济欠发达地区,由于人们的生活水平与受教育程度较低、居住环境和卫生习惯较差,生产和生活方式落后,寄生虫感染的流行更容易发生。

三、寄生虫感染的流行特点

寄生虫感染的流行特点包括地方性、季节性和自然疫源性。

1. **地方性** 指某种寄生虫的感染在某一地区持续或经常发生,这与区域的自然因素、生物因素及社会因素有关。很多常见人体寄生虫,如钩虫、血吸虫、肺吸虫、疟原虫、黑热病原虫等,皆具有明显的地方性。如钩虫主要流行于温暖、潮湿的淮河及黄河以南;肝吸虫则主要见于有喜食生鱼习惯的广西壮族自治区、广东省等地域。

2. **季节性** 指某种寄生虫的感染率在每年的某一季节出现高峰,即具有明显的季节消长特点,这主要是由于温度、湿度、雨量、光照等气候条件对寄生虫的中间宿主和媒介节肢动物种群数量的影响所致。如疟原虫传播需要媒介节肢动物按蚊,因此,其感染的高峰季节与按蚊种群数量的高峰季节一致。

3. **自然疫源性** 在原始森林或荒漠地区,有些寄生虫原本在脊椎动物间传播,这些地区为自然疫源地。由于生产或生活原因人进入该地区时,寄生虫则可从脊椎动物通过一定途径传播给人,这种现象称自然疫源性,所传播的疾病称自然疫源性寄生虫病或人兽共患寄生虫病,如肺吸虫病、细粒棘球绦虫病等。自然疫源性特点增加了寄生虫的防控难度,只有人兽兼防兼治才能收到理想效果。

四、寄生虫感染的防治原则

寄生虫感染的防治是一项艰巨、复杂和长期的任务,必须针对流行因素与特点,聚焦流行基本环节进行综合性防治。

1. **控制传染源** 在流行区定期进行普查,发现并及时治疗带虫者、患者并治疗或处理保虫宿主是控制传染源的重要措施。做好流动人口监测,控制流行区传染源的输入和扩散也是必要的手段。

2. **切断传播途径** 根据寄生虫生活史特点,采取行之有效的措施,主要包括:控制和杀灭媒介节肢动物和中间宿主,如灭蝇、灭螺;加大粪便无害化处理力度,避免虫卵、包囊等对食物,以及土壤、水源等环境的污染;加强肉类、淡水鱼虾等的卫生检疫,阻止含有寄生虫的食品流入市场。

3. **保护易感人群** 除极少数情况外,人类对人体寄生虫普遍易感,因此对人群采取必要的保护措施对于控制寄生虫的感染具有重要意义。应积极开展宣传教育活动,提高群体防控与自我保护意识,自觉改变不良的饮食习惯和行为方式,必要时还可预防用药。

总之,根据流行区的实际情况,将控制传染源、切断传播途径和保护易感人群有机结合起来,采取综合防治措施,才能有效控制寄生虫的感染与流行。

本章小结

1. 在我国寄生虫的感染依然常见,寄生虫病仍是危害人们身体健康的重要公共卫生问题,必须予以高度关注。

2. 寄生是生物共生现象的一种类型。受益与受害方,分别称寄生虫和宿主。习惯上,将寄生虫分为医学蠕虫、医学原虫和医学节肢动物三类;而寄生虫的终宿主、保虫宿主、中间宿主为其正常宿主,转续宿主为其非正常宿主。

3. 寄生虫的感染阶段经口、皮肤等特定的途径侵入人体后,可以通过掠夺营养、机械性损伤、毒性作用与免疫病理损伤等形式对人体造成危害,而人体则通过免疫对寄生虫进行阻止、抑制、杀伤并加以清除,但由于免疫逃避等因素的影响,人体对寄生虫的免疫多表现为非消除性免疫。

4. 寄生虫感染的实验室诊断方法有病原学检查、免疫学检测和分子生物学诊断。工作实际中,应根据不同诊断方法的特点加以选择,为感染诊断、疗效考核、流行病学监测等提供依据。

5. 寄生虫感染的流行包括传染源、传播途径和易感人群三个基本环节,并受自然、生物及社会因素的影响。根据这一规律,采取控制传染源、切断传播途径、保护易感人群的综合性措施,可有效控制寄生虫感染的流行。

（汪晓静）

扫一扫,测一测

思考题

1. 为什么说寄生虫感染仍然是我国必须高度关注的公共卫生问题?
2. 分析寄生虫常用实验室诊断方法的特点与应用。
3. 查阅资料,列举常见的食源性寄生虫病。

第二篇　医　学　蠕　虫

　　蠕虫(helminth)是指一类借助身体肌肉收缩而蠕动的多细胞无脊椎动物。其身体柔软,左右对称,呈叶片状、长带状、线状或圆柱状,大小因种而异。蠕虫分布广泛,多数生活于自然界的水、土壤中,营自生生活,部分寄生于动、植物体内或体表,营寄生生活。寄生于人体,与人类健康有关的蠕虫称医学蠕虫(medical helminth)。在生物学分类中,医学蠕虫隶属线形动物门的线虫纲、扁形动物门的吸虫纲和绦虫纲及棘头动物门的棘头虫纲。

　　医学蠕虫的生活史需要经历成虫、虫卵、幼虫再到成虫的发育。在流行病学上,常根据其生活史发育过程中是否需要中间宿主,可将蠕虫分为两类。

　　1. **土源性蠕虫**　此类蠕虫在发育过程中不需要中间宿主,即生活史属于直接型。大多数线虫尤其是肠道寄生性线虫属于土源性蠕虫,如蛔虫、蛲虫、钩虫、鞭虫等。

　　2. **生物源性蠕虫**　此类蠕虫在发育过程中需要中间宿主,即生活史属于间接型。所有的吸虫和棘头虫,大部分绦虫如猪肉绦虫及少数线虫如旋毛虫属于生物源性蠕虫。

第一章 线虫

学习目标

1. 掌握似蚓蛔线虫、毛首鞭形线虫、十二指肠钩口线虫和美洲板口线虫、蠕形住肠线虫、旋毛形线虫等常见线虫诊断期的形态特征及实验室诊断方法。

2. 熟悉常见线虫的寄生部位、感染阶段、主要致病期等与生活史和致病性有关的重要知识点。

3. 了解常见线虫的流行因素与防治原则。

4. 能根据常见线虫生活史特点,选择适宜的实验室诊断方法,并能正确判断实验检查结果;能综合运用所学线虫知识,对实验检查结果进行科学、合理的分析。

第一节 概 述

线虫(nematode)属于线形动物门的线虫纲,因虫体呈线状或圆柱形而得名。其种类繁多,达 1 万余种,多数营自生生活,少数营寄生生活。常见的寄生于人体且危害较大的线虫 10 余种,如似蚓蛔线虫、蠕形住肠线虫、十二指肠钩口线虫、美洲板口线虫、毛首鞭形线虫、旋毛形线虫、粪类圆线虫及广州管圆线虫等。线虫的成虫与虫卵具有共同的形态结构特征,对诊断线虫的感染具有重要的病原学检查价值。

一、成虫形态结构

线虫成虫虫体大小因种而异,大者可长达 1m 以上如肾膨结线虫,小者不到 1cm 如旋毛形线虫。虫体一般呈线形或圆柱形,两端较细,体表光滑,不分节,左右对称。雌雄异体,雌虫一般大于雄虫,雌虫尾端较直,雄虫尾端多向腹面卷曲或膨大呈伞状。虫体外层为体壁,体壁与内部器官之间有腔隙,因缺体腔膜,称原体腔。腔内充满液体,消化和生殖器官等浸泡在其中。

1. **体壁** 自外向内由角皮层、皮下层及纵肌层组成(图 1-1)。角皮层无细胞结构,由皮下层分泌物形成。皮下层由合胞体组成,无细胞界限。在虫体的两侧、背面、腹面的中央,皮下层向原体腔内增厚突出,形成四条皮下纵索,分别称侧索、背索和腹索。皮下层向内是纵肌层,根据不同虫种纵肌层肌细胞的大小、数量及排列方式的不同,可将线虫肌型分为多肌型、少肌型和细肌型三种(图 1-2)。线虫肌型有助于辨认组织切片中线虫的种类。

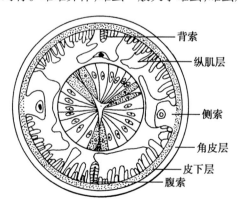

图 1-1 线虫横切面模式图

右侧标注:背索、纵肌层、侧索、角皮层、皮下层、腹索

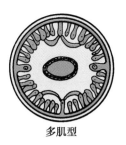 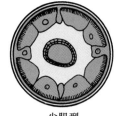 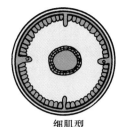

多肌型　　　　　少肌型　　　　　细肌型

图 1-2　线虫肌型模式图

2. 消化系统　大多数线虫具有完整的消化系统,包括消化管和腺体。消化管由口孔、口腔、咽管、肠管、直肠和肛门组成。雌虫的肛门通常位于虫体末端的腹面,与生殖孔分开。雄虫的直肠末端与射精管合并形成泄殖腔,经肛门通至体外(图 1-3)。

3. 生殖系统　雌虫生殖器官多为双管型,有两套卵巢、输卵管、受精囊、子宫,子宫的末端汇合通入阴道,开口于阴门。阴门的位置依虫种而异,但大多数位于虫体腹面中部附近。雄虫生殖器官属于单管型,由睾丸、贮精囊、输精管、射精管及交配附器组成,射精管通入泄殖腔(图 1-3)。

二、虫卵形态结构

线虫卵多为椭圆形,无色、淡黄色或棕黄色,无卵盖。卵壳多由三层组成,在光学显微镜下不易分辨。外层较薄,为卵黄膜或受精膜,有加固虫卵的作用;中层较厚,为壳质层,能抵抗机械压力,是卵壳的主要成分;内层薄,为脂层或蛔甙层,具有调节渗透压的作用。有的虫种卵壳外还附有一层蛋白质膜,有保持水分、防止虫卵干燥的功能。

刚排出体外的虫卵,卵细胞的发育程度因虫种而异,有的只含一个尚未分裂的卵细胞,如受精蛔虫卵;有的已分裂为数个卵细胞,如钩虫卵;有的则已发育为蝌蚪期胚胎,如蛲虫卵;个别虫种的虫卵

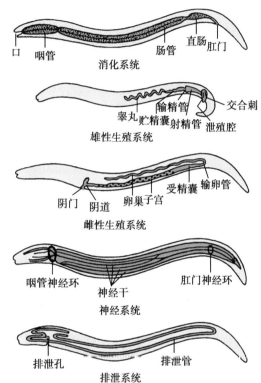

图 1-3　线虫内部结构模式图

在未排出前,其内的胚胎已在子宫内发育成熟,直接产出幼虫,如丝虫。

第二节　似蚓蛔线虫

案例导学

患者,男,24岁,贵州人,农民。自诉:1年前始,出现无明显诱因的腹部隐痛,大便5~6次/d,稀软便,有黏液,无脓血,伴消瘦、乏力,无畏寒发热。医生追问病史:患者经常在野外就餐,饮食环境欠佳;没有饭前便后洗手,以及洗净瓜果、蔬菜后才生吃的习惯。曾多次服用抗生素,并进行中药调理,效果均不佳。经生理盐水直接涂片法、饱和盐水漂浮法进行粪便检查,均发现大量蛔虫卵。患者被诊断为蛔虫病。

问题与思考:
1. 如何确诊蛔虫感染?
2. 影响蛔虫感染流行的因素有哪些? 如何有效进行预防?

似蚓蛔线虫(*Ascaris lumbricoides*)简称蛔虫,是人体最常见的肠道寄生虫之一,呈世界性分布,我国各地都有感染,多见于农村。成虫寄生于人体小肠,大多数感染者呈隐性感染,少数感染者临床症状明显,甚至出现多种并发症。

一、形态

(一)成虫

成虫为寄生人体肠道线虫中体型最大者。虫体形似蚯蚓,呈长圆柱形,体表有细小横纹,两侧有明显的侧线。活虫呈粉红色或微黄色,死后呈灰白色。口孔位于虫体顶端,其周有三个唇瓣,呈品字形排列(图1-4)。雌虫长20~35cm,少数可达49cm,直径为3~6mm,尾端尖直,阴门位于虫体前、中1/3交界处的腹面,生殖器官为双管型。雄虫长15~31cm,直径为2~4mm,尾端向腹面弯曲,有可伸缩的镰刀状交合刺一对,生殖器官为单管型。

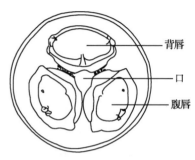

图1-4 蛔虫成虫唇瓣

背唇
口
腹唇

(二)虫卵

蛔虫卵有受精卵和未受精卵之分,只有受精蛔虫卵在适宜外界环境中能进一步发育(图1-5)。

1. **受精卵** 呈宽椭圆形,大小为(45~75)μm×(35~50)μm,卵壳厚而透明,表面常附有一层由子宫分泌物形成的凹凸不平的蛋白质膜,易被宿主胆汁染成棕黄色。新排出的虫卵含有1个大而圆的卵细胞,其与卵壳之间在卵两端各形成一个新月形空隙。

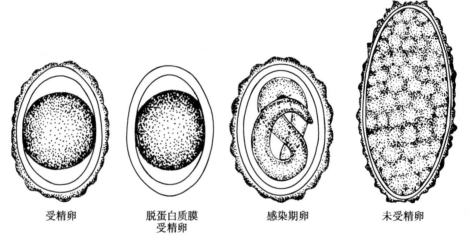

受精卵　　脱蛋白质膜　　感染期卵　　未受精卵
受精卵

图1-5 蛔虫虫卵

2. **未受精卵** 呈长椭圆形,大小为(88~94)μm×(39~40)μm,卵壳及表面的蛋白质膜均较受精蛔虫卵薄,卵内充满了大小不等的折光颗粒又称卵黄细胞,其与卵壳之间无明显空隙。

受精卵、未受精卵表面的蛋白质膜有时可脱落,成为无色透明的脱蛋白质膜蛔虫卵,此时应注意与钩虫卵等其他无色透明虫卵相鉴别。

二、生活史

蛔虫的生长发育过程包括受精卵在外界土壤中的发育和虫体在人体内的发育两个阶段,生活史的完成不需要中间宿主。

成虫寄生于人体小肠,以空肠为主,回肠次之,以肠内消化或半消化食物为营养。雌、雄虫体交配后雌虫产卵,卵随粪便排出体外。受精蛔虫卵在21~30℃温暖、潮湿、荫蔽、氧气充足的条件下,约经2周,卵内细胞发育为幼虫,成为含蚴卵;再经1周,卵内幼虫蜕皮发育,成为感染期蛔虫卵,即感染阶段。

感染期蛔虫卵污染食物或水源后被人误食,在小肠内幼虫孵出。幼虫即钻入肠黏膜和黏膜下层,进入肠壁静脉或淋巴管,经门静脉回流至肝,入下腔静脉回流至右心到肺,穿破肺泡毛细血管进入肺泡,在此进行两次蜕皮发育,后沿支气管、气管移行至咽部,经吞咽到小肠,再一次蜕皮逐渐发育为成虫(图1-6)。

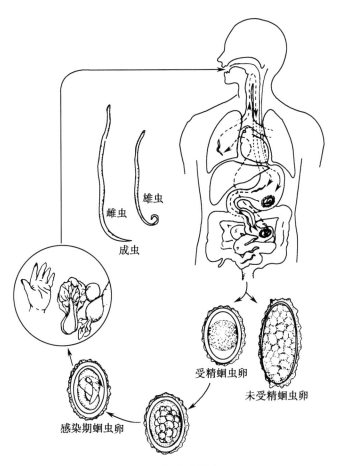

雄虫

雌虫

成虫

受精蛔虫卵

未受精蛔虫卵

感染期蛔虫卵

图1-6 蛔虫生活史

自感染期卵被误食到雌虫发育成熟产卵需60~75d,成虫在人体的寿命为1年左右。

三、致病性

蛔虫的幼虫和成虫均可对宿主造成损害。成虫是主要致病阶段,其并发症危害严重。

（一）幼虫致病

幼虫在移行过程中不仅造成组织器官的机械性损伤,而且其蜕皮液及代谢产物等,可引起局部和全身的超敏反应,以肺部受损最为严重,导致蛔蚴性肺炎、哮喘和嗜酸性粒细胞增多症。患者主要表现为发热、咳嗽、胸闷、哮喘、痰中带血或荨麻疹等,症状可持续2~10d。有时,幼虫也可侵入脑、肝、脾等器官,引起异位寄生。

（二）成虫致病

1. **营养不良** 成虫以肠腔内消化或半消化食物为食,夺取宿主营养;同时,成虫可损伤肠黏膜,导致宿主消化和营养吸收功能障碍。儿童严重感染者可出现营养不良,甚至发育障碍。

2. **消化道症状** 由于肠黏膜存在损伤及炎症性病变,患者可出现间歇性脐周腹痛、恶心、呕吐、消化不良、食欲减退、腹泻或便秘等症状。

3. **超敏反应** 成虫的代谢产物或死亡虫体的分解物等变应原可引起Ⅰ型超敏反应。患者出现荨麻疹、皮肤瘙痒、结膜炎、血管神经性水肿,甚至是过敏性休克,有的还伴有夜惊、夜间磨牙等神经精神症状。

4. **并发症** 成虫具有钻孔习性,当寄生环境发生改变时,如人体发热、胃肠病变、食入过多辛辣食物或使用驱虫药物不当时,可刺激虫体钻入胆道、阑尾等与肠腔相通的各种管道中,引起胆道蛔虫症、阑尾炎等。另外,肠穿孔及感染度比较重时引起的肠梗阻也是重要的并发症。

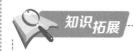 知识拓展

儿童面部白斑、夜间磨牙与寄生虫感染

某些寄生虫,尤其是消化道寄生虫,除导致机体出现消化不良、腹痛等症状外,确实还会引起儿童感染者出现面部白斑和夜间磨牙。但寄生虫感染是否为面部白斑和夜间磨牙唯一的病因?儿童面部白斑,是一种非特异性皮炎,除寄生虫感染外,阳光曝晒、维生素缺乏或营养不良等均可引起。导致儿童夜间磨牙的病因也有很多,如胃肠道疾病、口腔疾病、神经系统疾病、精神因素、维生素缺乏等。因此,寄生虫感染可以导致儿童出现面部白斑和夜间磨牙,但儿童出现面部白斑和夜间磨牙并不一定是寄生虫感染所致。部分家长仅凭上述症状就判断孩子有寄生虫感染,不经确诊即自行服用驱虫药物,这种做法是片面的、不科学的。

四、实验室诊断

(一)病原学检查

自患者粪便中检出虫卵、痰液中检出幼虫或在粪便、呕吐物中发现成虫均可确诊。

1. **粪便检查虫卵** 是诊断蛔虫感染最重要、最常用的病原学检查方法。

(1)生理盐水直接涂片法:此法具有操作简便、诊断快速、费用低廉等优点,而且由于蛔虫产卵量大,1张涂片的检出率可达80%左右,三片检出率能提高至95%,因此特别适合蛔虫卵的检查。

(2)改良加藤厚涂片法(Kato-Katz method):也称定量透明法。该法操作简单,检出率高,且可进行虫卵计数,因此常用于测定蛔虫的感染度和考核疗效。但有时虫卵形态容易变异,难以辨认,需认真进行识别。

(3)水洗沉淀法:此法检出率比较高,但所需粪便量大,操作烦琐,耗时较长,适合于生理盐水直接涂片法检查虫卵阴性,而又被高度怀疑为蛔虫的感染者。

(4)饱和盐水浮聚法:此法检出率高于生理盐水直接涂片法,但未受精蛔虫卵的比重较大,因此难以检出。此法最适用于检查机体是否同时有其他线虫的混合感染。

对怀疑有蛔虫感染,但多次粪检虫卵阴性者,应考虑可能仅有雄虫寄生或雌虫尚未发育成熟,可通过试验性驱虫进行确诊。

2. **痰液检查幼虫** 在怀疑蛔虫幼虫引起患者出现呼吸系统症状时,做痰液涂片检查,发现蛔蚴可确诊。

3. **成虫鉴定** 当成虫随粪便、呕吐物排出或从其他部位取出时,可根据其形态特征进行鉴定。

(二)免疫学检测

由于病原学检查尤其是粪检虫卵简单可靠,因此蛔虫的免疫学检测应用较少。目前皮内试验对早期感染、雄虫单性感染的诊断及流行病学调查有一定的参考诊断价值,而采用酶联免疫吸附试验(ELISA)、间接血凝试验(IHA)等检测蛔虫特异性抗体仍处于试验阶段。

五、流行与防治

(一)分布

蛔虫分布于我国各省(自治区、直辖市),人群感染较为普遍。2015年全国人体重点寄生虫病现状调查显示,平均感染率为1.36%,四川省高达6.89%,个别地域感染率超过10%,以潮湿温暖、生活水平低、卫生条件差、饮食习惯不良的地区人群感染为重,农村高于城市,儿童高于成人。

(二)流行因素

蛔虫流行广泛、感染率高的主要因素:①产卵量大,平均每条雌虫每日产卵约24万个。②虫卵抵抗力强,在适宜的土壤中或蔬菜上,可存活数月至1年,醋、酱油、腌菜或泡菜盐水都不能影响其发育。③生活史简单,发育过程不需要中间宿主。④粪便管理不当,部分农村仍有使用未经处理的人粪便施肥或随地大便的习惯,造成了虫卵对土壤、蔬菜和环境的污染。⑤卫生习惯不良,如生吃未洗净的瓜果蔬菜、喝生水、玩泥土等,均可误食虫卵。⑥媒介节肢动物如蝇等的机械性携带,也对虫卵的散播起

 笔记

到一定作用。

（三）防治原则

蛔虫感染的防治应采取综合措施,主要包括:

1. 查治患者和带虫者　普查普治,发现患者和带虫者并及时进行驱虫治疗,是控制传染源的重要措施。目前常用的驱虫药物有阿苯达唑、甲苯咪唑和伊维菌素。对于蛔虫引起的并发症,应及时对症处理,待临床症状缓解后再进行驱虫治疗。

2. 加强粪便管理,防控病媒节肢动物　不随地大便,建立无害化粪池,尽量使用无害化粪便做肥料,防止粪便污染环境、食物和水源;加强对蝇等病媒节肢动物的防控,阻断虫卵的播散。

3. 预防感染　开展卫生宣传教育,培养个体良好的饮食、卫生习惯,做到饭前便后洗手,不生食未洗净的蔬菜、瓜果,不饮用生水,避免误食虫卵。

第三节　毛首鞭形线虫

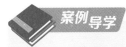

患者,女,64 岁,务农,1 个月前因偶有右下腹疼痛,伴恶心呕吐、低热等症状就诊。查体:腹平软,右下腹有压痛,无反跳痛,未扪及包块。血常规检查:白细胞(WBC)$8.08×10^9$/L,中性粒细胞(N)45.3%,淋巴细胞(L)39.1%,嗜酸性粒细胞(E)15.6%,红细胞(RBC)$4.1×10^{12}$/L,血小板(PLT)$102×10^9$/L,血红蛋白(Hb)98g/L。粪便检查:隐血试验阳性,生理盐水直接涂片法检查鞭虫卵阴性。肠镜检查:结肠轻微充血、水肿、弥散性出血点,回盲部后段肠黏膜上附着有数条约3cm 的虫体。虫体取出后,经鉴定确认为毛首鞭形线虫,故被诊断为鞭虫病。给予阿苯达唑治疗后,患者病情迅速缓解。

问题与思考:

1. 鉴定毛首鞭形线虫的主要形态特征是什么?

2. 为什么粪便生理盐水直接涂片未检到虫卵?哪些措施可以提高检出阳性率?

毛首鞭形线虫(*Trichuris trichiura*)简称鞭虫,主要寄生于人体盲肠,导致肠壁组织慢性炎症反应,引起鞭虫病。

一、形态

（一）成虫

成虫外形似马鞭,前端细长,约占体长的 3/5,内有一细长的咽管,由呈串珠状排列的杆状细胞包绕。虫体后端明显粗大呈管状或棒状,约占体长的 2/5,内含肠管及生殖器官等。雌虫长 35～50mm,尾端钝圆。雄虫稍小,长 30～45mm,尾端向腹面呈环状卷曲,末端有交合刺 1 根,可自鞘内伸出。雌、雄生殖器官皆为单管型(图 1-7)。

（二）虫卵

鞭虫卵呈纺锤形或腰鼓形,大小(50～54)μm×(22～23)μm,黄褐色。卵壳较厚,两端各有一个透明的塞状突起,称盖塞或透明栓。卵内有 1 个尚未分裂的卵细胞(图 1-7)。

二、生活史

成虫主要寄生于盲肠,感染严重时也可寄生于结肠、直肠甚至回肠下端,以其细长的前端钻入肠壁,吸食血液和组织液。雌雄虫体交配后雌虫产卵,卵随粪便排出体外,在 20～30℃温暖、潮湿的土壤中,经 3～5 周发育为含幼虫的感染期卵。感染期卵若污染食物或饮水,人因误食而感染。在小肠内幼虫孵出,随侵入肠黏膜摄取营养并发育,经 8～10d 后重新回到肠腔,移行至盲肠发育为成虫。自虫卵感染人体到雌虫产卵需 1～3 个月,雌虫每日产卵 1 000～7 000 个,成虫寿命为 3～5 年。

扫一扫,看一看

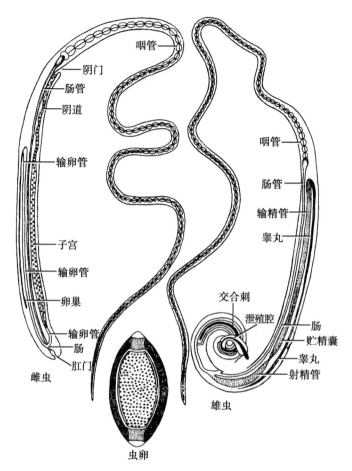

图 1-7 鞭虫成虫与虫卵

三、致病性

鞭虫成虫是主要致病阶段。成虫细长的前端钻入肠黏膜、黏膜下层甚至肌层。由于虫体的机械性损伤及分泌物的刺激,引起肠黏膜水肿、充血、点状出血或溃疡等慢性炎症反应。少数患者可有细胞增生、肠壁组织明显增厚及形成肉芽肿等病变。

轻度感染者一般多无明显症状,仅在粪检时才发现有鞭虫寄生。重度感染者,可出现腹痛、腹泻、恶心、呕吐、大便带血等症状。营养不良或并发肠道致病菌感染的儿童重度感染者,容易出现直肠脱垂。部分患者还可出现发热、荨麻疹、嗜酸性粒细胞增多及浮肿等现象。

四、实验室诊断

鞭虫感染的实验室诊断主要依赖于粪便中虫卵的检查。其常用方法:

1. 生理盐水直接涂片法 简便,最为常用。但因鞭虫产卵量少,虫卵较小,轻度感染者易漏检,所以阴性结果时应连续检查 3 张涂片以提高检出率。

2. 浓集法 包括饱和盐水浮聚法、水洗沉淀法和改良加藤厚涂片法等。浓集法虽然操作繁杂,但检出率高,对产卵量少的鞭虫感染,尤其是轻度感染者的诊断效果较好。

另外,乙状结肠镜检有时可见附着于肠黏膜上的成虫,取出后可进行染色检查,观察虫体有鉴别意义的结构,提供感染确诊依据。

五、流行与防治

人是鞭虫感染的唯一传染源。鞭虫呈世界性分布,多见于热带、亚热带地区,其分布特点、流行因素与蛔虫基本相同,两种虫体常混合感染。但由于鞭虫产卵量少,且对低温、干燥的抵抗力较弱,因此感染率一般略低于蛔虫。2015 年全国人体重点寄生虫病现状调查显示,我国有 28 个省(自治区、直辖市)有鞭虫感染,平均感染率为1.02%,南方的感染率明显高于北方,以四川省最高,为6.43%,次之的是海南省,为4.3%。

鞭虫感染的预防措施与蛔虫相同。常用的驱虫药物有阿苯达唑、甲苯咪唑,但疗效较蛔虫差,必要时可间隔数日重复治疗。

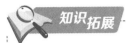

2岁以内孩子慎服驱虫药

儿童尤其是2岁以内的孩子在未确诊寄生虫感染和无医生指导时,应慎重服用驱虫药物。其原因:

1. 驱虫药物损害肝肾功能 驱虫药大多是经肝分解代谢或肾排泄。2岁以内孩子肝、肾发育尚不完善,有的药物会对其造成损害,尤其是肝,引起转氨酶升高,因此驱虫药多标明婴儿禁用或慎服字样。

2. 增加日后驱虫的难度 盲目服用驱虫药物,可致寄生虫产生耐药性,增加日后驱虫的难度,甚至因驱虫不当引起并发症,如急性胆道蛔虫症等。

3. 除蛲虫外,寄生虫感染的可能性较小 常见寄生虫的感染多是因为接触了粪便、土壤或误食了被粪便、土壤等污染的蔬菜瓜果和饮水所致。2岁以内的孩子与环境接触及生吃(饮)食物(水)的机会较少,因此寄生虫的感染少有发生。

总之,给孩子驱虫,应首先明确诊断,然后在医生指导下用药。避免未经检查,盲目服用,防止不良后果的发生。

第四节 十二指肠钩口线虫和美洲板口线虫

患儿,女,1岁3个月,开封市人。患儿家长主诉:幼儿近日食欲减退,精神差,腹泻并伴腹痛,曾服用少量止泻药物未见好转,近日症状加重。查体:面色苍白,消瘦,头发枯黄,心肺正常,尤明显肝、脾大。血常规检查:RBC 3.16×10^{12}/L、Hb 66g/L、红细胞平均体积(MCV)70fl、平均红细胞血红蛋白量(MCH)24pg、红细胞平均血红蛋白浓度(MCHC)316g/L。粪便检查:黑色糊状便,隐血试验阳性;饱和盐水浮聚法镜检,发现大量钩虫卵。患儿被确诊为婴幼儿钩虫病。

问题与思考:

1. 婴幼儿钩虫病常见感染原因有哪些?如何进行预防?

2. 诊断钩虫感染的最佳病原学检查方法是什么?为什么?

十二指肠钩口线虫(*Ancylostoma duodenale*)和美洲板口线虫(*Necator americanus*),分别简称十二指肠钩虫和美洲钩虫,是寄生人体的两种主要钩虫,其寄生于小肠上段,引起钩虫病。钩虫在我国分布广泛,是感染率最高,也是危害最为严重的肠道线虫。

一、形态

(一)成虫

成虫活体为肉红色,死后呈灰黄色,体态细长略弯曲,长约1cm,十二指肠钩虫较美洲钩虫略粗大。雌虫尾端呈圆锥状,雄虫尾端膨大成交合伞。虫体前端口囊的腹侧缘有附着器官钩齿或板齿,两侧有一对头腺,其分泌的抗凝素和乙酰胆碱酯酶,可以阻止人体血液凝固,降低肠壁蠕动,有利于虫体的附着和吸血。两种钩虫的形态鉴别见表1-1和图1-8。

表1-1 两种钩虫成虫的形态鉴别要点

鉴别点		十二指肠钩虫	美洲钩虫
大小/mm	雌虫	(10~13)×0.6	(9~11)×0.4
	雄虫	(8~11)×(0.4~0.5)	(7~9)×0.3
体态		头端与尾端皆向背面弯曲,体态呈C形	头端仰向背面,尾端弯向腹面,体态呈S形
口囊腹面附着器官		2对钩齿	1对板齿
交合伞(撑开时)		略呈圆形	略呈扁圆形
交合刺		两刺长鬃状,末端分开	两刺末端合并,并形成倒钩

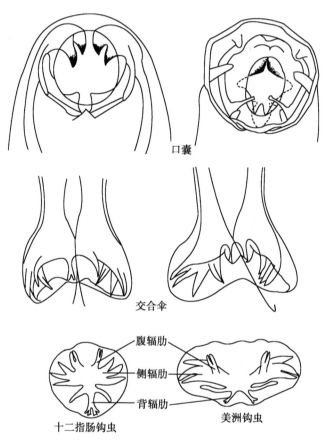

图1-8 两种钩虫区别

（二）虫卵

两种钩虫卵形态相似,不易区别。虫卵呈椭圆形,大小(57~76)μm×(39~40)μm。卵壳薄,无色透明。刚随粪便排出的虫卵通常含2~4个卵细胞,细胞与卵壳之间有一均匀、明显的空隙(图1-9)。卵内细胞分裂较快,若粪便放置时间过久或便秘患者排出的粪便,虫卵则可以发育为多细胞的桑椹期卵,甚至是含蚴卵。钩虫卵与脱蛋白膜的受精蛔虫卵有时易混淆,应注意进行鉴别。

（三）幼虫

钩虫幼虫简称钩蚴,有杆状蚴和丝状蚴两个阶段。钩蚴呈蛇形,前端钝圆,后端尖细,无色透明。由虫卵刚孵出的幼虫为杆状蚴,长0.23~0.4mm,其口腔细长,咽管前段较粗,后段则膨大呈球状。丝状蚴由杆状蚴发育而成,长0.5~0.7mm,口腔封闭,咽管细长,约占虫体的1/5,二者连接处腔壁的背面和腹面各有1个角质矛状结构,称口矛或咽管矛,其形状有助于钩虫虫种鉴定(图1-9)。丝状蚴具有感染能力。

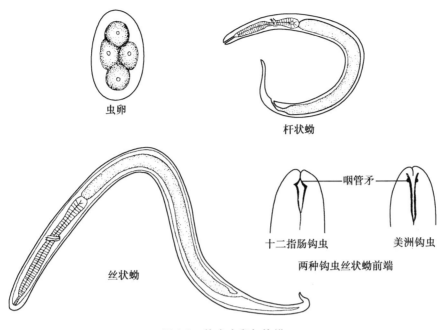

图 1-9 钩虫虫卵与钩蚴

由于两种钩虫的分布、致病力及对驱虫药物的敏感程度等有明显差异,因此明确钩蚴的种别在流行病学、生态学及防治方面具有实际意义。

二、生活史

两种钩虫生活史基本相似,不需要中间宿主。成虫寄生于人体小肠,借钩齿或板齿咬附在肠黏膜上,以人体血液、组织液及脱落的肠上皮细胞等为食。雌、雄虫交配后,雌虫产卵。虫卵随粪便排出体外,在 25~30℃ 温暖、潮湿、荫蔽、氧气充足的疏松土壤中,约经 1d 孵出杆状蚴,再经 5~6d 发育,并经 2 次蜕皮,虫体口腔封闭,停止摄食,发育为丝状蚴,即感染期幼虫。

丝状蚴一般活动于 1~2cm 深的表层土壤内,可存活 2~3 周或更长时间,但冬季大都自然死亡。丝状蚴具有向温、向湿和向上的活动特点,当其触及人体皮肤受到体温的刺激后,活动力显著增强,经毛囊或破损皮肤钻入皮下。停留约 24h 后进入小静脉或小淋巴管,随血液流经右心到肺部,穿过肺泡毛细血管入肺泡,再沿支气管、气管上行至咽部,随吞咽回到小肠,蜕皮 2 次发育为成虫(图 1-10)。

自丝状蚴钻入人体至成虫交配产卵需 5~7 周。十二指肠钩虫日平均产卵量为 10 000~30 000 个,美洲钩虫为 5 000~10 000 个。成虫寿命一般为 3 年左右,也有十二指肠钩虫存活 7 年、美洲钩虫存活 15 年的报道。

除经皮肤感染外,十二指肠钩虫的丝状蚴还可以经口感染人体。经口腔、食管黏膜侵入血管后,仍循经皮肤感染的途径到肠腔发育为成虫;少数未被胃酸杀死的丝状蚴也可直接到肠腔发育成熟。此外,丝状蚴还可经胎盘、乳汁感染胎儿和婴儿。

三、致病性

钩虫的幼虫和成虫对人体都有损害,以成虫的致病为主。两种钩虫的致病作用相似,但十二指肠钩虫对人体的危害更大。

(一)幼虫致病

幼虫的致病主要是由于丝状蚴侵入皮肤及幼虫在肺内移行所致。

1. 钩蚴性皮炎 俗称"粪毒""粪疙瘩""着土痒",好发于经常与泥土接触的足趾、手指间及足背等容易暴露的部位。当丝状蚴钻入人体皮肤后,数分钟局部就有针刺、奇痒、烧灼感,继而出现小出血

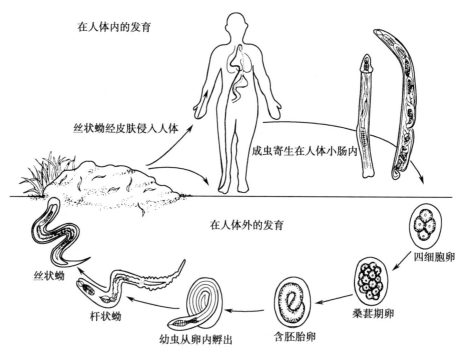

在人体内的发育

丝状蚴经皮肤侵入人体

成虫寄生在人体小肠内

在人体外的发育

四细胞卵

桑葚期卵

丝状蚴

杆状蚴

幼虫从卵内孵出

含胚胎卵

图 1-10　钩虫生活史

点、丘疹、红肿及水疱,一般 3~5d 内局部症状消失而自愈。抓破后可继发细菌感染,形成脓疱、后经结痂、脱皮而自愈。

2. 钩蚴性肺炎　钩蚴移行至肺部时,穿破毛细血管进入肺泡,造成肺血管和肺泡的损伤,引起局部出血及炎症病变。患者出现发热、咳嗽、咳痰、哮喘、血中嗜酸性粒细胞增多等。症状常在钩蚴感染后 3~5d 出现,一般持续数日至 10 余日,多不需治疗可自愈。

（二）成虫致病

成虫引起的贫血和消化道症状是钩虫病的主要临床表现。

1. 贫血　钩虫对人体最严重的危害是引起慢性缺铁性贫血,高发区有"黄肿病""懒黄病"之称。贫血出现的主要原因:①虫体吸血,吸取的血液少部分作为营养,大部分经消化道排出。②虫体吸血时分泌抗凝素,使咬附处伤口不断渗血,渗血量与虫体吸血量大致相当。③虫体不断地更换咬附部位,造成新旧伤口多部位出血。④虫体损伤肠黏膜,影响宿主对营养物质的吸收。

患者表现为皮肤蜡黄、黏膜苍白、眩晕、乏力等;严重感染者可有心慌、气短、水肿等贫血性心脏病的表现。儿童可出现发育障碍,妇女会发生闭经、流产等。十二指肠钩虫由于虫体较大等原因,造成慢性缺铁性贫血的程度较美洲钩虫更重。

2. 消化道症状　成虫的咬附,可致肠黏膜上散在的出血点及小溃疡,引起患者出现上腹部不适、隐痛、恶心、呕吐、腹泻或便秘甚至消化道出血等症状。

3. 异嗜症　少数患者可出现"异嗜症",表现为喜食生米、生豆,甚至泥土、碎纸、茶叶、破布、煤渣、瓦片等物。异嗜症的原因至今未明,可能与机体缺铁有关,给患者补充铁剂后,症状常会自行消失。

4. 婴幼儿钩虫病　多由十二指肠钩虫引起。患儿表现为急性便血性腹泻、柏油样便、食欲减退等。其特征:贫血严重,血红蛋白常低于 50g/L;生长发育迟缓;并发症多,预后差,病死率可达 3.6%~6%,甚至 12%。

5. 嗜酸性粒细胞增多症　急性钩虫病患者外周血中嗜酸性粒细胞常高达 15% 以上,白细胞总数也增高;非急性钩虫病患者嗜酸性粒细胞常轻度至中度增多,白细胞总数大多正常。但重度贫血者的嗜酸性粒细胞值往往在正常范围。

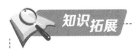

一个易被忽视的消化道出血病因——钩虫感染

钩虫重度感染可引起消化道出血或偶尔大出血。患者粪便隐血试验呈阳性,甚至可见柏油样便、血便和血水样便,常被误诊为消化道溃疡、痢疾、食管胃底静脉曲张等,导致不适宜的医疗检查和治疗,延误病情,甚至酿成医疗事故。因此,在钩虫感染的流行区,不明原因消化道出血,尤其是患者的症状持续存在,在排除其他病因的情况下,应仔细询问病史,分析流行病学资料,考虑有无钩虫感染的可能性,并进一步做病原学检查,以期早发现、早治疗。

四、实验室诊断

(一)病原学检查

粪便中查出钩虫卵或孵化出钩蚴为确诊依据。常用的检查法:

1. **生理盐水直接涂片法**　此法虽简便易行,但由于钩虫产卵量不高,因此,对于轻度感染者容易漏检。

2. **饱和盐水浮聚法**　此法是检查钩虫卵的最佳方法,检出率是生理盐水直接涂片法的 7 倍左右。因为钩虫卵比重只有 1.055~1.080,而饱和盐水比重为 1.20,故虫卵易浮聚于饱和盐水表面。

3. **定量透明法**　此法属于定量检查,可用于感染度测定、疗效考核及流行病学调查。值得注意的是由于钩虫卵的卵壳薄,容易因透明过度使虫卵变形,难以辨认,因此必须掌握好适宜的制片时间。此外,过硬或过稀的粪便不宜用此法进行检查。

4. **试管滤纸培养法**　此法检出率与饱和盐水浮聚法相似,并且依据丝状蚴的结构特点能鉴定虫种,所以不仅可用于感染的诊断,也可用于流行病学调查。但需要 5~6d 才能得出结果,且操作较复杂,质量控制比较困难。

此外,若患者有咳嗽、哮喘等呼吸系统症状时,取痰液检查出钩虫幼虫也可确诊。

(二)免疫学检测

免疫学检测主要用于辅助诊断钩虫的早期感染和多次粪便检查阴性的疑似患者。方法有皮内试验、间接免疫荧光抗体试验(IFA)、ELISA 等。但由于假阳性等问题的存在,较少应用。

五、流行与防治

(一)分布

钩虫感染呈世界性分布,主要流行于热带和亚热带。2015 年全国人体重点寄生虫病现状调查显示,我国有 19 个省(自治区、直辖市)发现钩虫感染,主要分布于淮河及黄河以南的广大地区,平均感染率为 2.62%,超过蛔虫成为感染率最高的土源性线虫,其中四川省的感染率高达 14.55%;次之的是海南省,为 8.10%。一般感染率南方高于北方,农村高于城市。南方以美洲钩虫为主,北方以十二指肠钩虫为主,但大部分地区为两种钩虫混合感染。

(二)流行因素

钩虫的感染与自然环境条件、土壤受粪便污染程度及人们的生活方式尤其是劳作方式有着密切的关系。虫卵随粪便排出体外,通过施肥、随地大便等方式污染土壤,人们徒手赤足劳作或日常生活中与疫土接触而感染。婴幼儿感染往往是由于接触含钩蚴的土壤或被钩蚴污染的尿布、沙袋、麦秸等而发生,有时也可经胎盘或乳汁发生感染。

(三)防治原则

钩虫感染的防治要采取综合性的防治措施,主要包括:

1. **查治患者和带虫者**　驱成虫常用药物有阿苯达唑和甲苯咪唑。贫血严重的患者,需先服用铁剂纠正贫血后再行驱虫治疗。治疗钩蚴性皮炎可局部涂敷 15%噻苯达唑软膏。

2. **加强管理粪便**　不随地大便,提倡用沼气池、三坑式沉淀密封粪池或堆肥法处理粪便,从而杀死虫卵,切断传播途径。

3. **加强个人防护**　改良耕作方式,尽量减少手、足直接与泥土接触的机会,提倡穿鞋下地作业,必要时可在皮肤上涂抹 1.5%左旋咪唑硼酸乙醇液或 15%噻苯达唑软膏等,以减少感染机会。

第五节 蠕形住肠线虫

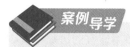

患儿,女,5岁,南京市人,因"外阴瘙痒并疼痛"就诊。查体:阴道口黏膜红肿,无其他特别体征。医生追问病史:近几日家长曾多次在患儿肛周发现白色线头样虫体。阴道分泌物检查:真菌、滴虫、革兰阴性双球菌均未见,怀疑为蛲虫感染。随后叮嘱家长在患儿清晨排便前,用透明胶纸在肛周取材。次日,显微镜下检查发现大量蛲虫卵,患儿被确诊为蛲虫病。患儿接受驱虫治疗后,症状消失。

问题与思考:

1. 蛲虫的感染者为什么多为儿童?

2. 为什么肛周取材应选在清晨排便前进行?

3. 患儿为什么会出现外阴瘙痒的症状?

蠕形住肠线虫(*Enterobius vermicularis*)简称蛲虫,主要寄生于人体回盲部,引起蛲虫病。蛲虫呈世界性分布,城市感染率高于农村,儿童感染较成人常见,尤其是幼儿园、托儿所等学龄前儿童集聚场所更为普遍。

一、形态

(一)成虫

成虫乳白色,细小似线头。头端角皮膨隆形成其特征性的头翼。咽管末端膨大呈球形,称咽管球。雌、雄虫体大小差异悬殊,雌虫大小为(8~13)mm×(0.3~0.5)mm,略呈长纺锤形,虫体前端较细,中部因内含充盈虫卵的子宫而膨大,尾端直而尖细;雄虫大小为(2~5)mm×(0.1~0.2)mm,尾端向腹面卷曲,有一根交合刺(图1-11)。

(二)虫卵

虫卵呈柿核形,一侧扁平,一侧稍隆起,大小为(50~60)μm×(20~30)μm。卵壳较厚,无色透明。虫卵产出时已内含1个蝌蚪期胚胎,在外界仅需数小时就能发育成含幼虫的感染期卵(图1-11)。

二、生活史

成虫通常寄生于人体的回盲部,以盲肠、升结肠及回肠下段多见,重度感染时,也可见于小肠上段甚至胃部。虫体游离于肠腔或借助头翼附着在肠黏膜上,以肠内容物、组织液、血液为食。雌、雄虫交配后,雄虫很快死亡,随粪便排出。子宫内充满大量虫卵的雌虫,向肠腔下段移行至直肠。当宿主睡眠时,因肛门括约肌松弛,雌虫爬出肛门,在肛门周围及会阴部皮肤皱褶处产卵。产卵后的雌虫大多自然死亡,但也有少数雌虫可返回肠腔,也可误入阴道、子宫、尿道等。虫卵在肛周适宜的条件下,约经6h可发育为感染期卵。

雌虫在肛周蠕动,加之产卵的刺激,致使肛门周围瘙

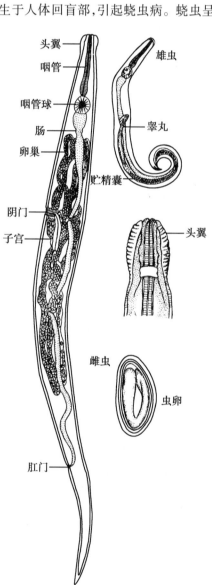

头翼
咽管
咽管球
肠
卵巢
阴门
子宫
雄虫
睾丸
贮精囊
头翼
雌虫
虫卵
肛门

图1-11 蛲虫成虫及虫卵

0104

扫一扫,看一看

笔记

痒。当患儿用手搔抓时,感染期卵便可污染手指,经肛门-手-口方式形成自体感染。感染期卵也可散落在衣裤、被褥、玩具、食物上,经口感染人体,或者散落在空气中经吸入使人体感染。感染期卵在十二指肠内孵出的幼虫,沿小肠下行,在回盲部发育为成虫(图 1-12)。

自感染期卵被误食至雌虫发育成熟产卵需 2~6 周。雌虫寿命约 1 个月,一般不超过 2 个月。

三、致病性

蛲虫病患者的主要临床症状源于雌虫的产卵部位。雌虫在肛周蠕动并产卵,刺激局部而引起患者肛门及会阴部皮肤瘙痒,且常伴有烦躁不安、失眠、夜惊、食欲缺乏等表现。抓破后可继发细菌感染,引起炎症反应。此外,蛲虫成虫可损伤肠黏膜,患者出现呕吐、腹泻或消化功能紊乱等,但症状一般不明显。

产卵后的雌虫若误入泌尿生殖道及盆腔等可导致异位寄生,引起阴道炎、子宫内膜炎、输卵管炎、尿道炎、盆腔炎,有时也可引起蛲虫性阑尾炎、蛲虫性腹膜炎等。

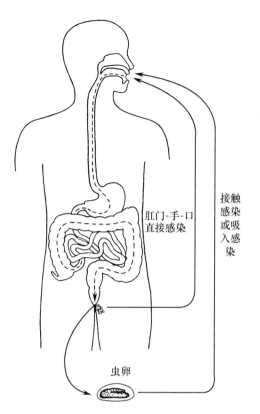

图 1-12 蛲虫生活史

四、实验室诊断

肛周取材检出虫卵或成虫是诊断蛲虫感染的主要方法。

1. **虫卵的检查** 一般于清晨患者起床解便前于肛周皱褶区域取材,采用透明胶纸法或棉签拭子法检查虫卵。透明胶纸法操作简单,检出率高,是目前临床诊断蛲虫感染和进行流行病学调查的首选方法;棉签拭子法需进行离心沉淀或饱和盐水浮聚,操作相对复杂,不适宜大规模现场检查,但可以收集、保存虫卵。

2. **成虫的检查** 患儿入睡 2h 后,将其肛门皱褶皮肤充分暴露,如发现雌虫,用透明胶纸粘取后贴于载玻片上镜检;也可用镊子夹入盛有 70% 乙醇的小瓶中保存送检。

应注意的是,蛲虫并非每晚皆爬出产卵,所以阴性结果时,需要连续检查 3~5d,以提高虫卵和成虫检出的阳性率。

另外,偶尔可以在粪便中检获雄虫,也可以确诊蛲虫的感染。

五、流行与防治

(一)分布

蛲虫呈世界性分布,我国各地感染普遍。2015 年全国人体重点寄生虫病现状调查显示,我国有 28 个省(自治区、直辖市)发现蛲虫感染,平均感染率为 0.33%,其中海南省最高,为 2.78%;次之的是江西省,为 1.65%。各年龄组中,以学龄前儿童最为易感,感染率高达 2.14%。

(二)流行因素

蛲虫的传染源是患者和带虫者。感染方式有 4 种:

1. **肛门-手-口途径感染** 这是自体重复感染的主要方式,是蛲虫病久治不愈的重要原因。

2. **间接接触感染** 因沾在玩具、衣服、被褥或散落于地面等的虫卵在适宜条件下可存活 20 余日,所以接触污染物可造成感染。集体生活的儿童,因时常交换、共玩玩具等,此种方式的感染更易发生。

3. **吸入感染** 虫卵随尘埃漂浮于空气中,呼吸时虫卵随尘埃吸入鼻咽腔,然后吞咽至消化道而感染。

4. 逆行感染 有观点认为幼虫可在肛周孵出,经肛门返回肠腔发育为成虫,但此种观点有待进一步证实。

由于蛲虫生活史简单,发育方式特殊,感染方式多样,因此易出现反复的再感染,使病情"迁延不愈"。间接接触感染和吸入感染,是造成儿童集体机构或家庭聚集性感染的重要原因。

(三)防治原则

根据蛲虫感染的特点,应采取综合性防治措施,关键是做好预防工作,防止自体反复感染和相互交叉感染的发生。

1. 普查普治 对易感人群应及时进行普查普治。常用驱虫药物有阿苯达唑、甲苯咪唑或复方噻嘧啶等;肛周涂抹蛲虫膏和2%氯化氨基汞膏,可以止痒杀虫。

2. 切断传播途径 幼儿园和家庭应搞好环境卫生,定期对衣服、被褥、玩具、桌椅、地面等进行清洁消毒,以杀死虫卵。

3. 加强卫生宣传教育 注意个人卫生、家庭卫生和公共卫生。普及防治蛲虫病的知识,教育儿童饭前便后洗手、不吸吮手指、勤剪指甲、穿闭裆裤等,养成良好的卫生习惯。

第六节 旋毛形线虫

案例导学

患者,男,22岁,因发热、腹泻、全身肌肉酸痛10余日而就诊。就诊前他曾在当地卫生院以感冒接受对症治疗,但体温持续不退,后又出现面部水肿,肌肉疼痛,并逐渐加剧。查体:T 39℃,急性病容;双眼睑及颜面水肿,全身肌肉疼痛,双腿肌肉疼痛尤为明显;全身淋巴结无肿大;心、肺、腹等检查无明显异常;神经系统检查无病理征。血常规检查:WBC $18.0×10^9/L$,E 28%;尿常规检查正常;粪检未查见虫卵。医生追问病史:患者半个月前曾吃过生拌猪肉。根据病史,怀疑系旋毛虫感染,随取腓肠肌活检,发现旋毛虫幼虫,患者被确诊为旋毛虫病。

问题与思考:
1. 旋毛虫病为什么容易误诊?
2. 旋毛虫病的确诊依据是什么?如何预防旋毛虫感染?

旋毛形线虫(*Trichinella spiralis*)简称旋毛虫,其成虫和幼虫分别寄生于人,以及猪、狗、鼠等多种哺乳动物的小肠和横纹肌细胞内,引起旋毛虫病。该病是一种重要的食源性人兽共患寄生虫病,主要流行于生食或半生食肉类的地区。

一、形态

(一)成虫

成虫寄生于宿主的十二指肠和空肠上段。虫体乳白色,细小如线状,是寄生于人体的最小线虫,雌虫为$(3.0 \sim 4.0)\,mm×(0.05 \sim 0.06)\,mm$,雄虫仅为$(1.4 \sim 1.6)\,mm×(0.04 \sim 0.05)\,mm$。成虫咽管细长占虫体的$1/3 \sim 1/2$,其后段背侧有一由杆状细胞组成的杆状体,肛门位于虫体尾端。两性成虫生殖器官均为单管型,雌虫子宫较长,中段含虫卵,后段和近阴门处则充满幼虫;雄虫尾端具有一对耳状交配叶(图1-13)。

(二)幼虫

幼虫在宿主横纹肌内发育成熟,体长约1mm,卷曲于大小为$(0.25 \sim 0.5)\,mm×(0.21 \sim 0.42)\,mm$的梭形囊包中。囊包壁厚,由幼虫寄生宿主的肌细胞退变及结缔组织增生形成,其纵轴与肌纤维平行。1个囊包内通常含幼虫1~2条,多则6~7条(图1-13)。

扫一扫,看一看

笔记

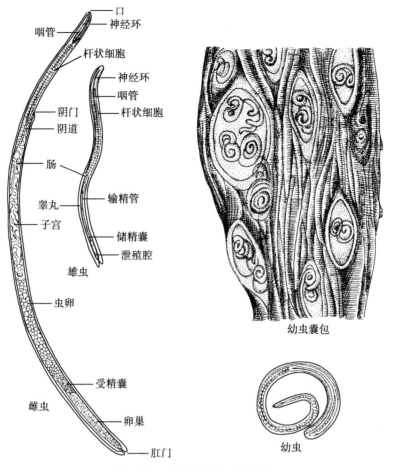

图 1-13　旋毛虫成虫与幼虫囊包

二、生活史

旋毛虫的成虫和幼虫分别寄生于同一宿主的小肠和横纹肌细胞中,其生活史的完成不需要在外界发育,但必须转换宿主。

旋毛虫幼虫囊包是感染期。当宿主食入含有活幼虫囊包的肉类或肉类制品后,在胃肠道消化液的作用下,幼虫从囊包中逸出,钻入十二指肠及空肠上段的黏膜中,经过一段时间发育再返回肠腔。在感染 48h 内,幼虫经 4 次蜕皮发育为成虫。雌、雄虫体交配后,多数雄虫死亡,并由肠道排出;而雌虫子宫内的虫卵逐渐发育为幼虫,于感染后 5~7d 开始产出。一条雌虫一生可产幼虫 1 500~2 000 条,排幼虫期可持续 4~16 周或更长。雌虫寿命一般为 1~2 个月,少数可达 3~4 个月。

产于肠黏膜的新生幼虫侵入肠壁小血管或淋巴管,随血液和淋巴循环可到各组织、器官,但只有达到横纹肌内的幼虫才能继续发育。幼虫多侵入血液供应丰富、运动频繁的肌肉,如舌肌、胸肌、膈肌、腓肠肌等,1 个月后形成囊包。若囊包内的幼虫有机会感染新的宿主就可以完成新一轮生活史,否则囊包多在半年内钙化,所含幼虫死亡或继续存活数年,最长可达 30 年(图 1-14)。

三、致病性

幼虫是旋毛虫的主要致病阶段,其致病程度与幼虫的食入数量、活力和侵入部位及人体免疫力等因素有关。轻者可无症状,重者若未及时治疗,可在发病后数周内死亡。其致病过程可分为 3 个时期:

1. **侵入期**　为食入幼虫囊包后,幼虫在小肠内脱囊发育为成虫的阶段,主要导致肠黏膜炎症反应,又称肠型期,病程约 1 周。患者出现恶心、呕吐、腹痛、腹泻的急性胃肠道症状,可伴有厌食、乏力、

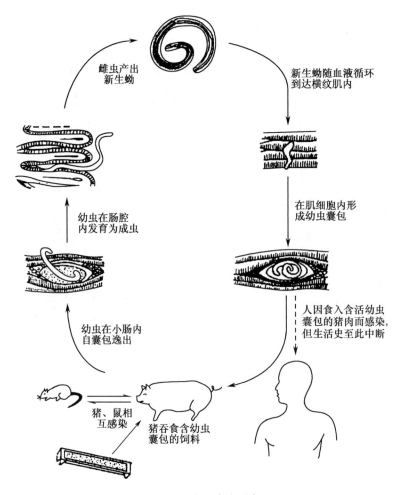

图 1-14 旋毛虫生活史

低热等全身性反应,极易误诊为其他疾病。

2. **幼虫移行期** 为新生幼虫随血液和淋巴循环到各组织、器官并侵入横纹肌的发育阶段,主要导致血管炎和肌炎,称肌型期,病程 2~3 周。患者的典型临床表现为发热、眼睑或面部水肿、全身肌肉酸痛、压痛,尤以腓肠肌、肱二头肌、肱三头肌显著,可伴发外周血中嗜酸性粒细胞增多。重症患者可因心力、呼吸衰竭而死亡。

3. **囊包形成期** 为受损组织修复的过程,又称恢复期,病程 4~16 周。随着幼虫长大并卷曲,寄生部位的肌细胞,逐渐膨大,包绕幼虫形成梭形囊包。此期,急性炎症逐渐消退,患者全身症状减轻或消失,但肌痛仍可持续数月。

四、实验室诊断

(一)病原学检查

病原学检查为确诊旋毛虫感染的最可靠方法,但轻度感染者或 10d 以内的早期感染者均不易检获虫体,因此阴性结果不能排除感染。

1. **活组织检查法** 发病 10d 后,从患者疼痛肌肉如腓肠肌、肱二头肌等近肌腱处取米粒大小的肌肉标本,进行压片或切片镜检,查找幼虫囊包。由于采集标本范围局限,阳性检出率仅有 50%。如有患者吃剩的肉类制品,可采用同样方法检查以资佐证。

2. **人工消化法** 将待检肌肉经人工消化液消化后,取沉渣镜检旋毛虫囊包。此法可提高检出率,多用于动物旋毛虫感染的检查。

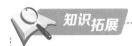

知识拓展

旋毛虫感染的间接征象——横纹肌的病理改变

鉴于取材局限,人体旋毛虫感染的病原学检出率仅能达到50%左右,但镜下却时常能观察到幼虫所致横纹肌的病理改变,从而为旋毛虫感染的诊断提供重要参考价值。

1. 横纹肌肿胀变性 肌纤维节段性肿胀、变性,嗜碱性增强,部分肌纤维呈空泡变性、横纹消失,有的肌浆溶解坏死,为浸润的炎性细胞和增生的肌核所取代。

2. 异物性肉芽肿形成 肌纤维的肌膜被破坏,横纹消失,伴有嗜酸性粒细胞、单核细胞、淋巴细胞等细胞浸润,进而毛细血管、维母细胞增生形成异物性肉芽肿。

3. 肌间质病变 肌间质轻度水肿,毛细血管扩张,内皮细胞膨胀。病变肌纤维周围有少量单核细胞、淋巴细胞及酸性粒细胞和中性粒细胞浸润。

横纹肌的上述病理改变高度提示有旋毛虫寄生的可能,应进一步检查以明确诊断。

(二)免疫学检测

旋毛虫免疫原性较强,因此免疫学检测具有非常重要的辅助诊断价值。一般采用幼虫抗原检测感染者血清中的特异性抗体。常用方法:

1. 酶联免疫吸附试验 是目前诊断旋毛虫感染较常用的方法之一。其敏感性高,特异性强,人体感染后17d可检出血清抗体,对急性期患者的诊断效果更为理想,也可用于流行病学调查。

2. 间接荧光抗体试验 对早期和轻度感染均有诊断价值。以全幼虫作抗原,在幼虫皮层周围或幼虫口部有荧光沉淀物者为阳性反应。该反应于患者感染后2~7周可出现。

通常宜选用2~3种免疫学检测方法,以提高结果的可靠性。近年来,国内外学者开展了系列旋毛虫循环抗原的免疫学检测研究,如斑点-ELISA、双抗体夹心-ELISA等,对早期感染的诊断、疗效考核及预后评估皆具有重要的应用价值。

(三)其他检查

血常规检查:外周血中嗜酸性粒细胞明显增高是辅助诊断旋毛虫病的重要线索。通常在感染后7d,嗜酸性粒细胞开始升高,16d左右达到高峰,占白细胞总数的10%~40%或更高,之后逐渐降低。

另外,鉴于旋毛虫病的临床表现复杂,患者无特异性症状和体征,临床难以及时正确诊断,因此,应注重流行病学调查和病史询问。

五、流行与防治

(一)分布

旋毛虫呈世界性分布,以欧美发病率高,具有地方性、群体性和食源性等特点。我国也是旋毛虫感染最为严重的国家之一,除海南和台湾外,其他省(自治区、直辖市)皆有动物旋毛虫的感染,而人体感染则见于云南、西藏、广西、四川、湖北、河南、辽宁、吉林和黑龙江等17个地区,局部地区有暴发流行的报道。

(二)流行因素

旋毛虫病是一种动物源性寄生虫病,目前已知猪、野猪、狗、鼠等150多种动物存在着自然感染,这些动物因互相残杀吞食或摄食尸肉而相互传播。人感染旋毛虫主要是因生食或半生食含幼虫囊包的动物肉类或肉制品而引起。另外,旋毛虫幼虫囊包也可借切生肉的刀和砧板传播。

囊包内幼虫抵抗力较强,耐低温,在-15℃下可存活20d,腐肉中可存活2~3个月,一般熏、烤、腌制和曝晒等方式不能将其杀死。但幼虫对高温敏感,在肉块中心温度达到71℃时,虫体则很快死亡。

(三)防治原则

1. 查治患者和带虫者 普查普治,发现患者和带虫者及时进行驱虫治疗,首选药物为阿苯达唑,对成虫和幼虫皆有较好的杀灭作用。

2. 加强健康教育,改变不良的饮食习惯 不生食或半生食猪肉及其他动物肉类和肉制品,分开使用切生、熟食的刀和砧板。

3. 严格进行肉类检疫及加强食品卫生管理,未经检疫的肉类严禁上市。

4. 预防猪的感染　改善养猪方法,提倡圈养,加强饲料管理,以防猪的感染。

第七节　粪类圆线虫

患者,女,35岁,农民,因恶心呕吐、头痛、腹痛、腹泻、胸闷、食欲减退半个月余入院。她曾按肠炎接受抗感染治疗无效。医生追问病史:患者5年前被诊断为系统性红斑狼疮,长期服用泼尼松治疗。查体:T 38.6℃,消瘦,中度脱水,心、肺无异常,腹部平软,脐周有压痛,无反跳痛,肝、脾、淋巴结未触及。血常规检查:WBC 12.6×10⁹/L,E 29%;尿常规检查:尿蛋白(++);大便常规检查:镜下可见运动活跃的虫体,卢氏碘液染色后观察到棕黄色幼虫,口腔短浅,有双球型咽管,鉴定为粪类圆线虫。患者被确诊为粪类圆线虫病。

问题与思考:

1. 患者是如何感染粪类圆线虫的? 如何预防感染?

2. 如何确诊粪类圆线虫的感染?

粪类圆线虫(*Strongyloides stercoralis*)是一种兼性寄生虫,其生活史复杂,包括自生世代和寄生世代。在寄生世代中,成虫主要寄生在人、猫、狗等宿主的小肠内,幼虫可侵入其肺、脑、肾等组织器官,引起粪类圆线虫病。该虫体为机会致病性寄生虫,当宿主免疫功能受累时,可导致全身播散性超度感染,甚至死亡。

一、形态

粪类圆线虫的寄生世代有成虫、虫卵、杆状蚴和丝状蚴4个发育阶段。

(一)成虫

寄生世代的成虫仅见雌虫。雌虫大小为2.2mm×(0.04~0.06)mm,半透明,体表具有细横纹,尾尖细,末端略呈锥形,口腔短,咽管细长,为体长的1/3~2/5。生殖器官为双管型,阴门位于体后1/3处(图1-15)。

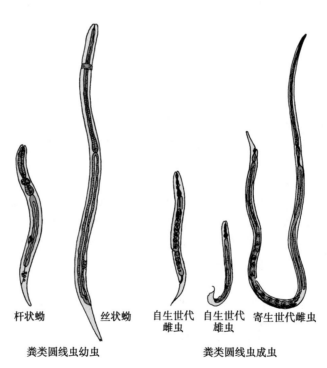

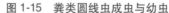

杆状蚴　　　丝状蚴　　　自生世代　自生世代　寄生世代雌虫
　　　　　　　　　　　　雌虫　　　雄虫

粪类圆线虫幼虫　　　　　　粪类圆线虫成虫

图1-15　粪类圆线虫成虫与幼虫

（二）虫卵

虫卵形似钩虫卵，但较小，为 $(50 \sim 58)\,\mu m \times (30 \sim 34)\,\mu m$，卵壳薄而透明，卵内多含一个卷曲的胚蚴。

（三）幼虫

幼虫分为杆状蚴和丝状蚴。杆状蚴头端钝圆，尾尖细，长 $0.2 \sim 0.45mm$，咽管呈双球形；丝状蚴为感染期幼虫，虫体细长，$0.6 \sim 0.7mm$，尾部分叉，咽管呈柱状，约为体长的 $1/2$（图 1-15）。

粪类圆线虫的丝状蚴与钩虫丝状蚴极为相似，但后者尾端尖细，且咽管较短，约为体长的 $1/5$（图 1-16），镜检时应注意鉴别。

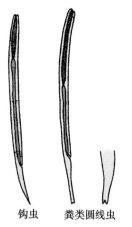

扫一扫，看一看

钩虫　粪类圆线虫

图 1-16　粪类圆线虫与钩虫丝状蚴形态比较

二、生活史

粪类圆线虫的自生世代和寄生世代可独立存在，又可交替进行。

（一）自生世代

成虫在温暖、潮湿的土壤中产卵，孵化出的杆状蚴经 4 次蜕皮后发育为成虫。在适宜的外界环境下，此发育过程可多次进行，称自生世代。当外界环境不利时，杆状蚴蜕皮 2 次后发育为感染期幼虫丝状蚴，可经皮肤或黏膜侵入宿主体内，开始寄生世代。

（二）寄生世代

丝状蚴侵入宿主皮肤或黏膜后，通过血液循环，经右心到肺，多数幼虫经咽部到消化道，在小肠发育为成虫，少数可在肺和支气管内发育成熟。寄生在小肠的雌虫在黏膜内产卵，数小时后孵化出杆状蚴，并自黏膜内逸出，进入肠腔，随粪便排出体外。严重腹泻者也可从粪便中排出虫卵。自丝状蚴感染人体到杆状蚴排出，至少需要 17d。排出的杆状蚴可发育为丝状蚴感染人体，也可直接发育为成虫。

当宿主机体免疫力低下或发生便秘时，寄生于肠道中的杆状蚴可迅速发育为具有感染性的丝状蚴，这些丝状蚴可在小肠下段或结肠经黏膜侵入血液循环，引起自身体内感染。当排出的丝状蚴附着在肛周，也可钻入皮肤，导致自身体外感染。

三、致病性

粪类圆线虫的致病作用与其感染程度、侵袭部位及人体的免疫功能状态密切相关。患者的主要临床表现：

1. **皮肤损伤**　丝状蚴侵入皮肤后，可引起小出血点、丘疹，并伴有刺痛和痒感，或者出现移行性线状荨麻疹。如有自身体外感染，病变可在肛周、腹股沟、臀部等皮肤反复出现。荨麻疹出现的部位及快速蔓延的特点常是临床诊断粪类圆线虫幼虫感染的重要依据。

2. **肺部症状**　当幼虫在肺部移行时，穿破毛细血管，引起肺泡出血，细支气管炎性细胞浸润。轻者表现为过敏性肺炎或哮喘，重者可出现咳嗽、多痰、持续性哮喘，呼吸困难等症状。肺部弥散性感染者，可发生高热、肺衰竭。

3. **消化道症状**　成虫寄生在小肠黏膜内引起机械性刺激和毒性作用，轻度感染者表现为以黏膜充血为主的卡他性肠炎；中度感染者表现为以长壁增厚为主的水肿性肠炎；重度感染者表现为溃疡性肠炎，甚至导致肠穿孔。患者出现恶心、呕吐、腹痛、腹泻等，并伴有发热、贫血和全身不适等症状。

4. **弥散性粪类圆线虫病**　当感染者长期使用免疫抑制剂、激素、细胞毒性药物，或者患艾滋病等免疫缺陷病，或者患恶性肿瘤、结核病等消耗性疾病时，丝状蚴可移行扩散到心、脑、肺、肝、肾等处而引起广泛性的损伤，形成肉芽肿病变，导致弥散性粪类圆线虫病。因此，各种原因所致的机体免疫力低下是粪类圆线虫重症感染的主要因素。

四、实验室诊断

（一）病原学检查

1. **幼虫的检查**　检获幼虫为确诊依据。从患者新鲜粪便、痰、尿或脑脊液中可以检获杆状蚴或丝状蚴或培养出丝状蚴。常用直接涂片法、沉淀法、贝氏分离法及琼脂平皿培养法等。由于患者有间歇性排虫现象,故应多次进行检查。观察虫体时,滴加卢氏碘液,幼虫呈现棕黄色,结构特征清晰,便于鉴别。必要时做胃和十二指肠液引流查幼虫,其诊断的价值大于粪检。

2. 虫卵的检查　有时在严重腹泻患者的粪便中或多痰患者的痰液中可以检出虫卵。

（二）免疫学检测

采用 IFA、ELISA 等方法检测感染者血清中特异性的 IgG 抗体,具有较高的敏感性和特异性。免疫印迹试验(IBT)也是诊断本虫体感染敏感而特异的方法,但弥散性超度感染者不敏感。

（三）其他检查

血常规检查:轻、中度感染时,白细胞总数和嗜酸性粒细胞百分比常升高,但重度感染者嗜酸性粒细胞不升高甚至减少。

值得注意的是,粪类圆线虫病因缺乏特征性临床表现,极易被误诊。一般而言,消耗性疾病患者及免疫缺陷或免疫功能低下者,同时出现消化道和呼吸道症状,或者早期出现嗜酸性粒细胞增高,伴有消化道或呼吸道系统症状,用抗生素、抗病毒药物治疗,病情无法得到控制者,应考虑粪类圆线虫感染的可能。另外,与泥土接触的病史有诊断意义。

五、流行与防治

（一）分布

粪类圆线虫已被世界卫生组织(WHO)列为全球最常见威胁人类健康的土源性线虫之一,其主要分布在热带、亚热带地区,温带和寒带地区则呈散发感染,经济欠发达和卫生条件较差的发展中国家感染较为常见,个别地区感染率可达 30%。我国的广西、海南、云南、贵州等 26 个省(自治区、直辖市)有病例报告。

（二）流行因素

粪类圆线虫的流行因素与钩虫相似。人的感染主要是接触了土壤中的丝状蚴所致,犬、猫等保虫宿主的存在增加了人的感染机会。近年来,由于免疫抑制剂等药物广泛使用,导致了弥散性超度感染患者的增加,在临床实践中应予以高度关注。

（三）防治原则

粪类圆线虫的防治原则与钩虫相似,应普查普治传染源,加强粪便、水源管理,做好个人防护。另外,对长期使用激素类药物和免疫抑制剂的患者,用药前,应做粪类圆线虫常规检查或常规治疗,避免自身感染的发生。治疗药物首选噻苯达唑,但肝肾功能不全者禁用;阿苯达唑、伊维菌素等也有一定的疗效。

第八节　广州管圆线虫

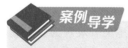

患者,男,23 岁,采购员。自诉:在吃过烧烤螺蛳 1 周后出现发热,剧烈头痛,面部麻木,颈部僵硬等症状,伴恶心、呕吐、精神萎靡、嗜睡,且病情逐渐加重。曾接受"病毒性脑膜炎"抗病毒治疗无效。查体:痛苦面容,心肺无异常,肝、脾、淋巴结未触及,颈部有抵抗感。脑脊液检查:压力 210mmH$_2$O,WBC 750×10^6/L,E 78%,新型隐球菌、结核分枝杆菌阴性。头颅 MRI 检查未见异常。医生结合病史、临床表现及实验室检查结果,考虑患者可能为广州管圆线虫感染。进而行脑脊液和血清抗体检测。ELISA 结果呈强阳性。

问题与思考:

1. 患者的感染与饮食是否有关系?为什么?

2. 诊断广州管圆线虫感染的主要实验诊断方法是什么?

广州管圆线虫（*Angiostrongylus cantonensis*）具有人兽共患性，为威胁我国人民健康的重要食源性寄生虫之一。其成虫寄生于啮齿类等哺乳动物肺部血管，幼虫偶尔可侵犯人体的中枢神经系统，引起嗜酸性粒细胞增多性脑膜脑炎或脑膜炎。

一、形态

（一）成虫

成虫呈线状，细长，透明，体表具有微细环状横纹。头端钝圆，头顶中央有一小圆口，缺口囊。雌虫大小为（17～45）mm×（0.3～0.66）mm，尾端呈斜锥形，子宫双管型，白色，与充满血液的肠管绕成红、白相间的螺旋纹，阴门开口于肛孔之前。雄虫大小为（11～26）mm×（0.21～0.53）mm，尾端略向腹面弯曲，交合伞对称呈肾形，交合刺2根等长（图1-17）。

（二）幼虫

幼虫分为5期。第三期幼虫为感染期，虫体无色透明，呈细杆状，大小为（0.462～0.525）mm×（0.022～0.027）mm。体表有两层外鞘，头端稍圆，尾部末端尖细（图1-17）。第四期幼虫大小约为第三期幼虫的2倍，雌、雄区分明显。雌体前端可见双管形子宫，雄体后端膨大，具有交合刺和交合刺囊。第五期幼虫与成虫相似，仅体型略小，雌体阴门明显，雄体交合伞形成。

扫一扫，看一看

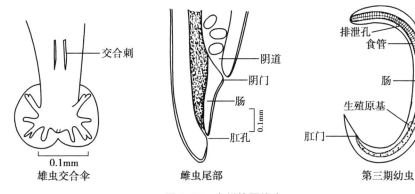

图 1-17 广州管圆线虫

二、生活史

广州管圆线虫生活史的完成需要终宿主和中间宿主，经历成虫、卵、幼虫三个发育阶段（图1-18）。

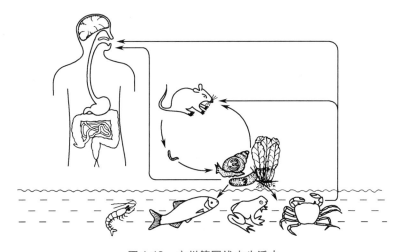

图 1-18 广州管圆线虫生活史

成虫寄生在啮齿类等哺乳动物肺动脉内。虫卵产出后进入肺毛细血管，孵出的第一期幼虫穿破肺毛细血管进入肺泡，沿呼吸道上行至咽部，再被吞入消化道，随粪便排出，在体外潮湿或有水的环境中可活 3 周,当被螺类等中间宿主及蟾蜍等转续宿主吞入或主动侵入其体内后,可进入宿主肺、其他内脏和肌肉等组织,先后发育为第二期和第三期幼虫。啮齿类等终宿主因吞食含有第三期幼虫的中间宿主、转续宿主或被其污染的食物而受感染。在终宿主的消化道内,感染期幼虫侵入肠壁的小血管,通过血液循环到脑组织,经两次蜕皮发育为第五期幼虫,最后经静脉系统通过右心到肺动脉,发育为成虫。

从第三期幼虫感染终宿主至粪便中能检获第一期幼虫需 6~7 周。1 条雌虫平均每日可产卵约1.5 万个。

广州管圆线虫的终宿主广泛,包括十几种哺乳动物,最为重要的是鼠类,达 29 种之多,以褐家鼠、黑家鼠和黄胸鼠的自然感染最为普遍。中间宿主为软体动物,包括螺、蜗牛、蛞蝓等,以福寿螺感染率最高,分布最广;次之是褐云玛瑙螺。蟾蜍、蛙、鱼、蟹可以作为该虫体的转续宿主。

人是本虫的非正常宿主,虫体停留在第四期幼虫或性未成熟的成虫早期阶段,通常滞留在中枢神经系统和眼部。

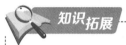

福寿螺及危害

2006 年 5 月,某酒楼将凉拌螺肉的原料由海水螺改为福寿螺,造成了 100 多人同时感染广州管圆线虫的严重公共卫生事件。

福寿螺又名大瓶螺、苹果螺,外形似田螺,典型特征是雌螺可以在水线以上的固体物表面产下"粉红色的卵块"。该螺原产于南美洲亚马孙河流域,1981 年作为食用螺引入我国,是广州管圆线虫最重要的中间宿主。若食用未充分加热的福寿螺,其体内未被杀死的感染期幼虫可借机侵入人体,从而危害人类健康。

福寿螺不仅繁殖能力惊人,每只雌螺年产卵达万粒左右,而且食量巨大,咬食水稻等农作植物及其他水生生物,造成农作植物的严重减产;同时有造成其他水生物种灭绝的危险,极易破坏栖息地的湿地生态系统和农业生态系统。

三、致病性

广州管圆线虫的致病性与幼虫在体内的移行、诱发的炎症反应及侵入部位密切相关。受累最严重的组织器官是中枢神经系统,引起以脑脊液中嗜酸性粒细胞显著升高为特征的嗜酸性粒细胞增多性脑膜脑炎或脑膜炎。主要病理改变为充血、出血、脑组织损伤,以及由巨噬细胞、嗜酸性粒细胞、淋巴细胞和浆细胞所组成的肉芽肿炎性反应。患者表现为急性剧烈头痛、恶心、呕吐、颈项强直,以及持续性或间歇性低、中度发热。少数人有精神失常、感觉异常或肌肉抽搐。虫体有时可侵入于眼内,造成视力障碍,甚至失明。

四、实验室诊断

原卫生部于 2010 年颁布《广州管线虫病诊断标准》,为本病的实验室诊断提供了科学规范的依据。

（一）病原学检查

从脑脊液、眼内或其他部位检出第四期、第五期幼虫或发育期成虫皆可确诊,但检出率不高。尸体解剖也可发现幼虫及成虫,有时可在脑部手术中发现活的虫体。

（二）免疫学检测

血清或脑脊液中广州管圆线虫抗体或循环抗原阳性对诊断本病有重要意义。常用的方法有ELISA、双抗体夹心-ELISA、IFA、免疫酶染色试验（IEST）等,ELISA 检测患者血清中特异性抗体最为常用。

（三）其他检查

血常规检查:嗜酸性粒细胞的百分比和/或绝对值增高;脑积液检查:压力增高,外观浑浊呈乳白色,白细胞可达(500×10^6)~(2 000×10^6)/L,其中嗜酸性粒细胞增多,分类计数超过10%,多数在20%~70%。

另外,病史及临床表现对广州管圆线虫感染的诊断,也具有重要的价值。

五、流行与防治

（一）分布

广州管圆线虫主要分布于泰国、越南等热带和亚热带地区。迄今,我国已有300余病例报道,集中在台湾、香港、广东、浙江、福建、海南、天津、黑龙江、辽宁、上海、湖南、北京和云南等地区,其中温州和北京曾发生过人群因食用福寿螺而出现的局部暴发流行。

（二）流行因素

广州管圆线虫为重要的食源性寄生虫之一。人类感染的主要方式:①生吃或半生吃含有第三期幼虫的中间宿主,如福寿螺等淡水螺类或蟾蜍、蛙等转续宿主。②生食被感染期幼虫污染的蔬菜、瓜果。③饮用被感染期幼虫污染的生水。

另外,感染期幼虫也可经皮肤感染人体,因此与泥土或中间宿主和转续宿主接触时应注意防范,尤其是婴幼儿群体。

（三）防治原则

1. **查治感染者**　治疗本病一般采用对症及支持疗法。阿苯达唑有良好的驱虫效果,若能及时诊断和治疗,则预后更为理想。

2. **预防感染**　大力开展卫生宣教工作,改变不良的饮食习惯,不吃生或半生中间宿主与转续宿主,不生食蔬菜、瓜果,不喝生水;加强对淡水螺食物的监测和管理;从事螺肉加工人员要做好个人防护,避免受到感染。

3. **控制传染源**　加强环境卫生管理,开展群众性防鼠灭鼠工作,对控制该虫体的感染具有十分重要意义。

第九节　其他人体寄生线虫

一、班氏吴策线虫和马来布鲁线虫

丝虫(filaria)是由吸血节肢动物传播的一类组织内寄生的线虫,寄生于人体的种类有8种,在我国只有班氏吴策线虫(*Wuchereria bancrofti*)简称班氏丝虫和马来布鲁线虫(*Brugia malayi*)简称马来丝虫。两种丝虫均寄生于淋巴系统,引起的丝虫病曾被列为我国重点防治的五大寄生虫病之一,蚊为传播媒介。

（一）形态

1. **成虫**　两种丝虫成虫形态相似,虫体细长如丝线,表面光滑,乳白色。班氏丝虫较马来丝虫大,雌虫(58.5~105)mm×(0.2~0.3)mm,雄虫(28.2~42)mm×(0.1~0.15)mm;马来丝虫雌虫(40~69.1)mm×(0.12~0.22)mm,雄虫(13.5~28.1)mm×(0.07~0.11)mm。雌虫尾部钝圆,略向腹部弯曲;雄虫尾部向腹面卷曲可达2~3圈。

2. **微丝蚴**　丝虫属于卵胎生,雌虫直接产出微丝蚴。虫体细长,头端钝圆,尾端尖细,直径近似红细胞大小,在新鲜血片上,做蛇样运动。经瑞氏染色(伊红-亚甲蓝染色)或吉姆萨染色后清楚可见,虫体外被有鞘膜,体内有许多圆形或椭圆形的体核,头端无核区域为头间隙,马来微丝蚴的尾端具有尾核。班氏微丝蚴和马来微丝蚴形态鉴别点见表1-2和图1-19。

表 1-2 班氏微丝蚴和马来微丝蚴形态鉴别

鉴别点	班氏微丝蚴	马来微丝蚴
体态	弯曲自然、柔和	弯曲僵硬,大弯中有小弯
大小/μm	(244~296)×(5.3~7.0)	(177~230)×(5.0~6.0)
头间隙(长:宽)	较短(1:1或1:2)	较长(2:1)
体核	圆形,排列均匀,清晰可数	卵圆形,相互重叠,不易分清
尾核	无	两个,前后排列

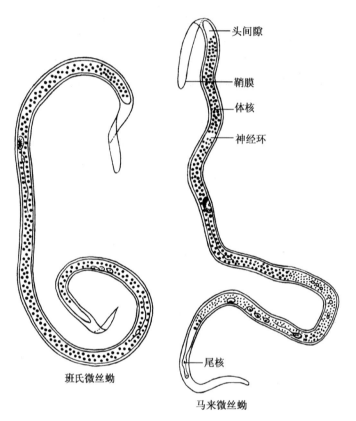

图 1-19 班氏微丝蚴和马来微丝蚴

（二）生活史

班氏丝虫和马来丝虫的生活史基本相似,都要经过幼虫在中间宿主蚊体内和成虫在终宿主人体的两个发育阶段(图 1-20)。

1. **在蚊体的发育** 当雌蚊叮吸人体含有微丝蚴的血液时,微丝蚴随血液进入蚊胃,经 1~7h,脱去鞘膜,穿过胃壁经血腔侵入胸肌。胸肌内的幼虫 3~5d 后,缩短变粗,形如腊肠,称腊肠期蚴。随后,蜕皮 2 次发育成体形细长的感染期幼虫即丝状蚴。丝状蚴离开胸肌,进入血腔,其中大多数到蚊下唇。当蚊再次叮人吸血时,丝状蚴自下唇逸出,经吸血伤口或正常皮肤侵入人体。

2. **在人体的发育** 丝状蚴进入人体后的具体移行途径,至今尚不清楚。一般认为丝状蚴可迅速侵入皮下小淋巴管内,后移行至大淋巴管及淋巴结,在此发育为成虫。雌、雄虫体交配后,雌虫产出的微丝蚴,大多随淋巴液经胸导管入血液循环,少数可停留于淋巴系统或漫游到周围组织内。自丝状蚴侵入人体到成虫产出微丝蚴需 3 个月~1 年。成虫的寿命一般为 4~10 年,个别可长达 40 年。微丝蚴的寿命一般为 2~3 个月。

两种丝虫成虫寄生于人体的部位有所不同,马来丝虫多寄生于上、下肢浅部淋巴系统;班氏丝虫除寄生于浅表部淋巴系统外,多侵犯深部的淋巴系统,主要见于下肢、阴囊、腹股沟、肾盂等部位。

微丝蚴一般白天滞留在肺毛细血管中,夜间则出现在外周血液,微丝蚴在外周血中夜多昼少的现象称夜现周期性(nocturnal periodicity)。两种微丝蚴出现于外周血液的高峰时间略有不同,班氏丝虫

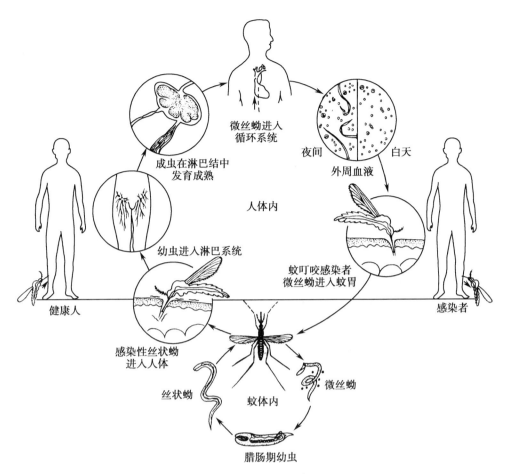

图 1-20 丝虫生活史

为晚 22:00 至次日晨 2:00,马来丝虫则为晚 20:00 至次日晨 4:00。

（三）致病性

丝虫的成虫、丝状蚴、微丝蚴对人体均有致病作用,但以成虫为主。临床表现大致分类:

1. **微丝蚴血症** 约有半数的感染者无明显临床症状,但血中可查到微丝蚴,成为带虫者。微丝蚴血症可持续 10 年以上。

2. **急性期超敏和炎症反应** 虫体的分泌物、代谢产物及死亡虫体的分解产物等均可刺激机体产生局部和全身反应。临床表现为急性淋巴管炎、淋巴结炎及丹毒样皮炎等。班氏丝虫还可引起精索炎、附睾炎和睾丸炎。患者在出现局部症状的同时伴有畏寒、发热、关节酸痛等,称丝虫热。

3. **慢性期阻塞性病变** 随着急性炎症的反复发作,以及以死亡成虫和微丝蚴为中心形成的肉芽肿,导致局部淋巴管栓塞,淋巴液回流受阻。受阻部位的远端管内压力增高而发生淋巴管曲张或破裂,淋巴液流入周围组织导致淋巴肿或淋巴积液。由于阻塞部位不同,临床表现各异,如象皮肿、鞘膜积液、乳糜尿等。

（四）实验室诊断

1. **病原学检查** 从患者的外周血、乳糜尿液、鞘膜积液等检出微丝蚴,以及淋巴液或淋巴组织活检物中查到成虫皆可确诊本病。血内微丝蚴检查是病原学检查的主要手段,因微丝蚴具有夜现周期性,一般在晚 21:00 至次日晨 2:00 采血为宜。检查方法:

（1）厚血膜法:是检查微丝蚴的首选方法。取末梢血 2~3 滴于载玻片上,涂成厚血片,干后溶血镜检,如经染色可提高检出率。

（2）新鲜血滴法:取末梢血 1 大滴直接加盖片镜检,可观察微丝蚴活动情况。此法主要用于教学和卫生健康教育。

（3）溶血离心沉淀法:取静脉血 2ml,溶血后离心沉淀,取沉渣镜检,检出率高,适用于门诊。

（4）乙胺嗪白天诱出法:患者于白天口服乙胺嗪 2~6mg/kg,30min 后取血检查。此法用于夜间采血不方便的受检者。

2. 免疫学检测 常用于辅助诊断不易检查到微丝蚴的轻度感染者、阻塞性病症患者,以及流行病学调查和防治效果考核。检测患者血清中特异性抗体的 IFA、IEST 及 ELISA 等方法皆具有较高的诊断价值。

(五)流行与防治

丝虫病流在我国曾流行于 16 个省(自治区、直辖市),经群防群治,现已达到基本消灭标准,并实现了阻断丝虫病传播的目标。

丝虫病的流行与传播蚊媒的季节消长密切相关,因此我国丝虫病感染的季节多在气温高、雨量充沛、湿度较大的 5~10 月。传播丝虫病的蚊媒有 10 余种,班氏丝虫主要为淡色库蚊和致倦库蚊,其次是中华按蚊;马来丝虫主要为中华按蚊和嗜人按蚊;在东南沿海地带及岛屿,蚊媒主要是东乡伊蚊。人对丝虫普遍易感。

防治工作的重点应聚焦疫情的监测与管理,包括人群监测、蚊媒监测和血清学监测,及时发现可能残存的和输入性传染源,防止丝虫病再度传播;同时要针对传播媒介的生态习性,采取综合性措施,清除孳生地,杀灭成蚊、幼虫;另外还须及时查治感染者,常用药物有乙胺嗪、呋喃嘧酮和伊维菌素等。

二、美丽筒线虫

美丽筒线虫(*Gongylonema pulchrum*)是寄生于多种反刍哺乳动物口腔与食管黏膜及黏膜下层的线虫,偶尔寄生于人体,引起美丽筒线虫病。

(一)形态

1. 成虫 细长,乳白色,略透明。虫体寄生于反刍动物体内时较大,而寄生于人体时则较小,平均雌虫为 52.09mm×0.33mm,雄虫为 25.16mm×0.2mm。成虫体表有纤细横纹,前部表皮有明显呈纵行排列、大小不等、数目不同的花缘状表皮突。近头端两侧各有一颈乳突,其后有一对波浪状的侧翼。雌虫尾端呈钝锥状,略向腹面弯曲;雄虫尾部有较宽的膜状尾翼,两侧不对称,交合刺 2 根,左刺长,右刺短(图 1-21)。

2. 虫卵 椭圆形,大小为(50~70)mm×(25~45)mm,卵壳厚而透明,虫卵高度发育,自虫体产出时,卵内已含有幼虫。

(二)生活史

美丽筒线虫生活史的完成需要终宿主羊、牛、猪、熊、猴、人等,以及中间宿主甲虫、蜚蠊、螳螂、蝗虫、天牛和豆虫等。

成虫寄生于终宿主口腔和食管的黏膜或黏膜下层。雌虫产出的虫卵自破溃黏膜处进入消化道,随宿主粪便排出体外。若虫卵污染食物或水,可被中间宿主粪甲虫、蟑螂等吞食,在其消化道内幼虫孵出,进而穿过肠壁进入中间宿

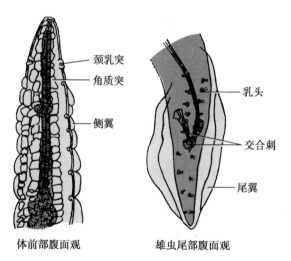

颈乳突
角质突
侧翼
乳头
交合刺
尾翼

体前部腹面观　　雄虫尾部腹面观

图 1-21 美丽筒线虫

主的体腔,形成囊状的感染期幼虫。终宿主通过吞食含感染期幼虫的中间宿主,或者食(饮)用被感染期幼虫污染的食物或水后,幼虫在终宿主胃内破囊而出,并侵入胃或十二指肠的黏膜内,逐渐向上潜行至食管、咽或口腔等黏膜内寄生,发育为成虫。自吞食感染期幼虫到成虫发育成熟约需 2 个月,成虫在人体内多存活 1 年左右,寄生数量一般为 1~3 条,多者可达 10 余条。

(三)致病性

美丽筒线虫成虫寄生在口腔上下唇、舌、颊、颚、齿龈、扁桃体附近及食管等部位,虫体在黏膜及黏膜下层自由移行、串扰,致寄生部位黏膜出现水疱、血疱及白色线形弯曲隆起。患者有痒感、刺痛感、麻木感、肿胀感及虫样蠕动感,有的患者还可表现精神不安、失眠、恐惧等精神症状。

(四)实验室诊断

美丽筒线虫在人体寄生时通常不产卵,因此实验室诊断以查见成虫为确诊依据。在黏膜有病变或可

疑处,以消毒针挑破黏膜,取出虫体镜检。宿主的病史与临床表现能为本病的诊断提供重要线索。

（五）流行与防治

美丽筒线虫呈世界性分布,我国散见于长江以北,偶见于江南,已有百余病例报道,感染者以儿童及青壮年居多。卫生条件差和喜烤(炒)食蝗虫、螳螂、甲虫等昆虫不良饮食习惯是造成感染的主要原因。注意个人卫生、环境卫生和饮食卫生,尤其是改变不良的饮食习惯,可以有效预防感染。治疗方法主要是挑破寄生部位黏膜取出虫体,或者在寄生部位涂以普鲁卡因溶液,刺激虫体从黏膜内移出。

三、结膜吸吮线虫

结膜吸吮线虫(*Thelazia callipaeda*)主要寄生于犬、猫等动物眼部,也可寄生于人眼,引起结膜吸吮线虫病。因本病多流行于亚洲地区,故又称东方眼虫病。

（一）形态

1. 成虫 虫体细长,圆柱形,在眼结膜囊内寄居时为淡红色,离开人体后呈乳白色,半透明,头端钝圆,有圆形的角质口囊,体表具有明显的环纹,侧面观呈锯齿状(图1-22)。雌虫大小为(6.2~20.0)mm×(0.30~0.85)mm,近阴门端子宫内的虫卵逐渐变为盘曲的幼虫;雄虫大小为(4.5~15.0)mm×(0.25~0.75)mm,尾端向腹面卷曲,有长短交合刺2根。雌、雄虫尾端肛门周围均有数对乳突和一对尾感器。

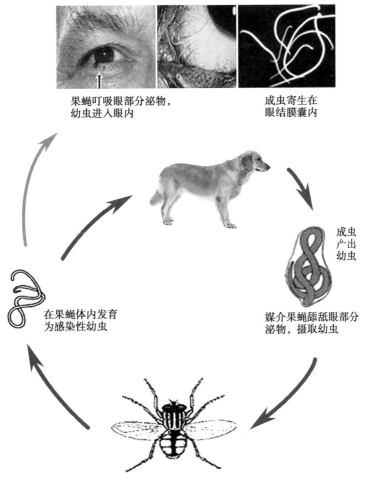

果蝇叮吸眼部分泌物,幼虫进入眼内

成虫寄生在眼结膜囊内

成虫产出幼虫

媒介果蝇舔舐眼部分泌物,摄取幼虫

在果蝇体内发育为感染性幼虫

图1-22 结膜吸吮线虫形态与生活史

2. 幼虫 该虫体属于卵胎生,雌虫直接产出幼虫。初产幼虫外被鞘膜,尾部连一大鞘膜囊,大小为(350~414)μm×(13~19)μm。在眼分泌物中发现初产幼虫是病原学诊断的依据(图1-22)。

（二）生活史

结膜吸吮线虫生活史的完成历经了在终宿主和中间宿主体内的发育。

成虫主要寄生于终宿主或保虫宿主的结膜囊及泪管内等部位。雌虫产出的幼虫随泪液等分泌物排出。当中间宿主冈田绕眼果蝇舐吸终宿主或保虫宿主眼部分泌物时,幼虫被吸入其消化道,进而侵入血腔内发育为感染期幼虫,后移行至蝇的口器。当蝇再次舐吸人或其他终宿主眼部分泌物时,感染期幼虫自蝇口器逸出侵入人等宿主眼部,经15~20d发育为成虫。成虫寿命可达2年以上(图1-22)。

（三）致病性

结膜吸吮线虫的主要致病阶段是成虫。成虫多寄生于人眼结膜囊外眦侧,也可见于眼前房、泪小管、泪腺、眼睑及结膜下等,多侵犯单眼,少数可见双眼受累。由于虫体表面锐利环纹的摩擦、头端口囊吸附作用等机械性损伤,加上虫体分泌物、排泄物的刺激及继发细菌感染等,可引起眼结膜炎症及肉芽肿形成。轻者无明显症状,或者有眼部异物感、痒感、流泪、畏光、分泌物增多、疼痛等,一般无视力障碍。婴幼儿有惧怕睁眼和抓眼的动作。感染重者可发生结膜充血,小溃疡面形成,角膜浑浊、眼睑外翻等。

（四）实验室诊断

本病的诊断主要依赖于病原学检查。用1%丁卡因、2%普鲁卡因或4%可卡因滴眼,虫体受刺激从眼角爬出时,用镊子或棉签取出虫体,先置于盛有生理盐水的平皿中,观察虫体的外形与大小,后置于镜下,观察其结构特征。标本采集的同时兼有治疗的作用。

（五）流行与防治

结膜吸吮线虫主要分布在亚洲。我国26个省(自治区、直辖市)有人体感染的病例报道,其中以江苏、湖北、安徽、河南、山东等较多,累计报告近400例,多见于农村婴幼儿及少儿,感染季节以夏秋季为主,与中间宿主蝇的季节消长相吻合。

传染源犬、猫等动物存在普遍,媒介中间宿主果蝇分布广泛,幼童不洁的眼部卫生状况,造成了本病的流行。因此,加强犬、猫等动物的管理,注意个人卫生,特别注意眼部清洁是预防感染的主要措施。

本章小结

1. 线虫多寄生于消化道(蛔虫、鞭虫、钩虫、蛲虫、粪类圆线虫),也可寄生于组织(旋毛虫囊包、美丽筒线虫)、眼部(眼线虫)、神经系统(广州管圆线虫)及脉管系统(丝虫)等部位。

2. 线虫成虫多呈圆柱形,体不分节;雌雄异体,雌虫一般大于雄虫,雌虫尾端较直,雄虫尾端多向腹面卷曲或膨大呈伞状。虫卵多数为椭圆形,无卵盖,卵壳厚薄不一,呈无色、淡黄或棕黄色,卵内含细胞或幼虫。

3. 线虫的感染阶段为感染期卵,如蛔虫、蛲虫,或者感染期幼虫,如钩虫丝状蚴、旋毛虫囊包;感染方式有或经口感染,如蛔虫、蛲虫,或者经皮肤感染,如钩虫、粪类圆线虫,而有的则是经蚊虫叮咬感染,如丝虫。

4. 线虫感染的确诊主要依赖于病原学检查。诊断期为虫卵、幼虫或者成虫;最佳检查方法因种而异,可选用粪便直接涂片法、饱和盐水浮聚法、沉淀集卵法、定量透明法、钩蚴培养法、透明胶纸法、血涂片法和活组织检查法等。

（许郑林　翁　静）

扫一扫,测一测

思考题

1. 归纳总结蛔虫、鞭虫、钩虫、蛲虫、旋毛虫、粪类圆线虫及广州管圆线虫的感染阶段与感染方式。
2. 说出粪检虫卵可以诊断的常见消化道寄生性线虫种类及最为常用的虫卵检查方法。

学习目标

1. 掌握华支睾吸虫、布氏姜片吸虫、日本裂体吸虫、卫氏并殖吸虫等常见吸虫诊断期的形态特征及实验室诊断方法。

2. 熟悉常见吸虫的寄生部位、感染阶段、主要致病期等与生活史和致病性有关的重要知识点。

3. 了解常见吸虫的流行因素与防治原则。

4. 能根据常见吸虫生活史特点,选择适宜的实验室诊断方法,并能正确判断实验检查结果;综合运用所学吸虫知识,对实验检查结果进行科学、合理的分析。

第一节　概　述

吸虫(trematoda)属于扁形动物门的吸虫纲。人体寄生吸虫有 10 余种,主要有华支睾吸虫、布氏姜片吸虫、日本裂体吸虫、卫氏并殖吸虫、斯氏狸殖吸虫等,其具有相似的形态结构特征与生活史特点。

一、形态

(一)成虫

除日本裂体吸虫外,成虫大多为雌雄同体,背腹扁平,呈叶状或舌状,两侧对称,有口、腹吸盘。消化系统不完整,由口、咽、食管和肠管组成,肠管末端为盲端,无肛门。生殖系统发达,雄性生殖器官包括睾丸、输出管、输精管、贮精囊、射精管或阴茎、阴茎袋等;雌性生殖器官包括卵巢、输卵管、卵模、梅氏腺、受精囊、劳氏管、卵黄腺、卵黄管及子宫等(图 2-1)。

(二)虫卵

虫卵多为椭圆形,除血吸虫卵外,均有卵盖,其大小、颜色与结构因种而异。

二、生活史

吸虫生活史的基本发育阶段包括虫卵、毛蚴、胞蚴、雷蚴(或无)、尾蚴、囊蚴(或无)、童虫、成虫。吸虫

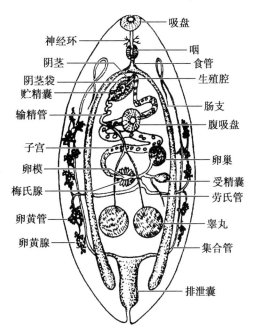

图 2-1　吸虫基本形态结构模式图

的生活史复杂,都要经历世代交替。有性世代多在终宿主人或保虫宿主脊椎动物体内进行,而无性世代则在中间宿主淡水螺体内发育成尾蚴,或者进一步在淡水鱼虾或蜻蛄、溪蟹体内发育成囊蚴。吸虫的感染阶段或为尾蚴,经皮肤侵入终宿主或保虫宿主体内,或者为囊蚴,经口误食造成终宿主或保虫宿主的感染。

第二节　华支睾吸虫

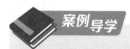

患者,男,35 岁,因右上腹不规则疼痛月余就诊。自述:1 个多月前开始,时有右上腹胀痛,食欲减退,厌油恶心,腹泻伴消化不良。既往健康,喜欢饮酒,常喝鱼生粥。查体:巩膜轻度黄染,全身皮肤无黄染。肝肋缘下 3cm、质软、表面光滑、边缘整齐,有压痛。肝功能检查:丙氨酸转氨酶(ALT)210U/L(参考值 40U/L);血常规检查:WBC 12.0×10^9/L,E 3.0×10^9/L;华支睾吸虫抗体检查:ELISA 结果阳性(1:1 280);粪便检查:华支睾吸虫卵阳性。诊断结果:华支睾吸虫病。

问题与思考:

1. 粪便检查华支睾吸虫卵的常用方法有哪些? 显微镜下如何识别该虫卵?
2. 患者的感染与饮食习惯是否有关? 为什么?

华支睾吸虫(*Clonorchis sinensis*),简称肝吸虫。成虫寄生于人体和多种哺乳动物的肝胆管内,可引起华支睾吸虫病,即肝吸虫病。

一、形态

(一)成虫

成虫体形狭长,半透明,柔软,背腹扁平,前端稍窄,后端钝圆,状似葵花子仁,活时略呈淡红色,死后呈灰白色。虫体大小一般为(10~25)mm×(3~5)mm。口吸盘略大于腹吸盘,口吸盘位于体前端,腹吸盘位于虫体腹面前 1/5 处。消化道包括口、咽、食管及沿虫体两侧伸至末端为盲端的两根肠支。生殖器官的子宫管状,盘曲于卵巢与腹吸盘之间,卵巢分叶状,受精囊椭圆形;睾丸 2 个,呈分支状,前后排列于虫体的后 1/3 处(图 2-2)。

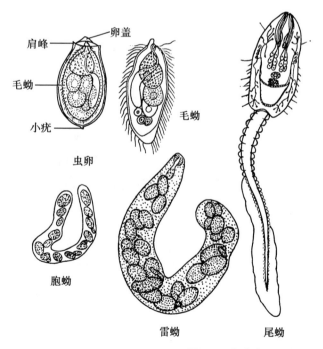
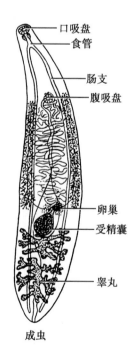

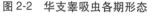
图 2-2　华支睾吸虫各期形态

（二）虫卵

虫卵黄褐色，前端较窄，后端钝圆，形似芝麻粒，大小为(27~35)μm×(11~20)μm，是人体常见蠕虫卵中体型最小者。卵盖明显，两侧可见突起的肩峰，另一端有一疣状突起，卵内含一成熟毛蚴(图2-2)。

二、生活史

华支睾吸虫的生活史，经历成虫、虫卵、毛蚴、胞蚴、雷蚴、尾蚴、囊蚴及童虫阶段。

成虫寄生于人或猫、犬等哺乳动物肝胆管内，以肝胆管黏膜、分泌物等为食。产出的虫卵随胆汁进入肠腔，经粪便排出体外。虫卵入水，被第一中间宿主豆螺、沼螺或涵螺吞食，在螺体内孵出毛蚴。毛蚴经胞蚴、雷蚴等无性生殖阶段发育成尾蚴。成熟尾蚴自螺体逸出入水，遇到第二中间宿主淡水鱼、虾，可进入其肌肉等组织发育为感染阶段的囊蚴。终宿主人或保虫宿主猫、狗等哺乳类动物，生食或半生食带有囊蚴的第二中间宿主后，囊蚴在宿主消化液作用下，其所含的后尾蚴在十二指肠内脱囊而出变为童虫。童虫循胆汁逆流而行，经胆总管进入肝胆管，发育为成虫。自囊蚴感染人体至发育为成虫并产虫卵所需时间约1个月，成虫寿命常为20~30年(图2-3)。

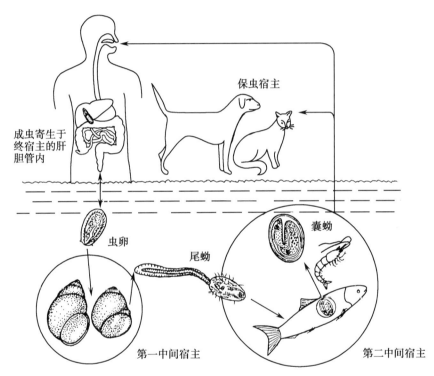

图 2-3　华支睾吸虫生活史

三、致病性

虫体所致病变主要发生在肝次级胆管。成虫对肝胆管的机械性损伤，及分泌物、代谢产物的化学性刺激，使胆管内壁上皮细胞脱落、增生，胆管壁周围炎性细胞浸润，纤维组织增生，致管壁变厚，管腔变窄甚至阻塞，胆汁淤滞，引起阻塞性黄疸。若合并细菌感染，则表现为胆管炎和胆囊炎。虫卵、死亡的虫体及碎片和脱落的胆管组织，可构成结石的核心，引起胆石症。

患者的病情轻重与感染程度、机体的生理状态等因素有关。多数患者为轻度感染，常无或仅有轻微的临床症状，如上腹饱胀，偶尔腹泻等。中毒感染者，多表现为腹胀、腹痛、食欲减退、肝区隐痛、肝大、乏力或头晕等。重度感染者，早期出现发热、营养不良、黄疸、肝大、脾大等，晚期可发生肝硬化，甚至胆管上皮癌及肝癌。2009年WHO将华支睾吸虫感染列为肝胆管癌的Ⅰ类生物危险因素。

四、实验室诊断

（一）病原学检查

粪便或十二指肠引流液内查见虫卵，是确诊的依据。

1. **粪便直接涂片法**　操作简便,但由于取材量少,且虫卵小,故容易漏检。

2. **改良加藤厚涂片法**　被认为是大规模普查最有效的粪检方法之一,可用于虫卵的定性和定量检查。

3. **沉淀集卵法**　包括自然沉淀法、离心沉淀法、醛醚离心沉淀法及汞碘醛离心沉淀法等,检出率高于粪便直接涂片法。

4. **十二指肠引流液检查**　引流十二指肠液,以直接涂片法或离心沉淀法进行检查,可明显提高检出率。但患者痛苦较大,所以只适用于部分住院患者。有时引流液中还可见活成虫,也是确诊的依据之一。

华支睾吸虫卵、灵芝孢子及异形吸虫虫卵在形态、大小等方面极为相似,容易造成误诊,应根据其各自的结构特点予以鉴别。

(二)免疫学检测

免疫学检测多用于临床辅助诊断和流行病学调查。常用的方法是 ELISA 和胶体金免疫层析法(GICA),检测患者血清中特异性抗体。

另外,B 超与 CT 等影像学检查对肝吸虫病的诊断有较大的参考价值。

五、流行与防治

(一)分布

华支睾吸虫主要分布于亚洲的东亚和东南亚。2015 年全国人体重点寄生虫病现状调查显示,全国有 18 个省(自治区、直辖市)发现感染者,平均感染率为 0.47%,其中广西壮族自治区的感染率高达 6.68%;次之的是广东省,为 1.9%;再者为黑龙江省,为 1.62%。以青壮年感染居多,多数地域城市感染率高于农村。

(二)流行因素

华支睾吸虫流行的主要因素:①传染源多,包括患者、带虫者及猫、犬等保虫宿主,且保虫宿主的感染率高,部分流行区猫的感染率几乎为 100%。②中间宿主种类多,数量大,已知的华支睾吸虫的第一中间宿主有豆螺、沼螺、涵螺等螺类 10 余种,而第二中间宿主中仅淡水鱼类就高达 100 余种,如白鲩、黑鲩、鲤鱼及野生小型鱼类麦穗鱼等。③饮食卫生习惯不良,如喜食"鱼生""鱼生粥"等生的或未熟的淡水鱼、虾,或者抓鱼后不洗手、用嘴叼鱼,用切过生鱼的刀及砧板切熟食、用盛过生鱼的器皿盛熟食等。④粪便管理不当,致使含有虫卵的粪便污染水源。

(三)防治原则

1. **加强卫生宣教,防止感染发生**　养成良好的饮食习惯,不吃生或半生的鱼、虾,注意生熟炊、食具分开,不用未熟的鱼、虾喂猫、狗等动物。

2. **加强粪便管理,防止虫卵污染水源**　严禁用新鲜粪便喂鱼,禁止在鱼塘或池塘边修建厕所,不用未经无害化处理的粪便施肥,确保水源不被污染。

3. **控制中间宿主**　结合农业、渔业生产,对鱼塘及时清淤或定期用药物灭螺。

4. **查治传染源**　治疗药物首选吡喹酮,也可用阿苯达唑。对受感染的保虫宿主应进行驱虫治疗或扑杀。

第三节　布氏姜片吸虫

患者,男,56 岁。主诉:上腹部烧灼样隐痛 3 个月余,伴夜间明显饥饿感;进食后感腹胀、嗳气、不反酸;间歇性腹泻 2~3 次/d,大便黄稀无黏血,体重减轻 4kg,曾按"胃溃疡"病治疗无效。医生追问病史:喜食生荸荠。查体:中度贫血外貌,未扪及肿大淋巴结。血常规检查:Hb 98g/L,RBC 2.56×10^{12}/L,WBC 6.8×10^9/L,N 75%,L 10%,单核细胞(M)5%,E 10%。粪便检查:布氏姜片吸虫卵阳性。诊断结果:布氏姜片吸虫病。

问题与思考：
1. 如何确诊布氏姜片吸虫的感染？
2. 布氏姜片吸虫感染引起的腹泻有何特点？

布氏姜片吸虫(*Fasciolopsis buski*)简称姜片虫,是人体最大的肠道寄生吸虫。成虫寄生于人及猪的小肠,引起姜片虫病。

一、形态

(一)成虫

成虫活时呈肉红色,死后为灰白色。虫体肥厚、背腹扁平、前窄后宽,形似姜片,长为 20～75mm,宽为 8～20mm,厚 0.5～3mm。口吸盘位于虫体前端,腹吸盘紧邻口吸盘之后,较口吸盘大 4～5 倍,呈漏斗状,肉眼可见。咽和食管短,两肠支呈波浪状弯曲达虫体末端。睾丸两个,高度分支如珊瑚状,前后排列于虫体后半部(图 2-4)。

(二)虫卵

虫卵椭圆形,金黄或淡黄色,大小为(130～140)μm×(80～85)μm,是人体蠕虫卵中最大者。卵壳较薄,卵盖不明显,卵内含一个卵细胞和 20～40 个卵黄细胞(图 2-4)。

二、生活史

布氏姜片吸虫的生活史,经历成虫、虫卵、毛蚴、胞蚴、母雷蚴、子雷蚴、尾蚴、囊蚴及童虫阶段。

成虫寄生于终宿主人和保虫宿主猪或野猪的小肠上段,产出的虫卵随粪便排出入水,在 26～32℃水温下,经 3～7 周时间发育孵出毛蚴。毛蚴侵入中间宿主扁卷螺体内,经 1～2 个月的无性增殖,完成胞蚴、母雷蚴、子雷蚴与尾蚴等发育阶段。尾蚴成熟后自螺体逸出,附着在水红菱、荸荠和茭白等水生植物表面或浮于水面上,脱去尾部形成感染阶段的囊蚴。

终宿主或保虫宿主如生食媒介水生植物或饮用生水,囊蚴被误食,在小肠内消化液作用下,囊蚴内后尾蚴脱囊而出成为童虫。童虫移行到小肠下段寄生,以肠腔内半消化食物为食,经 1～3 个月发育为成虫并产卵。成虫一般寿命为 2 年左右(图 2-5)。

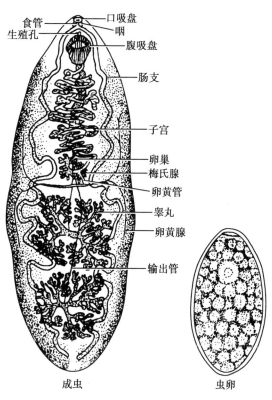

食管 口吸盘
生殖孔 咽
腹吸盘
肠支
子宫
卵巢
梅氏腺
卵黄管
睾丸
卵黄腺
输出管

成虫　　　　　虫卵

图 2-4　布氏姜片吸虫成虫、虫卵

0203

扫一扫,看一看

三、致病性

机械性损伤和超敏反应的发生是成虫致病的主要原因。姜片虫体形大,腹吸盘肌肉发达、吸附力强,可造成肠黏膜坏死、脱落、点状出血、水肿、脓肿,以至溃疡,影响肠道消化、吸收功能;此外,虫体的分泌物、代谢物还可引起超敏反应,血中嗜酸性粒细胞明显增加。患者常表现为消化不良,恶心、呕吐,间歇性腹痛、腹泻伴有腹胀,粪便量大、稀薄而臭无脓血;重度感染者可出现消瘦、贫血、水肿、发育障碍;大量虫体寄生时可引起肠梗阻。

四、实验室诊断

(一)病原学检查

检获虫卵或成虫可确诊感染。姜片虫卵大,易于识别,粪便生理盐水直接涂片法常作为首选检查

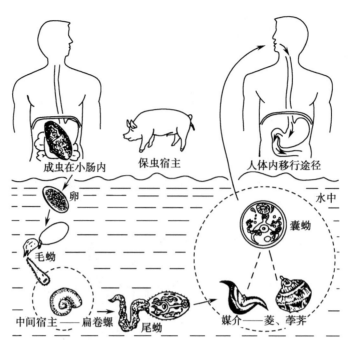

图 2-5　布氏姜片吸虫生活史

方法,但对轻度感染者易漏检;水洗沉淀法、改良加藤厚涂片法等浓集方法可以提高检出率。若成虫随粪便或呕吐物排出,也可依据其形态特征进行鉴定。

(二)免疫学检测

免疫学检测主要用于流行病学调查及对早期、轻度感染者的辅助诊断。常用的方法有 ELISA 和 IFA,由于假阳性与假阴性结果的存在,故应注意结合病史等综合分析实验结果。

五、流行与防治

(一)分布

姜片虫主要流行于东南亚地区。在我国,除东北和西北地区外,曾有 18 个省(自治区、直辖市)有病例报道,多分布于浙江、福建、广东、广西、湖南、湖北、安徽等广泛种植水生植物的湖泊水网地区。近年来,由于生态环境的改善及居民生活、生产方式的改变,姜片虫的流行区域正在缩小,感染率也明显降低。

(二)流行因素

姜片虫流行主要因素:①传染源多,包括患者、带虫者和保虫宿主。②中间宿主扁卷螺分布广泛,滋生于沼泽、池塘、沟渠及水田等。③媒介水生生物种类繁多,如水红菱、荸荠、茭白等。④饮食习惯不良,不少地区的居民喜生食菱角、荸荠等水生植物,饮用生水或常用青饲料喂猪。⑤粪便管理不当,致使含有虫卵的粪便污染水源。

(三)防治原则

1. **加强卫生宣教,防止感染发生**　不生食未经刷洗及沸水烫过的水生植物,不喝生水,手在接触过水生植物或疫水时要及时清洗,不用新鲜水生青饲料喂猪。

2. **加强粪便管理**　实施粪便无害化处理,严禁新鲜粪便入水。

3. **消灭中间宿主**　池塘养鱼、养鸭可吞食扁卷螺,必要时可进行药物灭螺。

4. **查治传染源**　治疗药物首选吡喹酮,中药槟榔煎剂疗效也比较理想。

第四节 日本裂体吸虫

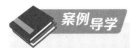

患者,女,36 岁。自诉:2 个多月前曾参与夏收夏种农活,近期出现畏寒、发热、多汗,肝区不适,腹痛、腹胀、腹泻,时有脓血便。查体:T 37.7℃,P 81 次/min,R 24 次/min,BP 110/78mmHg;听诊两肺呼吸音略减弱;肝区压痛明显、下缘位季肋下 3cm。血常规检查:WBC 12.0×10⁹/L,E 3.5×10⁹/L;肝功能检查:ALT 300U/L(参考值 40U/L);血吸虫皮内抗原试验:强阳性;血清血吸虫抗体检查:ELISA 结果阳性(1:1 280);粪便检查:血吸虫卵阳性。诊断结果:血吸虫病。

问题与思考:

1. 如何粪便检查日本血吸虫卵? 免疫学检测对血吸虫感染的诊断具有什么意义?

2. 为什么说患者"参与夏收夏种农活"的病史为疾病的诊断提供了重要线索?

日本裂体吸虫(*Schistosoma japonicum*),又称日本血吸虫,是由日本学者 Katsurada 于 1904 年首先从猫门静脉内发现,故而得名。该虫体曾广泛分布在我国长江流域及以南的省(自治区、直辖市),为我国严重危害人体健康的五大寄生虫之一。

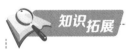

人体血吸虫

寄生人体的血吸虫有 6 种,除日本血吸虫外,还有曼氏血吸虫、埃及血吸虫、间插血吸虫、湄公血吸虫与马来血吸虫。其中以埃及血吸虫、曼氏血吸虫、日本血吸虫流行最广,危害最大,而间插血吸虫、湄公血吸虫与马来血吸虫的感染仅在东南亚地区有少数病例报道。我国只有日本血吸虫。

血吸虫病是一种危害严重的人兽共患性疾病,主要分布于非洲、南美洲及亚洲的 76 个国家和地区,是发展中国家最为重要的寄生虫病之一。据 WHO 报告,2002 年全球血吸虫感染者至少 2.4亿人,因病致残者达 176 万人,死亡人数为 1.4 万人。目前,绝大部分的流行区已采用了预防性治疗措施,有效地控制了血吸虫感染的发生。

一、形态

(一)成虫

成虫为雌雄异体,雌虫常寄居于雄虫的抱雌沟内,呈合抱状态。雌虫细长,形似线虫,大小为(20~25)mm×(0.1~0.3)mm,黑褐色。口、腹吸盘较雄虫小,不显著。卵巢椭圆形,位于虫体中后部。卵黄腺排列于末端肠管两侧。雄虫粗短,大小为(12~20)mm×(0.5~0.55)mm,乳白色,前端具有口吸盘,稍后有凸起呈杯状的腹吸盘。自腹吸盘后,虫体背腹变扁,两侧向腹面卷曲,形成抱雌沟。7 个椭圆形睾丸于腹吸盘后方背侧呈串珠状排列。雌、雄虫消化系统包括口、咽、食管和肠管,肠管在腹吸盘之前分左右两支,在虫体的中后部汇合,末端成盲端(图 2-6)。

(二)虫卵

虫卵椭圆形,淡黄色,大小平均为 89μm×67μm。无卵盖,卵壳较薄,表面常附有宿主肠内残留物,卵壳一侧有小棘,是日本血吸虫卵的重要标志。排出的虫卵多为成熟卵,内含有一毛蚴,毛蚴与卵壳之间常有油滴状的头腺分泌物,是可溶性虫卵抗原(soluble egg antigen,SEA)的主要成分(图 2-7)。

扫一扫,看一看

扫一扫,看一看

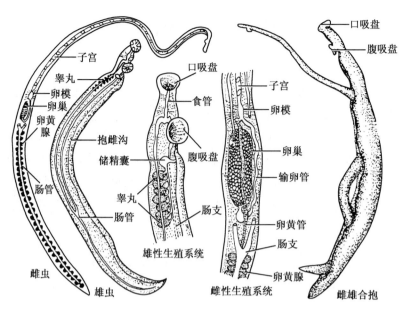

图 2-6 日本血吸虫成虫

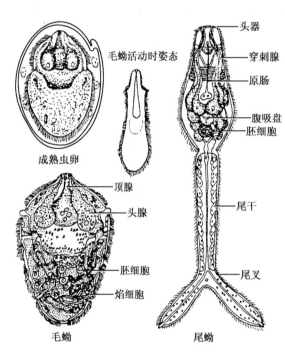

图 2-7 日本血吸虫虫卵、毛蚴、尾蚴

（三）毛蚴

毛蚴呈长椭圆形或梨形，两侧对称，大小约为 99μm×35μm，除顶突外，体表被覆纤毛，是运动器官。虫体前端有 1 个顶腺和 2 个头腺，可分泌 SEA（图 2-7）。

（四）尾蚴

尾蚴由体部及尾部组成。体部长 100~150μm，有 1 个头腺和 5 对穿刺腺。尾部又分尾干和尾叉，尾干长 140~160μm，尾叉长 50~70μm。尾部分叉是血吸虫尾蚴的特征（图 2-7）。

二、生活史

日本血吸虫的生长发育经历成虫、虫卵、毛蚴、母胞蚴、子胞蚴、尾蚴、童虫七个阶段。

成虫合抱寄生于人及多种哺乳动物的门脉-肠系膜静脉中，发育成熟后，逆血流移行到肠系膜下层的静脉末梢内交配产卵。一部分虫卵随血流进入肝并沉积在肝组织，引起肝病变；少数虫卵可经血流进入肺和脑等部位；一部分虫卵则沉积在肠壁组织。当虫卵发育成熟时，其内毛蚴所分泌的 SEA，经卵壳渗出，引起虫卵周围组织和血管壁发生炎症、坏死，在血流压力、肠蠕动和腹内压力增加的情况下，虫卵可随同坏死组织脱落进入肠腔，随粪便排出体外。

虫卵随粪便入水，在 25~30℃水温下，经 2~32h 孵出毛蚴。毛蚴在水中若遇中间宿主钉螺，则侵入螺体内，经母胞蚴、子胞蚴等无性增殖阶段，发育形成大量尾蚴。尾蚴成熟后离开钉螺，常常活动于水体的表层。

人或动物与疫水接触后，尾蚴钻入宿主皮肤，脱去尾部成为童虫。童虫侵入末梢淋巴管或血管，随血流或淋巴循环经右心、肺动脉，穿过肺泡小血管入肺静脉，再由左心进入体循环，到肠系膜上下动脉,穿过毛细血管进入门静脉,发育到一定程度,雌、雄成虫合抱,移行至肠系膜下静脉寄居,交配产卵(图 2-8)。自尾蚴侵入人体发育至成虫产卵需时 3~4 周,成虫寿命一般 4~5 年,长者可达 40 年。

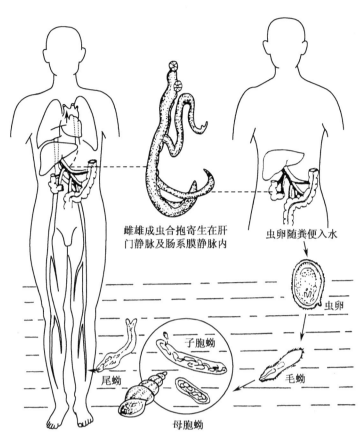

图 2-8 日本血吸虫生活史

三、致病性

日本血吸虫的尾蚴、童虫、成虫、虫卵对宿主均有致病作用,以虫卵致病最为严重。

(一)致病机制

1. **尾蚴所致损害** 尾蚴侵入人体皮肤后引起局部小丘疹并伴有瘙痒等症状,多在接触疫水后数小时出现,称尾蚴性皮炎,为一种速发型和迟发型超敏反应。初次感染者,反应不明显,反复多次感染者,症状逐渐加重,严重者可伴全身性水肿和多行性红斑。

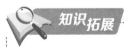

尾蚴性皮炎

尾蚴性皮炎(cercarial dermatitis)是禽、兽类血吸虫尾蚴侵入人体皮肤所引起的炎症和超敏反应性皮肤病。主要表现:皮肤接触尾蚴后 5min~1h 有刺痒感,并出现点状红斑,数小时内出现丘疹、红晕、风团,多见于四肢。尾蚴性皮炎属于自限性疾病,如无继发感染,皮疹一般在 1 周左右可自愈。该病主要流行于水稻种植地区,故俗称稻田性皮炎。

在我国,引起尾蚴性皮炎的常见虫种为毛毕属和东毕属血吸虫的尾蚴(图 2-9),其侵入人皮肤后,不能在人体内继续发育为成虫。

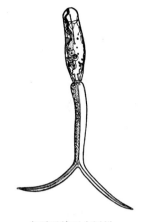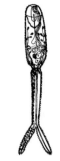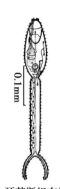

包氏毛毕吸虫尾蚴　　　　杜氏小血吸虫尾蚴　　　　土耳其斯坦东毕吸
　　　　　　　　　　　　　　　　　　　　　　　　　　虫结节变种的尾蚴

图 2-9　我国常见引起尾蚴性皮炎的血吸虫尾蚴

2. **童虫所致损害**　童虫在体内移行引起所经脏器的病变,其中以肺部病变较明显。由于机械性损伤及虫体代谢产物或裂解产物引发的超敏反应,可引起肺毛细血管栓塞、破裂、点状出血和血管周围嗜酸性粒细胞和巨噬细胞浸润,患者出现发热、咳嗽、痰中带血、嗜酸性粒细胞增多、全身不适等症状。

3. **成虫所致损害**　成虫寄生在静脉内,一般无明显致病作用,有时可引起轻微的机械性损伤,如静脉内膜炎和静脉周围炎。成虫的分泌物、排泄物、代谢产物及不断更新的表膜可形成免疫复合物,沉积在肾等组织和器官中诱发免疫复合物型超敏反应。

4. **虫卵所致损害**　虫卵主要沉积于肝和肠壁血管中。当虫卵内毛蚴发育成熟后,其分泌的 SEA 经卵壳微孔释出,致敏 T 细胞。当受到相同抗原再次刺激时,致敏 T 细胞释放各种淋巴因子,吸引嗜酸性粒细胞、巨噬细胞等在虫卵周围聚集,形成虫卵肉芽肿,肉芽肿急性期易液化出现嗜酸性脓肿。随着卵内毛蚴死亡,组织修复,上皮样细胞、成纤维细胞增生,引起肝硬化及肠壁纤维化等病变。

（二）临床类型

血吸虫病通常分为急性、慢性和晚期三种临床类型。

1. **急性血吸虫病**　多见于初次感染者及慢性期、晚期血吸虫病患者再次大量感染者。患者有明显疫水接触史,半数可出现尾蚴性皮炎。主要症状有畏寒、发热,食欲减退,下腹部不适,腹泻或黏液脓血便,肝大、脾大、肝区压痛等。外周血中白细胞及嗜酸性粒细胞显著增加。

2. **慢性血吸虫病**　急性血吸虫病患者未经治疗,或者治疗不彻底或有感染而未有过急性发作等,均可演变成慢性血吸虫病。大多数患者无明显临床症状,多在体检时发现有肝、脾大。部分患者表现为腹痛、间歇性腹泻、肝大、脾大,并伴有不同程度贫血、消瘦、乏力及劳动能力减退。

3. **晚期血吸虫病**　是指出现肝纤维化门静脉高压综合征、生长发育严重障碍或结肠壁增厚、巨脾等症状的血吸虫病患者,多因反复或大量感染,未经及时治疗或治疗不彻底,经 5~15 年病程逐渐演变而致。晚期血吸虫病的主要并发症为上消化道出血和肝昏迷,病情危重,死亡率高。

有时血吸虫成虫寄生或虫卵沉着在门脉系统以外的器官组织,导致异位血吸虫病,常见有脑型、肺型、胃型及皮肤型。

四、实验室诊断

（一）病原学检查

从粪便内查到虫卵或孵化出毛蚴,或者于直肠黏膜活组织中检获虫卵是确诊血吸虫病的依据。

1. **粪便检查**

（1）生理盐水直接涂片法:主要适用于急性血吸虫病患者的检查。此法操作简便,但检出率较低,无症状的轻度感染者容易漏检。

（2）浓集法：常用方法有自然沉淀法和尼龙绢袋集卵法。两种方法检出率都比较高，且后者操作更为简单。

（3）毛蚴孵化法：主要适用于慢性感染及轻度感染者的检查。用自然沉淀法和尼龙绢袋集卵法收集的粪便沉渣孵化毛蚴，检出率高，但操作较烦琐。

目前，普遍将浓集法镜检虫卵与毛蚴孵化检查幼虫相结合，以诊断血吸虫的感染。

（4）改良加藤厚涂片法：主要用于流行病学调查和防治效果评估。此法是一种敏感且简单的虫卵计数方法，可定量计算血吸虫感染者每克粪便中的虫卵数量（EPG）。

2. 直肠黏膜活组织检查 主要适用于慢性及晚期血吸虫病患者的检查。通过直肠或乙状结肠镜钳取病变处黏膜组织查虫卵，此法具有一定的局限性和危险性。目前，多采用直肠显微镜进行检查，可直视肠壁组织病变，不需要钳取黏膜组织，既降低了肠出血的危险，又增加了观察范围，提高了检出率。

（二）免疫学检测

血吸虫感染的免疫学检测方法：

1. 皮内试验 此法简便、快速，与粪检虫卵阳性的符合率为90%，但易出现假阳性，通常用于流行病学调查和近期感染者筛选。

2. 循环抗体检测 常用的方法有 ELISA、IHA、环卵沉淀试验（COPT）等，具有较高的敏感性和特异性，但不能区别现症和既往感染，且与肺吸虫等有交叉反应。

3. 循环抗原检测 常用的方法有直接法与夹心法斑点酶联免疫吸附试验（Dot-ELISA）、双抗体夹心 ELISA 及快速 ELISA 等，敏感性、特异性与重复性均较高，可用于诊断现症感染和考核疗效。

五、流行与防治

（一）分布

日本血吸虫病分布于亚洲的中国、日本、菲律宾、印度尼西亚，曾严重危害我国人民健康。据中华人民共和国成立初期调查，患者超过 1 000 万人。中华人民共和国成立后，党和政府高度重视血吸虫病防治工作，取得了令人瞩目的防治成就。截至 2016 年底，全国 12 个血吸虫病流行省（自治区、直辖市）中，已有上海、浙江、福建、广东、广西通过了国家维持血吸虫病消除状态复核，四川、云南、江苏、湖北、安徽、江西、湖南已达到传播控制标准，推算患者人数为 54 454 例。总之，我国血吸虫病疫情已处于低度流行状态，但流行区钉螺分布面积仍较大，血吸虫病传染源依然存在，因此疫情反复与回升的风险不可忽视。另外，近年来我国陆续有一定数量的境外输入性血吸虫病的病例报告。

（二）流行因素

日本血吸虫流行的主要因素：①传染源多，包括患者、带虫者和保虫宿主家畜及一些野生动物。在我国，感染日本血吸虫的常见家畜有牛、羊、马、猪等十余种，野生动物有鼠、野兔、野猪等三十余种，其中患者和病牛是流行区最重要的传染源。②中间宿主钉螺多滋生于地理环境复杂的洲滩、湖滩地区，且生命力顽强，难以控制。③粪便管理不当，如采用新鲜粪便施肥、河沟清洗粪具、家畜放养等，致使含血吸虫卵的粪便污染水源。④生产与生活活动与疫水接触，如耕种水田、捕捞鱼虾等。

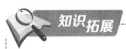

知识拓展

血吸虫唯一的中间宿主——钉螺

钉螺为淡水两栖螺类，雌雄异体，形似螺丝钉，大小为 10mm×（3~4）mm，有 6~8 个右旋螺层，壳口卵圆形，外缘背侧有一粗隆起即唇嵴。螺壳表面有纵肋者为肋壳钉螺，滋生于水流缓慢、杂草丛生洲滩、湖滩、水田、河畔、沟渠边等湖沼型及水网型地区；螺壳光壳者为光壳钉螺，滋生于山涧、小溪、河道及草滩等山丘型区域（图 2-10）。2016 年，全国共查出钉螺面积约为 23.5×10⁴m²，主要分布于湖沼型流行区，未发现血吸虫感染性钉螺。

钉螺是血吸虫唯一的中间宿主，其分布与感染者及病畜的分布相一致。有效控制钉螺是控制血吸虫传播与流行的重要手段。

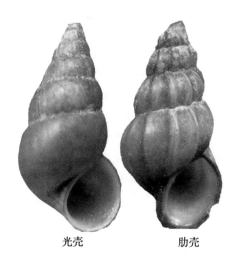

光壳　　　　肋壳

图 2-10　湖北钉螺

（三）防治原则

1. **预防血吸虫感染**　积极开展防病控病知识宣传与行为干预,加强个人防护,改变不良的生产与生活方式。

2. **控制传染源**　在流行区开展普查或诊查,一旦查出患者、带虫者或病畜,给予及时治疗,药物首选吡喹酮。

3. **消灭中间宿主钉螺**　开展以水利和农田基本建设为主的生态灭螺项目,破坏钉螺孳生地,局部地区配合使用药物灭螺,WHO 推荐使用的化学灭螺药物为氯硝柳胺。

4. **加强粪便与水源管理**　不用新鲜粪便施肥,不在河沟旁建厕所,不随地大便,防止虫卵污染水源;建立无害化粪池,使用沼气池,粪尿混合贮存等杀灭虫卵。

第五节　卫氏并殖吸虫

案例导学

　　患者,男,21 岁。自诉:3 个月前在本地山溪捕食过 2 只生溪蟹,1 个多月前开始出现咳嗽、咳痰,偶有痰中带血。近期症状加剧,咳铁锈色痰,伴发热,夜间盗汗。查体:T 38.3℃,P 85 次/min,R 26 次/min,BP 108/75mmHg;听诊两肺呼吸音减弱,可闻及局限性湿性啰音,叩诊呈浊音改变。胸部 X 线检查:两肺中下部边缘可见模糊絮状浸润型阴影。血常规检查:WBC 13.0×10⁹/L,E 40%;痰液检查:肺吸虫卵阳性;血清肺吸虫抗体检查:ELISA 结果阳性(1:640)。诊断结果:卫氏并殖吸虫病。

　　问题与思考:

1. 痰液检查卫氏并殖吸虫卵的常用方法有哪些? 镜下识别该虫卵的重要依据是什么?

2. 如何预防卫氏并殖吸虫的感染?

　　卫氏并殖吸虫(*paragonimus westermani*),简称肺吸虫。成虫寄生于人及多种肉食类哺乳动物的肺脏,引起肺型并殖吸虫病,又称肺吸虫病,是我国重要食源性寄生虫病之一。

一、形态

（一）成虫

　　成虫体肥厚,呈椭圆形,背面略隆起,腹部扁平,似半粒花生,长 7～12mm,宽 4～6mm,厚 3.5～5mm。活虫红褐色,略透明,死后灰白色。口吸盘位于虫体前端,腹吸盘位于虫体中部稍前,口、腹吸盘大小略同。卵巢一个,分5~6叶,形如指状,与玫瑰花结样子宫并列于腹吸盘之后。睾丸分支,两个,左右并列于虫体后端1/3处。雌、雄生殖器官皆左右并列,为本虫显著形态特征,故称之为并殖吸虫(图2-11)。

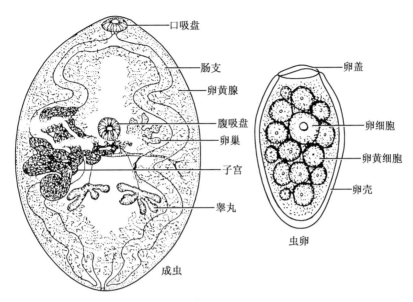

图 2-11　卫氏并殖吸虫成虫与虫卵

（二）虫卵

虫卵呈不对称椭圆形,金黄色,大小为(80~118)μm×(48~60)μm,最宽处多近卵盖一端。卵壳厚薄不均,后端明显增厚。卵盖明显,常略倾斜。卵内含1个卵细胞和10余个卵黄细胞,卵细胞常位于虫卵中央偏前部,但易被卵黄细胞遮挡而不清晰(图2-11)。

二、生活史

卫氏并殖吸虫生长发育经历了成虫、虫卵、毛蚴、胞蚴、母雷蚴、子雷蚴、尾蚴、囊蚴、童虫等阶段。

成虫多寄生于人及猫、犬等肉食类哺乳动物肺部,产出的虫卵经气管随痰或吞入后随粪便排出体外。虫卵入水后,在25~30℃水温下,约经3周左右发育并孵出毛蚴。毛蚴在水中活动,如遇第一中间宿主川卷螺,则侵入其体内,经过胞蚴、母雷蚴、子雷蚴等无性增殖阶段,最后形成许多尾蚴。成熟的尾蚴从螺体逸出后,主动侵入或随螺体被第二中间宿主溪蟹或蝲蛄吞入体内,在其肌肉、内脏等形成囊蚴。终宿主或保虫宿主生食或半生食含有囊蚴的溪蟹或蝲蛄,或者饮用了被囊蚴污染的生水而感染。

在终宿主或保虫宿主的小肠内,经消化液作用,幼虫脱囊而出发育为童虫。童虫穿过肠壁进入腹腔,游走于各器官之间或邻近组织及腹壁。1~3周后,大部分童虫穿过膈肌经胸腔侵入肺部,发育为成虫。自囊蚴进入人体到成虫产卵,需时2个多月,成虫寿命多为5~6年(图2-12)。童虫在移行过程中,也可异位寄生于肌肉、皮下、腹腔、肝、心包、脑、脊髓及眼等处,但多不能发育为成虫。

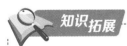 **知识拓展**

卫氏并殖吸虫的转续宿主

野猪、猪、兔、大鼠、鸡、蛙、鸟等非正常宿主有时也可因摄入含有囊蚴的溪蟹与蝲蛄,或者饮用被囊蚴污染的生水而感染卫氏并殖吸虫。但与终宿主及保虫宿主等正常宿主不同的是,幼虫在非正常宿主体内仅可长期存活,却不能继续发育为成虫,处于滞育状态。当终宿主人及保虫宿主猫、犬等肉食类哺乳动物生食或半生食野猪等非正常宿主的肉类时,则幼虫可进入其体内,进而发育为成虫。野猪等非正常宿主即为肺吸虫的转续宿主。转续宿主的存在增加了人体感染肺吸虫的机会。

扫一扫,看一看

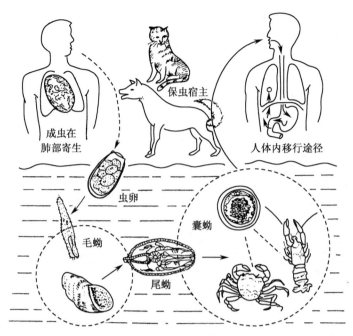

图 2-12　卫氏并殖吸虫生活史

三、致病性

卫氏并殖吸虫的致病,主要是由童虫或成虫在人体组织与器官内移行、寄居造成的机械性损伤,及代谢物等引起的免疫病理反应所致。根据病变过程可分为急性期及慢性期。

(一)急性肺吸虫病

急性肺吸虫病主要由童虫移行、游窜引起。症状多出现于误食囊蚴后数日至 1 个月左右,但重度感染者第二日即出现症状。轻者仅表现为食欲减退、乏力、消瘦、低热等非特异性症状;重者发病急,中毒症状明显,表现为高热、腹痛、腹泻、胸痛、咳嗽、气促、肝大等,血常规检查,白细胞可高达(20～30)×10^9/L,嗜酸性粒细胞明显增多,一般为 20%～40%,甚至 80% 以上。

(二)慢性肺吸虫病

慢性肺吸虫病是因童虫侵入肺部发育为成虫,以及童虫和成虫异位寄生而引起。由于病变常累及多个器官,损伤程度不一,故临床症状复杂。根据损伤部位不同,分为胸肺型、腹型、肝型、脑脊髓型、皮下型等,其中以胸肺型最为常见(表 2-1)。

表 2-1　慢性肺吸虫病临床类型

临床类型	虫体游走与寄居部位	主要临床表现
胸肺型	肺部	胸痛、咳嗽、咯血痰或铁锈色痰等,痰中可检获虫卵、夏科-雷登结晶及嗜酸性粒细胞,有时可见成虫
腹型	腹腔内脏器官	腹痛、腹泻、便血,甚至发生腹腔脏器粘连和肠梗阻
肝型	肝	肝大、肝区疼痛、肝功能损害
脑脊髓型	颅腔和大脑	头晕、头痛、癫痫、蛛网膜下腔出血、瘫痪等
皮下型	皮下组织	皮下游走性包块或结节,常单个散发,多发生于腹壁,其次为胸壁

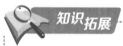

慢性肺吸虫病的病变过程

慢性肺吸虫病的病变过程大致可分为 3 期:

1. 脓肿期　虫体在组织器官内移行,造成隧道状、窟穴状组织破坏和出血,形成以中性粒细胞和嗜酸性粒细胞浸润为主的炎症,继而病灶周围产生肉芽组织,形成薄膜状脓肿壁,并逐渐形成脓肿。

2. **囊肿期** 脓腔内大量细胞浸润、聚集、坏死、液化形成赤褐色黏稠性液体,内含夏科-雷登结晶和大量虫卵。囊壁因大量肉芽组织增生而变厚,形成边界清楚的结节性虫囊。

3. **纤维瘢痕期** 虫体死亡或转移至他处,囊肿内容物通过支气管排出或吸收,肉芽组织填充、纤维化,形成瘢痕。

三期病变可同时出现于同一组织器官。

四、实验室诊断

卫氏并殖吸虫的实验室诊断,可参见《并殖吸虫病的诊断》(WS 380—2012)执行。

（一）病原学检查

1. **痰液检查** 可采用生理盐水直接涂片法和消化沉淀法进行检查。前者收集患者清晨新鲜痰液;后者需收集患者24h痰液,用10%氢氧化钠消化后,离心沉淀,取沉渣涂片镜检。镜下可见虫卵、大量嗜酸性粒细胞和夏科-雷登结晶。消化沉淀法,虫卵容易散出,检出率高达90%以上。

2. **粪便检查** 粪便中含虫卵较少,以沉淀法为好,检出率为15%~40%。

3. **脑脊液及其他体液检查** 脑脊髓型患者的脑脊液中可见嗜酸性粒细胞,蛋白质含量轻度增高,偶可查见虫卵;胸肺型患者的胸腔积液多呈草绿色或血性,偶见夏科-雷登结晶、胆固醇结晶或虫卵。

4. **活组织检查** 该检查方法对皮下型患者具有较高诊断价值。手术摘除皮下包块或结节,查找童虫或成虫。病灶处若见坏死的虫穴、嗜酸性粒细胞浸润及夏科-雷登结晶,亦有助于诊断。

（二）免疫学检测

1. **皮内试验** 此法简便、快速,与粪检虫卵阳性的符合率达95%以上,但易出现假阳性和假阴性,通常用于流行病学调查和近期感染者筛查。

2. **循环抗体检测** 最常用的方法为ELISA,敏感性高达94%以上,可用于辅助诊断和流行病学调查。

3. **循环抗原检测** 常用的方法是酶联免疫吸附抗原斑点试验(AST-ELISA),阳性率可达98%以上,值得进一步研究与推广。

此外,X线、CT及MRI等影像学检查,对胸肺型及脑脊髓型患者具有辅助诊断价值。

五、流行与防治

（一）分布

流行病学调查结果与病例报告表明,肺吸虫呈世界性分布。我国的浙江、江苏、江西、安徽、河南、湖北、湖南、福建、云南、广东、四川、陕西、辽宁、黑龙江、台湾等地有感染发生,多见于山区和丘陵地带。近年来,由于生态环境改善,中间宿主大幅度减少,肺吸虫的感染呈明显下降趋势。

（二）流行因素

肺吸虫病为食源性人兽共患病。其流行的主要因素:①传染源多,包括患者、带虫者及犬、猫等保虫宿主。②第一中间宿主川卷螺与第二中间宿主溪蟹、蝲蛄生活于同一水体,有利于感染阶段囊蚴的形成。③饮食习惯不良,生吃或半生吃溪蟹、蝲蛄或蝲蛄豆腐、蝲蛄酱,生饮被囊蚴污染的水,使用被囊蚴污染的食具及食用含童虫的野猪、家猪、兔等转续宿主均可造成感染。

（三）防治原则

1. **注意饮食卫生,防止感染发生** 加强健康宣传教育,不生吃或半生吃溪蟹和蝲蛄,不饮用生水等。

2. **加强粪便管理** 严禁用未处理的粪便施肥,以防虫卵入水。

3. **阻断流行环节** 积极消灭川卷螺,加强对市场溪蟹、蝲蛄的检疫。

4. **查治传染源** 治疗药物首选吡喹酮。皮下包块,包膜已形成的脓肿、囊肿或出现脊髓压迫症状者应配合手术治疗。

第六节　斯氏并殖吸虫

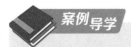

患者,男,23 岁,因腹部游走性包块 10d 就诊。自述:3 个月前曾捕食过青蛙。查体:腹部皮下有两个游走性包块,大小 2cm 左右,形状不规则,边缘不清楚,包块间可扪及条索状纤维块。血常规检查:WBC $12.0×10^9/L$,E $4.0×10^9/L$。手术摘除包块并切开,肉眼可见隧道样虫穴;镜检可见:嗜酸性粒细胞肉芽肿、坏死渗出物及夏科-雷登结晶。

问题与思考:

1. 该患者最可能感染的疾病是什么?

2. 应进一步选用哪些实验室诊断方法以确诊感染虫种?

斯氏并殖吸虫(*Pagumogonimus skrjabini*)由我国学者陈心陶 1959 年首次报道。成虫寄生于犬、猫、果子狸等动物的肺脏,也可以寄生于人体,但在人体内一般不能发育为成虫,而童虫在体内移行,可引起皮肤幼虫移行症或内脏幼虫移行症。

一、形态

(一)成虫

成虫大小为(11.0~18.5)mm×(3.5~6.0)mm,虫体窄长,两端较尖,中部较宽,宽长比例为 1:(2.4~3.2)。腹吸盘位于体前约 1/3 处,略大于口吸盘。卵巢位于腹吸盘的后侧方,呈珊瑚状分支,与盘曲庞大的子宫并列于腹吸盘后。睾丸 2 个,呈分支状,左右并列于虫体的中后部(图 2-13)。

(二)虫卵

虫卵形态结构特点与卫氏并殖吸虫相似,但体型略小,平均为 71mm×48mm。

二、生活史

斯氏并殖吸虫的生长发育经历了成虫、虫卵、毛蚴、胞蚴、母雷蚴、子雷蚴、尾蚴、囊蚴、童虫等阶段,其生活史基本过程与卫氏并殖吸虫相似,但第一中间宿主为拟钉螺等小型淡水螺,第二中间宿主为溪蟹或石蟹,犬、猫、果子狸等多种哺乳动物为其终宿主,蛙、鸡、鸭、鼠等可作为转续宿主。人是该虫体的非正常宿主,可因生食、半生食含囊蚴的淡水蟹或含有童虫的转续宿主肉类而感染。

三、致病性

斯氏并殖吸虫为人兽共患以兽为主的致病虫种,人是其非正常宿主。致病作用主要由滞育状态的童虫在皮下和内脏组织中窜扰造所致,引起皮肤幼虫移行症和内脏幼虫移行症。

皮肤幼虫移行症主要表现为游走性皮下包块或结节,常见于胸背部、腹部,亦可出现于头颈、四肢、腹股沟、阴囊等处。包块多紧靠皮下,边界不清,无明显红肿,包块间有时可扪及条索状纤维块。

内脏幼虫移行症的临床表现因虫体侵犯部位不同而异。若侵入腹腔,可引起腹膜炎症和腹腔脏器粘连,患者出现腹疼、腹泻、便血等症状;若侵入胸膜,可引起渗出性胸膜炎和胸腔积液,患者出现胸闷、胸痛、咳嗽、咳痰等症状;如侵入肝,可引起嗜酸性粒细胞脓肿和肝组织出血性病变,患者则出现肝痛、肝大、转氨酶升高等症状。另外,虫体也可以侵入心包、眼、脑等,引起相应的症状和体征。与此同时,伴有低热、乏力、食欲减退等全身症状,血象检查嗜酸性粒细胞明显增加。

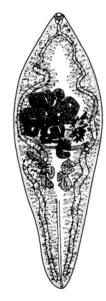

图 2-13　斯氏并殖吸虫成虫

四、实验室诊断

（一）病原学检查

1. **活组织检查** 该检查方法是斯氏并殖吸虫的主要病原学检查方法。当发现皮下包块时，手术摘除切开，可见隧道样虫穴，有时能查见童虫。镜检可见嗜酸性粒细胞肉芽肿、坏死渗出物及夏科-雷登结晶等。

2. **痰液检查** 痰液中往往可见大量嗜酸性粒细胞及夏科-雷登结晶，很少见到虫卵。

（二）免疫学检测

免疫学检测对诊断本病具有重要的参考价值。ELISA 检测抗体、AST-ELISA 检测循环抗原都值得进一步研究与推广。

五、流行与防治

斯氏并殖吸虫在国外尚未有报道。我国甘肃、山西、陕西、河南、四川、云南、贵州、湖北、湖南、浙江、江西、福建、广西、广东 14 个省（自治区）已发现有该虫体的存在，一般认为其主要分布于青海至山东连线以南的地区。

斯氏并殖吸虫的流行因素与防治原则和卫氏并殖吸虫相似。

第七节　其他人体寄生吸虫

一、异形吸虫

异形吸虫（*Heterophyid trematodes*）是一类属于异形科的小型吸虫，在我国可感染人体的有 9 种，分别是异形异形吸虫、横川后殖吸虫、钩棘单睾吸虫、多棘单睾吸虫、扇棘单睾吸虫、台湾棘带吸虫、哥氏原角囊吸虫、施氏原角囊吸虫和镰刀星隙吸虫。

异形吸虫成虫主要寄生于鸟类、哺乳类等动物的小肠，也可寄生于人体，引起人兽共患的异形吸虫病。

（一）形态

1. **成虫** 虫体长梨形，前半略扁，后半较肥大。体小，长一般为 0.3~0.5mm，大的也不超过 2~3mm，体表具有鳞棘。除口、腹吸盘外，多数还具有生殖吸盘。睾丸 1~2 个，多不分支。卵巢位于睾丸之前，子宫很长，曲折盘旋，受精囊和贮精囊明显（图 2-14）。

2. **虫卵** 虫卵自宿主体内排出时已含成熟的毛蚴。除台湾棘带吸虫的卵壳表面有格子状花纹外，其他异形吸虫卵的形态大小及结构均似华支睾吸虫卵，应注意鉴别（表 2-2）。

（二）生活史

异形吸虫的生活史似华支睾吸虫。成虫寄生于鸟类、哺乳动物及人的肠道，产出的虫卵随宿主粪便入水后被第一中间宿主淡水螺类吞食，毛蚴在其体内孵出，历经胞蚴、雷蚴发育至尾蚴。尾蚴逸出螺体，侵入第二中间宿主淡水鱼或蛙体内，发育为囊蚴。终宿主或保虫宿主生食或半生食含囊蚴的第二中间宿主而被感染，囊蚴小肠内脱囊，发育为成虫。

（三）致病性

成虫吸附在或侵入肠壁，引起局部机械性损伤及炎症反应。由于虫体小，一般临床症状较轻，重度感染者可出现消瘦及腹疼、腹泻等消化道症状。虫卵偶可沉积在肠壁，并随血液到心、脑、脊髓、肝、脾、肺等部位，导致相应器官组织病变，引起复杂多样的临床症状，如虫卵沉积在脑组织可形成血栓、组织退化，甚至血管破裂造成死亡。

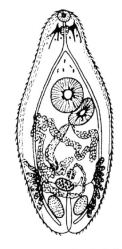

图 2-14　异形吸虫成虫

表2-2 异形吸虫卵与华支睾吸虫卵形态比较

区别点	异形吸虫卵	华支睾吸虫卵
形状	卵圆形	似芝麻粒
卵盖	隆起不明显	隆起较明显
肩峰	不明显或较明显	明显
小疣	偶见	有,明显
卵内毛蚴	对称	不对称

(四) 实验室诊断

异形吸虫的实验室诊断主要依赖于病原学检查。

1. **虫卵的检查** 粪便生理盐水直接涂片法及多种沉淀法镜检虫卵。尽管该虫卵与华支睾吸虫卵相似,但虫卵的检获部位及镜下虫卵量有助于二者的鉴别。

异形吸虫多寄生于十二指肠以下的肠道,虫卵常见于粪便;而华支睾吸虫寄生于胆管系统,所以虫卵在十二指肠引流液中更易检获,因此如在十二指肠引流液未找到虫卵而粪便发现虫卵,应更多考虑为异形吸虫感染。另外,一般而言,异形吸虫产卵量小,而华支睾吸虫产卵量大,因此视野中有多个虫卵时,后者感染的可能性更大。当然也不排除两类吸虫混合感染的存在。

2. **成虫的检查** 由于虫卵形态的难以识别,因此粪便检获成虫并进行鉴定是确诊的重要依据。

此外,了解一个地区的吸虫流行种类,特别是该地区有无异形吸虫存在,将有助于诊断。

(五) 流行与防治

异形吸虫在亚洲、欧洲及非洲等地的多个国家均有流行。我国上海、浙江、江西、湖南、海南、福建、湖北、安徽、新疆、广西、山东、广东、台湾等地区有病例报道,迄今近300例,其中以广东省居多,约占50%。

异形吸虫囊蚴在酱油、醋中可分别存活13h、24h,5%的盐水存活时间长达4d,而开水中20s囊蚴可被杀死。因此,注意饮食卫生,不吃生的或未煮熟的鱼肉和蛙肉是预防异形吸虫感染的关键。治疗药物可选用吡喹酮。

二、棘口吸虫

棘口吸虫(*Echinostome*)是一类属于棘口科的中、小型吸虫,主要寄生于鸟类、禽类;其次是哺乳类和爬行类;少数可寄生于鱼类;偶尔可寄生于人体,引起人兽共患的棘口吸虫病。我国已发现人体寄生种类有10余种,以日本棘隙吸虫、卷棘口吸虫、藐小棘隙吸虫、抱茎棘隙吸虫及福建棘隙吸虫最为重要。

(一) 形态

1. **成虫** 虫体长条形,大小为(1.16~1.76)mm×(0.33~0.50)mm,体表有棘。口吸盘位于体前端亚腹面,周围有环口圈或头冠,其上多有单列或双列头棘。腹吸盘发达,位于体前部或中部的腹面。睾丸2个,圆形,一般前后排列在虫体的后半部。卵巢位于睾丸之前(图2-15)。

2. **虫卵** 较大,约(80~120)μm×(55~70)μm,形态结构似姜片虫卵,应注意进行鉴别。

(二) 生活史

成虫寄生在肠道,偶尔也可侵入胆管。产出的虫卵随粪便污染水体后在水中直接发育为毛蚴。毛蚴侵入第一中间宿主淡水螺体内,经胞蚴、母雷蚴、子雷蚴阶段的发育和增殖,形成尾蚴。尾蚴或者在螺体内继续发育为囊蚴,或者由螺体逸出侵入第二中间宿主软体动物、淡水鱼、青蛙、蝌蚪体内形成囊蚴,也可附在水生植物上结囊。人和动物

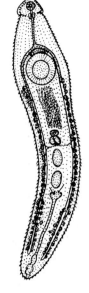

图2-15 棘口吸虫成虫

因生食或半生食第二、第一中间宿主或水生植物而发生感染。

（三）致病性

成虫以头部插入小肠黏膜,引起局部炎症,轻度感染者常无明显症状,或者仅出现腹痛、腹泻或其他胃肠道症状,严重感染者可有厌食、下肢浮肿、贫血、消瘦、发育不良,甚至死亡。

（四）实验诊断

棘口吸虫的实验室诊断主要依赖于病原学检查。常用的方法是粪便生理盐水直接涂片法及多种沉淀法查找虫卵。但因各种棘口吸虫的虫卵相似,所以成虫鉴定有助于鉴定种类。

（五）流行与防治

人体棘口吸虫主要见于亚洲东部和东南亚,以日本、朝鲜和我国报道的病例较多,多为散发。在我国主要分布于福建、江西、湖北、云南、海南、安徽、新疆、广东、湖南等地区。

人体感染多因生食或半生食含囊蚴的螺类、鱼、蛙所致,因此改变不良的饮食习惯是预防本病的关键。吡喹酮和硫氯酚均有良好驱虫效果。

本章小结

1. 人体吸虫属于扁形动物门,多寄生于组织或血管内,如肝吸虫、血吸虫、肺吸虫、斯氏并殖吸虫,少数寄生于消化道,如姜片虫。

2. 除血吸虫外,成虫雌雄同体,多呈舌形或叶状,背腹扁平,有口、腹吸盘,消化系统不完整,生殖系统发达;虫卵多为椭圆形,除血吸虫卵外,均有卵盖,其大小、结构、颜色因种而异。

3. 多数吸虫的感染阶段为囊蚴,人因误食活的囊蚴而感染,如肝吸虫;有的吸虫感染阶段为尾蚴,人因接触含有尾蚴的疫水而感染,如血吸虫。

4. 吸虫感染的确诊主要依赖于病原学检查。诊断阶段为虫卵、成虫或幼虫,标本来源于粪便、十二指肠引流液、肠壁活检组织及痰液等;常用检查方法有直接涂片法、水洗沉淀法、消化沉淀法、尼龙绢筛集卵法、毛蚴孵化法,活组织压片法等。

（丁环宇 王建设）

扫一扫,测一测

思考题

1. 列举粪便、十二指肠液及痰液中分别可以检获的吸虫卵。
2. 列举所学过的人兽共患吸虫病,并指出其常见的保虫宿主。

第三章　绦虫

02篇 03章 PPT

学习目标

1. 掌握链状带绦虫、肥胖带绦虫、细粒棘球绦虫等常见绦虫诊断期的形态特征及实验室诊断方法。

2. 熟悉常见绦虫寄生部位、感染阶段、主要致病期等与生活史和致病性有关的重要知识点。

3. 了解常见绦虫的流行因素与防治原则。

4. 能根据常见绦虫生活史特点,选择适宜的实验室诊断方法,并能正确判断实验检查结果;能综合运用所学绦虫知识,对实验检查结果进行科学、合理的分析。

第一节　概　　述

绦虫(cestoda)属于扁形动物门的绦虫纲,因成虫背腹扁平、长如带状,又称带虫。绦虫均营寄生生活,寄生人体的种类达30余种,分属于圆叶目和假叶目。圆叶目的虫体主要有链状带绦虫、肥胖带绦虫、细粒棘球绦虫、微小膜壳绦虫;假叶目的代表虫种有曼氏迭宫绦虫和阔节裂头绦虫。绦虫在形态、生活史等方面具有相似的生物学特征。

一、形态

(一) 成虫

成虫呈白色或乳白色,背腹扁平、细长如带状,体分节,雌雄同体。因虫种不同,其体长可从数毫米至数米不等(图3-1)。

1. 节片组成　成虫的节片分为头节、颈节和链体三部分。

头节位于体前端,细小,其上具有固着器官。圆叶目绦虫头节多呈球形,固着器官常为4个圆形的吸盘,有的还具有能伸缩的顶突、顶突周围着生有1~2圈棘状或矛状的小钩;假叶目绦虫头节呈梭形,其固着器官为吸槽或吸沟(图3-2)。

颈节在头节之后,短而纤细、不分节,具有生发功能,可向后连续长出新的节片形成链体。

链体是虫体最显著部分,由数个至数千个节片组成。靠近颈部的节片较细小,其内的生殖器官尚未发育成熟,称未成熟节片或幼节;向后至链体中部,节片逐渐增大,其内的生殖器官逐渐发育成熟,称成熟节片或成节(图3-3);链体后部的节片最大,子宫中含大量虫卵,称妊娠节片或孕节。圆叶目绦虫的孕节除子宫外,其他生殖器官均已退化,而假叶目绦虫孕节结构与成熟节片相似。末端的孕节可从链体上脱落,颈节又不断生发出新的节片。

笔记

60

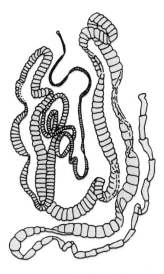

图 3-1　绦虫成虫

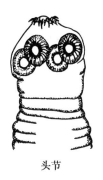

头节

图 3-2　绦虫头节

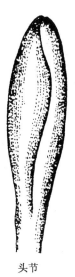

头节

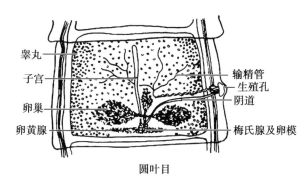

睾丸
子宫
卵巢
卵黄腺

输精管
生殖孔
阴道
梅氏腺及卵模

圆叶目

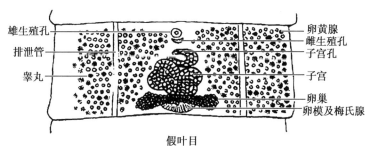

雄生殖孔
排泄管
睾丸

卵黄腺
雌生殖孔
子宫孔
子宫
卵巢
卵模及梅氏腺

假叶目

图 3-3　圆叶目与假叶目绦虫成熟节片

2. **体壁构造**　绦虫无体腔和消化道,依赖体壁吸收营养物质。体壁由皮层和皮下层组成。皮层外表面具有许多细小指状的微毛,具有固着肠壁和提高吸收效能的作用。皮下层散布有许多由钙或镁的碳酸盐形成的石灰小体,是绦虫的特征性结构(图 3-4)。

3. **生殖系统结构**　成熟节片内均有雌、雄生殖器官各一套。

雄性生殖系统具有几个到几百个睾丸。睾丸呈圆形滤泡状,分散于节片上、中部的实质中,通常靠近虫体的背面。雌性生殖系统有一个卵巢,大多分成左右两叶,位于节片腹面的中后部。圆叶目绦虫的卵黄腺聚集成单一的致密实体;假叶目绦虫的卵黄腺是数量众多的滤泡状体,分散于实质的表层中。圆叶目绦虫的子宫呈囊状,无子宫孔;假叶目绦虫的子宫呈管状,盘曲于节片中部,开口于腹面的子宫孔。绦虫交配及受精多为同体,也可异体进行。

（二）幼虫

绦虫在中间宿主体内发育的幼虫统称中绦期幼虫。人体常见的中绦期幼虫有囊尾蚴、似囊尾蚴、棘球蚴、裂头蚴等,其形态结构各异(图 3-5)。

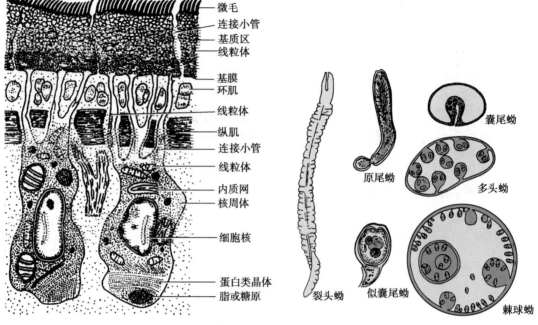

图 3-4　绦虫体壁超微结构模式图　　　　图 3-5　常见中绦期幼虫

（三）虫卵

圆叶目绦虫卵多呈圆球形，外层是卵壳和具有放射状条纹的胚膜，内含具有 3 对小钩的幼虫，称六钩蚴。假叶目绦虫卵与吸虫卵相似，为椭圆形，卵壳较薄，一端有小盖，卵内含一个卵细胞和若干个卵黄细胞。

二、生活史

绦虫成虫寄生于脊椎动物的消化道中，虫卵随孕节脱落或自子宫孔排出后，在中间宿主体内进一步发育。

圆叶目绦虫生活史多历经 1 个中间宿主，个别种类可无须中间宿主。虫卵随孕节脱落排出后被中间宿主吞食，六钩蚴在其消化道孵出，钻入肠壁经血液、淋巴液达到组织器官后发育为中绦期幼虫，如囊尾蚴、似囊尾蚴、棘球蚴等。中绦期幼虫被终宿主吞食后，在肠道内受胆汁刺激脱囊或翻出头节，逐渐发育为成虫。

假叶目绦虫生活史则历经 2 个中间宿主和有水的环境。虫卵自子宫孔产出，随宿主粪便排出体外，在水中孵出钩球蚴；钩球蚴被第一中间宿主甲壳类或桡足类节肢动物食入后发育为原尾蚴；含原尾蚴的第一中间宿主被第二中间宿主鱼、蛙等脊椎动物吞食后，进一步发育为裂头蚴。裂头蚴呈带状，乳白色，不分节，前端较大有沟槽。含裂头蚴的第二中间宿主被终宿主吞食后，裂头蚴发育为成虫。

成虫在终宿主体内存活的时间随种类而不同，有的仅能活几日到几周，而有的可长达几十年。

除成虫营有性生殖外，有的中绦期幼虫可进行无性生殖和芽生生殖，如棘球蚴、泡球蚴和曼氏裂头蚴等。

第二节　链状带绦虫

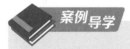

患者，女，28 岁，黑龙江人，因周身皮下结节 1 个月余入院。自述：1 个月前无明显诱因周身出现皮下结节，以躯干为多，偶有头痛、眩晕、颈项强直、恶心呕吐，记忆力减退，易疲劳，无抽搐发作。

医生追问病史:有食生菜,便白色节片史。查体:颈项强直,皮下结节以躯干为多,约黄豆大,质坚硬,可移动。脑 CT 显示:双枕顶叶有 3 个 0.6～1.5cm 大小的椭圆形低密度囊性病灶。

问题与思考:

1. 该患者可能患有什么疾病?如何进行实验室检查以明确诊断?

2. 该病的感染方式有哪些?应如何进行预防?

链状带绦虫(*Taenia solium*)又称猪带绦虫、猪肉绦虫、有钩绦虫或寸白虫,是我国主要的人体寄生绦虫。成虫寄生于人体小肠,引起猪带绦虫病,又称猪肉绦虫病;幼虫囊尾蚴寄生于人或猪、野猪等的组织内,引起猪囊尾蚴病,又称猪囊虫病。

一、形态

(一)成虫

成虫乳白色,扁长如带,薄而略透明,前端较细,向后渐扁阔,长 2～4m,由 700～1 000 节片构成,分头节、颈节和链体三部分(图 3-6)。

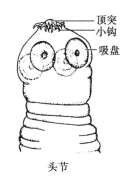
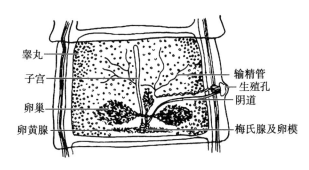
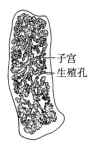

图 3-6　链状带绦虫成虫

1. **头节**　近似球形,似小米粒,直径 0.6～1mm,有 4 个吸盘和能伸缩的顶突,顶突上有 25～50 个小钩,排列成内外两圈。

2. **颈节**　纤细,直径约为头节的一半,长 5～10mm。颈节具有生发作用,向后不断长出新的节片形成链体。

3. **链体**　前段的未成熟节片(幼节)细小,短而宽,生殖器官发育不成熟,结构不明显;中部的成熟节片(成节),近方形,每一节片内均有成熟的雌、雄生殖器官各一套。睾丸呈滤泡状,150～200 个,分布于节片的两侧。卵巢在节片后 1/3 的中央,分为左右两大叶和中央 1 小叶,卵黄腺呈块状位于卵巢之后,雌、雄生殖孔均开口于节片边缘,沿链体左右两侧不规则分布。末段妊娠节片(孕节)最大,为长方形,仅有充满虫卵的子宫。子宫向两侧呈不规则的树状分支,每侧 7～13 支。妊娠节片常数节同时脱落,刚脱落的节片会蠕动,随粪便排出。每一孕节含虫卵量达 3 万～5 万个。

(二)虫卵

虫卵呈球形或近似球形,棕黄色,直径 31～43μm。卵壳薄而脆,易脱落,镜检时一般难以见到。卵壳内层是较厚的胚膜,其上带有放射状的条纹,胚膜内含具有 3 对小钩的球形六钩蚴(图 3-7)。

(三)囊尾蚴

囊尾蚴又称囊虫,为白色半透明、卵圆形的囊状体,大小似黄豆,(8～10)mm×5mm。囊内充满透明的囊液,囊壁上有一白色米粒大小、向内翻卷收缩的头节,其形态结构与成虫头节相似(图 3-8)。

二、生活史

猪带绦虫生活史的完成需要 2 个宿主。人是其唯一的终宿主,人、猪和野猪皆可作为其中间宿主(图 3-9)。

扫一扫,看一看

扫一扫,看一看

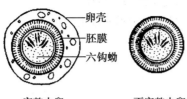

图 3-7　链状带绦虫虫卵

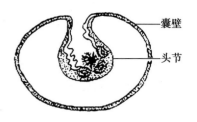

图 3-8　链状带绦虫囊尾蚴

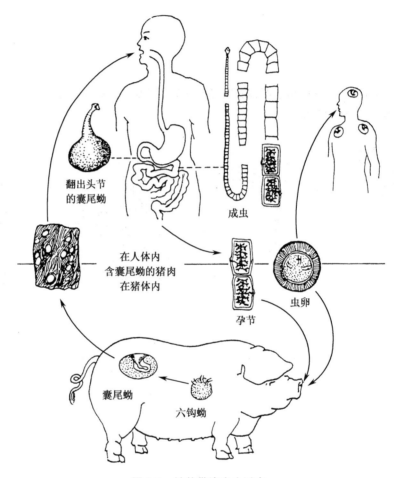

图 3-9　链状带绦虫生活史

　　成虫寄生于人的小肠上段,以头节固着于肠壁。虫体发育成熟后孕节常5~6节相连脱落,与散落的虫卵一起随粪便排出。当虫卵或孕节被猪等中间宿主吞食后,虫卵在小肠内经消化液作用24~72h后,胚膜破裂,六钩蚴逸出并钻入小肠壁,经血液或淋巴循环到达身体各处,主要到达运动较多的肌肉组织,经60~70d发育为囊尾蚴。有时囊尾蚴还可寄生于皮下、脑、眼等,寿命一般为3~5年。

　　有囊尾蚴寄生的猪肉俗称"米猪肉"或"豆猪肉"。当其被人生食或半生食后,囊尾蚴在人小肠内受胆汁刺激而翻出头节,附着于肠壁,经2~3个月,发育为成虫并从粪便排出孕节和虫卵。成虫在人体内寿命可达25年以上。

　　虫卵也可被人误食,在人体发育为囊尾蚴,但不能继续发育为成虫。人体感染虫卵的方式:

　　1. 自身体内感染　绦虫病患者因恶心、呕吐,虫卵与孕节随肠道的逆蠕动反流入胃,引起感染。

　　2. 自身体外感染　误食自己排出的虫卵而引起感染。

　　3. 异体感染　误食他人排出的虫卵引起感染。

　　其中自身体内感染和自身体外感染尤为重要。据报道有16%~25%的猪带绦虫病患者伴有囊尾蚴病,而囊尾蚴病患者中约55.6%伴有猪带绦虫成虫的寄生。

三、致病性

（一）成虫致病

成虫寄生在人体小肠引起猪带绦虫病，寄生数量一般为 1 条，但在高度流行区患者平均感染 2.3~3.8 条，国内报道感染最多的一例为 19 条。成虫的致病主要因掠夺营养，以及吸盘、顶突小沟和体壁绒毛对肠壁的机械损伤而致。临床症状一般比较轻微，粪便中发现节片是患者求医最常见的原因，少数可出现腹痛、腹泻、消化不良，甚至营养不良、体重减轻等症状。偶有虫体穿破肠壁引起腹膜炎，或者虫体缠绕引起肠梗阻。

（二）囊尾蚴致病

囊尾蚴寄生于人的组织内，引起猪囊尾蚴病。囊尾蚴病可单独发生，也可与猪肉绦虫病同时存在，其危害程度因寄生部位、寄生数量和寄生时间的不同而异。依虫体寄生部位的不同将人囊尾蚴病分为 3 种临床类型。

1. **皮下及肌肉囊尾蚴病** 皮下囊尾蚴病主要表现为皮下结节，多出现于躯干和头部，四肢少见，数量由一个至成千上万个不等。结节呈圆形或椭圆形，硬度近似软骨，与皮下组织无粘连，无压痛。肌肉囊尾蚴病表现为肌肉酸痛无力、发胀、麻木及无力等症状。

2. **脑囊尾蚴病** 脑囊尾蚴病临床症状复杂多样，轻者无症状，大多数病程缓慢，主要表现为癫痫发作、颅内压增高及精神症状，也可出现偏瘫、半身不遂、失语等，重者可引起猝死。

3. **眼囊尾蚴病** 常单眼发病。囊尾蚴多寄生在玻璃体及视网膜下，虫体活时症状较轻，患者仅表现为视力障碍，自感虫体蠕动；若囊尾蚴死亡，其分解产物产生强烈刺激，可导致玻璃体浑浊、视网膜脱离、白内障、青光眼等，甚至眼球萎缩而失明。

四、实验室诊断

（一）绦虫病的诊断

诊断绦虫病应重视询问病史。有生食或半生食猪肉、野猪肉的饮食习惯及排节片史有重要诊断价值，但自患者粪便中查找虫卵或孕节最为可靠。

1. **虫卵的检查** 一般是连续数日采集粪便标本，用生理盐水直接涂片法、改良加藤厚涂片法或集卵法检查虫卵。由于该虫卵难以与肥胖带绦虫等带科绦虫卵相鉴别，因此发现虫卵只能报告带绦虫感染。

2. **节片的检查** 检出孕节可确诊感染。将检获的孕节夹在两张载玻片之间轻压直接检查或经墨汁染色后检查，观察子宫分支特点及数目可以确定虫种。若为患者行试验性驱虫，可收集其 24h 粪便，经淘洗后，除可以检查孕节外，尚可检查头节和成节。

（二）囊尾蚴病的诊断

囊尾蚴病的诊断方法视寄生部位不同而异。

1. **皮下等浅表部位囊尾蚴的检查** 手术摘除囊尾蚴结节后，进行活组织压片，根据头节的形态结构特征进行鉴定。

2. **眼部囊尾蚴的检查** 用眼底镜检查眼部囊尾蚴，可见蓝色或灰白色圆形囊泡，有时可见虫体蠕动。

3. **脑和深部组织囊尾蚴的检查** 免疫学检测有重要辅助诊断价值。目前常用的抗体检测法有 ELISA、IHA 等，循环抗原检测法有 Dot-ELISA 和单抗胶乳凝集试验（McAb-LAT）等。另外 X 线、B 超、CT 和 MRI 等影像学检查及临床症状具有参考诊断价值。

五、流行与防治

（一）分布

猪带绦虫呈全世界性分布，发展中国家多见，如中非、南非、中南美和南亚地区。

2015 年全国人体重点寄生虫病现状调查显示，在我国猪带绦虫主要流行于四川、云南、贵州、江西、吉林、湖南等 10 余个省。一般农村患者多于城市，但感染率不高，皆为散发存在。

（二）流行因素

链状带绦虫流行的主要因素：

1. **食肉方法不当** 在流行区的云南、贵州等少数民族地区，人们有食生或未煮熟猪肉或野猪肉的习惯,如云南的"生皮""刹生""噢嚅",均系用生猪肉制作;另外地方小吃"生片火锅""过桥米线"和"沙茶面"等都是将生肉片在热汤中稍烫后,蘸佐料或拌米粉或面条食用,均易食入其中的活囊尾而感染。在非流行地区,主要是食用未煮熟的熏肉或腌肉,或者生熟砧板不分,导致人体感染。

2. **卫生习惯不良** 新鲜人粪施肥导致环境污染,饭前便后不洗手而导致误食虫卵。

3. **猪的饲养方法不当** 如散养、连茅圈,导致猪食用含有虫卵的人粪便而感染。

4. **肉类检验不严格** 由于检疫管理不善,致使"米猪肉"流入市场,引起流行和传播。

(三)防治原则

针对流行因素,采取综合措施可以有效预防和控制猪带绦虫感染的发生。

1. **积极治疗患者** 治疗绦虫病常用槟榔-南瓜子合剂(使用方法见第十章第二节),另外也可选用吡喹酮、阿苯达唑及甲苯咪唑等。治疗囊尾蚴病以手术摘除为主;不易施行手术的部位,可用吡喹酮、阿苯达唑等药物驱虫,同时进行对症处理。

2. **加强厕所、猪圈管理** 科学养猪,提倡建圈养猪,猪圈与厕所分开,防止人兽交叉感染。

3. **加强肉类检疫** 加强生猪定点屠宰,集中检疫,聚焦个体商贩出售肉类的检查,严禁销售"米猪肉",严格处理和销毁病猪肉。

4. **注意个人卫生和饮食卫生** 饭前便后洗手,不食生或未熟透的猪肉,切生、熟肉的砧板和刀具要分开。

第三节 肥胖带绦虫

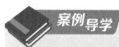

患者,男,36岁,傣族人。自诉:近日常感肛周瘙痒,今在农田干活时,从肛门逸出一白色面片样东西,长约3cm,扁形,能动。医生追问病史:平时喜吃"刹生"牛肉;半个月来,时有腹部不适,偶有腹部疼痛症状,伴消化不良、厌食和恶心。实验室检查:血常规与尿常规检查均正常;粪便检查:带绦虫卵(+)孕节片检查:子宫呈分支状,较整齐,每侧约为26支。

问题与思考:

1. 该患者患有什么疾病? 确诊依据是什么?

2. 如何鉴别猪带绦虫与牛带绦虫?

肥胖带绦虫(*Taenia saginata*)又称牛带绦虫、牛肉绦虫或无钩绦虫等。成虫寄生于人体小肠,引起牛带绦虫病,又称牛肉绦虫病;囊尾蚴则仅寄生于牛、羊等动物的组织内引起牛囊尾蚴病,又称牛囊虫病。

一、形态

肥胖带绦虫成虫与囊尾蚴在外形上与链状带绦虫相似,但虫体大小和结构有差异(图3-10),主要区别见表3-1。两种带绦虫的虫卵在形态上难以鉴别,统称为带绦虫卵。

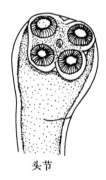
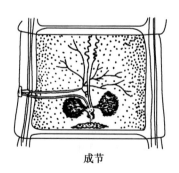
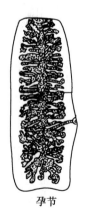

头节　　　　成节　　　　　孕节

图3-10 肥胖带绦虫成虫

表 3-1 猪带绦虫与牛带绦虫的鉴别

区别点	链状带绦虫	肥胖带绦虫
虫体长	2~4m	4~8m 或更长
节片	700~1 000 节、较薄、略透明	1 000~2 000 节、较厚、不透明
头节	球形、直径约 1mm,有顶突和 2 圈小钩	略呈方形、直径 1.5~2.0mm,无顶突和小钩
成节	卵巢分 3 叶,即左右两主叶和中央小叶	卵巢只分左右 2 叶
孕节	子宫分支不整齐、每侧 7~13 支,常多节相连脱落	子宫分支较整齐、每侧 15~30 支,多单节脱落
囊尾蚴	头节具顶突和小钩	头节无顶突及小钩
终宿主	人	人
中间宿主	人、猪等	牛、羊等
绦虫病的临床表现	消化道症状	肛周皮肤痒、消化道症状
虫卵的检查	粪检虫卵为主	肛周查虫卵为主

二、生活史

人是肥胖带绦虫唯一的终宿主。成虫寄生在人的小肠上段,以吸盘固着于肠壁。当子宫内虫卵发育成熟后,孕节常单节脱离链体。从链体脱下的孕节仍然具有较强的活力,一部分随粪便排出,另外一部分可自动从肛门逸出,从而使挤压出的虫卵粘于肛周的皮肤上。若虫卵或孕节污染环境,被中间宿主牛等吞食,卵内的六钩蚴在小肠内孵出,钻入肠壁,随血液循环到达全身各处,以运动较多的肌肉组织为主,经 60~75d 发育为囊尾蚴。除牛科动物外,羊、长颈鹿、羚羊、野猪等也可被牛囊尾蚴寄生。牛囊尾蚴寿命可达 3 年。

人若生食或半生食含囊尾蚴的牛肉等,囊尾蚴在肠道消化液作用下,头节翻出并附着在十二指肠与空肠曲下段,经 8~10 周逐渐发育为成虫。成虫寿命可达 20~30 年。

三、致病性

肥胖带绦虫病患者可无明显临床症状。但由于孕节常单节脱落,活力较强,可自动从肛门逸出并在肛周做短时间蠕动,所以多数患者有肛门瘙痒症状。部分患者时有腹部不适,腹泻、饥痛、消化不良或体重减轻等表现。

四、实验室诊断

(一)病原学检查

肥胖带绦虫病的确诊与猪带绦虫病相同,依赖于节片或虫卵的检查。检获从肛门逸出或粪便中排出的孕节,根据子宫分支特点与侧支数目进行识别;经驱虫治疗,检查虫体头节也可鉴定虫种。粪便和肛周取材均可检出虫卵,以后者的检出率更高。

(二)免疫学检测

用虫体匀浆及虫体蛋白作为抗原进行皮内试验、补体结合试验等免疫学方法可作为肥胖带绦虫病的辅助诊断。但由于病原学检查方法容易确诊,所以免疫学检测很少使用。

五、流行与防治

(一)分布

牛带绦虫呈世界性分布,在多食牛肉尤其是有生食或半生食牛肉习惯的地区和民族中容易流行。近年来,由于健康教育的深入开展,人们的饮食习惯不断改善,牛带绦虫的感染得以有效控制,2015 年全国人体重点寄生虫病现状调查显示,在我国仅流行于西藏、宁夏、新疆、甘肃、四川等牧区,且除西藏个别地区外,多为散发。感染者以 30~34 岁的青壮年和 80~84 岁的老年人多见,男女无显著性差异。

（二）流行因素

肥胖带绦虫流行的主要因素：

1. **食肉方法不当导致人体感染**　人的感染主要是食用牛肉习惯或方法不当而致，如藏族人喜将牛肉稍风干后生食，或者在篝火上烤食大块牛肉，这些习惯都容易造成人群的感染。使用切过生牛肉的刀、砧板切凉菜，偶尔也可以造成感染。

2. **环境污染造成牛等家畜感染**　在牧区，由于缺少厕所而随地方便，导致人粪便污染牧场和水源，牛等家畜在野外和牧场散养时极有可能吃到虫卵或孕节而遭受感染。

（三）防治原则

肥胖带绦虫防治原则与链状带绦虫相似。针对流行因素，采取治疗患者，加强粪便管理，加强肉类检疫及改变不良的食肉习惯等综合措施可以有效预防和控制肥胖带绦虫感染的发生。

第四节　细粒棘球绦虫

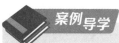

患者，男性，41岁，藏族牧民，因劳累后感肝区不适、胀痛，乏力1个月余而就诊。查体：巩膜无黄染，腹部稍胀，肝区稍隆起，肝肋缘下4cm，质软，无压痛。血常规正常，肝功能正常；B超发现肝右叶有两个液性暗区，分别为5.5cm×5cm及6.5cm×6cm，其内可见到移动性小光点，提示为肝囊肿。初步考虑为寄生虫感染。

问题与思考：

1. 该患者可能患有什么寄生虫病？为什么？

2. 如何进行实验室检查以明确诊断？

细粒棘球绦虫（*Echinococcus granulosus*）又称包生绦虫。成虫寄生于犬科食肉动物小肠内，幼虫棘球蚴则寄生于人和多种食草类家畜或偶蹄类动物组织脏器内，引起棘球蚴病或称包虫病。棘球蚴病为人兽共患病，分布广泛，随着世界畜牧业的发展有进一步扩散趋势，不仅严重危害人类健康，而且会导致畜牧业生产遭到重大经济损失，现已成为全球重要的公共卫生。

一、形态

（一）成虫

细粒棘球绦虫是最小的绦虫之一，体长2~7mm，平均3.6mm，由头节、颈节及链体组成，链体一般仅有未成熟节片、成熟节片和妊娠节片各1节，偶多1节（图3-11）。

1. **头节**　略呈梨形，直径0.3mm，具有顶突和4个吸盘。顶突伸缩力很强，上有大、小两圈小钩28~50个，呈放射状整齐排列。

2. **颈节**　狭长，含生发细胞，再生能力强。

3. **链体**　各节片均长度大于宽度。成熟节片有雌、雄生殖器官各一套，生殖孔位于节片一侧中部偏后，睾丸45~65个，散布在生殖孔的前后方。卵巢一个，分左右两叶，位于节片纵轴的腹面，睾丸之后。孕节最长，生殖孔更靠后，子宫有不规则的分支和侧囊，含虫卵200~800个。

（二）虫卵

细粒棘球绦虫的虫卵在形态结构上与链状带绦虫、肥胖带绦虫的虫卵基本相同，光学显微镜下难以区别，也称带绦虫卵。

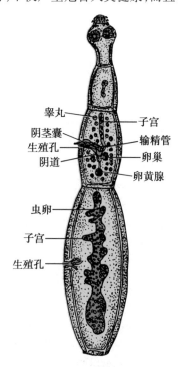

睾丸
阴茎囊
生殖孔
阴道
子宫
输精管
卵巢
卵黄腺

虫卵

子宫

生殖孔

图3-11　细粒棘球绦虫成虫

（三）棘球蚴

棘球蚴又称包虫，为圆形或近圆形的单房性囊状体，其形状和大小因寄生时间、寄生部位和寄生宿主的不同而异，直径由数毫米至数十厘米不等，由囊壁和囊内含物原头蚴、生发囊、子囊、孙囊及囊液等组成（图 3-12）。

1. 囊壁　分两层。外层为角皮层，无细胞结构而呈多层纹理状，厚 1~4mm，乳白色、半透明，似粉皮状，较脆易破；内层为生发层又称胚层，由单层细胞构成，厚 7~15μm，紧贴于角皮层内，向囊内长出许多原头蚴及生发囊等。

2. 原头蚴　又称原头节，椭圆形或圆形，大小为 170μm×122μm，其形态结构与成虫头节相似，但体积小，头节向内翻卷收缩，顶突和吸盘内陷，保护着数十个小钩免受损害。一个棘球蚴内含几百个、数千至数万个原头蚴（图 3-13）。

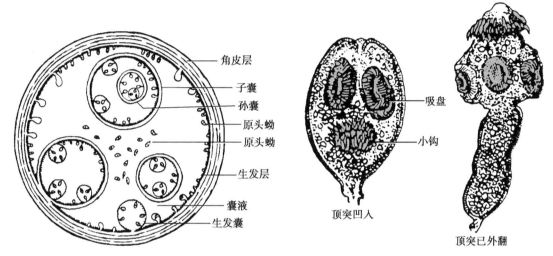

图 3-12　细粒棘球蚴　　　　　　图 3-13　细粒棘球绦虫原头蚴

3. 生发囊　又称育囊，是具有生发层的小囊，直径约 1mm，由生发层的有核细胞发育而来。小囊壁上可生成数量不等的原头蚴，多者可达 30~40 个。原头蚴可向生发囊内生长，也可向囊外生长为外生性原头蚴。破后的生发囊，其生发层收缩，原头蚴翻出。

4. 子囊　子囊可由母囊即棘状蚴的生发层直接长出，也可由原头蚴或生发囊进一步发育而成。子囊结构与母囊相似，囊壁具有角皮层和生发层，囊内也可生长原头蚴、生发囊及与子囊结构相似的小囊，称孙囊。有的母囊无原头蚴、生发囊等，称不育囊。

5. 棘球蚴液　囊腔内充满的囊液，即棘球蚴液。囊液无色透明或微带黄色，内含蛋白质等多种营养成分，对人体具有免疫原性，可引起过敏反应。

原头蚴、生发囊和子囊等，可从生发层上脱落，悬浮在棘球蚴液中，统称棘球蚴砂或囊砂。棘球蚴破裂，棘球蚴砂可散落于中间宿主的体腔或其他组织，导致继发性棘球蚴病。

二、生活史

细粒棘球绦虫的终宿主是犬、狼和豺等食肉动物；中间宿主是羊、牛、骆驼、猪和鹿等偶蹄类动物，也可感染人等灵长类动物和某些啮齿类动物（图 3-14）。

成虫寄生在终宿主小肠上段，孕节或虫卵随宿主粪便排出体外。孕节有较强的活动能力，可沿草地或植物蠕动爬行，致使虫卵广泛污染动物皮毛和牧场、畜舍、蔬菜、土壤及水源等环境。当中间宿主吞食了虫卵和孕节后，六钩蚴在其小肠内孵出，然后钻入肠壁，经血液循环至所有组织脏器，主要是肝、肺、腹腔等部位，经 3~5 个月发育为棘球蚴。棘球蚴在人体可存活 40 年甚至更久。原头蚴若在中间宿主体内播散，可形成新的棘球蚴。

含棘球蚴的动物内脏被犬、狼等终宿主吞食后，囊内大量的原头蚴在小肠内受胆汁刺激，伸出顶突，附着于肠壁，逐渐发育为成虫，故终宿主肠内寄生的成虫可达数千至上万条。人自感染棘球蚴至

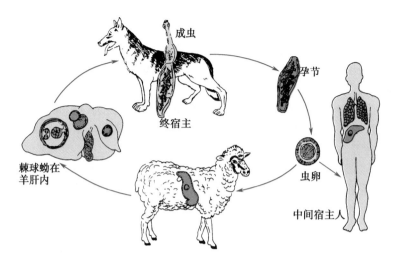

图 3-14 细粒棘球绦虫生活史

成虫发育成熟排出虫卵和孕节约需 8 周时间。大多数成虫寿命 5~6 个月。

三、致病性

棘球蚴对人体的危害以机械损害为主,引起寄生部位及邻近器官组织细胞萎缩、变性、坏死及功能障碍,严重程度取决于棘球蚴的大小、数量、寄生时间和部位。因棘球蚴生长缓慢,往往在感染虫卵后 5~20 年才出现症状,临床表现复杂。常见临床表现:

1. **局部压迫和刺激症状** 因寄生部位不同而不同。如在肝寄生,有肝大、脾大、肝区疼痛、消化不良等;肺部寄生,可出现呼吸急促、胸痛、咳嗽、咯血等;脑部寄生则引起头痛、呕吐,甚至癫痫;骨组织内寄生易造成骨折或骨碎裂。位置表浅的棘球蚴可在体表形成包块,触之坚韧,压之有弹性,叩诊时有震颤感。

2. **毒性及变态反应** 棘球蚴液溢出或通过渗透作用进入组织,可引起包括胃肠道紊乱在内的毒性症状,常见厌食、消瘦、贫血、儿童发育障碍等;囊液还能诱导 IgE 介导的变态反应,如荨麻疹、血管神经性水肿等,若囊液大量入血可引起过敏性休克,甚至导致死亡。

3. **继发性棘球蚴病** 由于运动、外力打击或挤压等原因导致棘球蚴破裂,棘球蚴砂等溢出,可造成继发性棘球蚴病。如肝棘球蚴破裂至胆道,不仅可引起急性炎症,出现胆绞痛、寒战、高热、黄疸等;同时可在胆道发育成无数的小棘球蚴,引起胆道阻塞。肺棘球蚴破裂至支气管,可咳出小的生发囊、子囊和角皮碎片等。

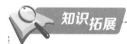

多房棘球蚴病

多房棘球蚴病又称泡型包虫病,由多房棘球绦虫的幼虫-泡球蚴寄生于人的组织器官内所致,因中晚期患者尚无有效疗法,病死率高,临床上有"第二癌症"之称,多见于宁夏、西藏、青海及新疆等牧区。

泡球蚴为多房性、淡黄色或灰白色囊状体,与宿主组织间无纤维组织被膜分隔,常由多个大小囊泡相互连接、聚集而成。囊泡圆形或椭圆形,直径为 0.1~0.7cm,内含透明囊液和原头蚴。人是该虫体的非适宜中间宿主,感染时囊泡内只含胶状物而无原头蚴。

泡球蚴多以外生性出芽生殖不断产生新囊泡,形成葡萄状的囊泡群,向周围组织浸润;少数也可向内芽生形成隔膜而分离出新囊泡。一般 1~2 年被寄生的组织器官几乎全部被大小囊泡占据,似恶性肿瘤。

多房棘球蚴病几乎全部原发于肝。因肝功能严重受损,患者可出现肝昏迷、肝硬化、消化道大出血等危象,应注意与肝癌、肝棘球蚴病、肝脓肿等进行鉴别。

四、实验室诊断

我国 2006 年已制定《包虫病诊断标准》（WS 257—2006）。棘球蚴生长缓慢,临床症状复杂,对可疑棘球蚴病患者,要结合流行病学史、临床表现、影像学特征和实验室检查综合诊断。

（一）病原学检查

病原学检查是确诊的依据。手术取出棘球蚴,或者从患者痰液、胸腔积液、腹水、尿液等标本中检获棘球蚴的碎片或原头蚴等成分。由于棘球蚴囊壁脆弱易破,一般禁止以穿刺作为诊断措施,以免引起继发性棘球蚴病及过敏性休克。

（二）免疫学检测

免疫学检测是重要辅助诊断方法,常用的有皮内试验和血清学试验。

1. 卡松尼皮内试验　此法简便,敏感性高,15min 内出结果,阳性率为 68%~100%。对诊断肺部棘球蚴病效果较好,但特异性较差,易出现假阳性或假阴性。

2. 血清学试验　常采用的检测方法有乳胶凝集试验（LAT）、IHA、ELISA、PVC 薄膜快速 ELISA、免疫印迹试验（IBT）等。其中 ELISA 敏感性高,特异性强,已有商品试剂盒供应。

由于免疫学检测结果受许多因素影响,一般建议对皮内试验阳性者,再选做 2~3 种血清学试验,互为弥补,以提高诊断的准确率。

此外,影像学检查,如 X 线、B 超、CT、MRI 及放射性核素扫描等对棘球蚴病的诊断和定位也有帮助。其中超声诊断最为常用,而 CT 和 MRI,不仅可早期诊断出无症状的带虫者,且能准确地观察到各种病理形态影像。

五、流行与防治

（一）分布

细粒棘球绦虫呈世界性分布,主要流行于畜牧业发达地区。我国是世界上棘球蚴病流行最严重的国家之一,有 23 个省（自治区、直辖市）已证实有当地感染者,主要流行于新疆、青海、甘肃、宁夏、西藏、内蒙古和四川。

（二）流行因素

细粒棘球绦虫流行的主要因素:

1. 虫卵污染环境致家畜感染　牧区犬的感染极为普遍,其粪便中含有的大量虫卵可随犬的活动及尘土、风、水而播散,导致严重的环境污染。加之虫卵对低温、干燥及化学药品有很强抵抗力,因此家畜的感染很容易发生。

2. 人与犬、家畜及污染物的密切接触　在流行区,牧民和犬频繁接触,从事生产活动如挤奶、剪羊毛、加工皮毛等及误食被虫卵污染的水和食物,皆有可能被感染。非流行区的感染多因偶尔接触受染的犬,或者接触到来自流行区的动物皮毛所致。

3. 病畜内脏处理不当　在流行区因缺乏卫生知识,牧民常以病畜内脏喂犬,或者将其随地乱抛,致使犬、狼等终宿主受到感染,从而加重羊、牛及人等中间宿主的感染,使流行日趋严重。

（三）防治原则

为了全面推进棘球蚴病的防治工作,原卫生部在 1992 年和 2010 年分别颁布了《1992—1995 年全国包虫病防治规划》和《防治包虫病行动计划（2010—2015）》,使棘球蚴病的防治取得了巨大的成绩。但是随着我国经济的迅速发展,流行区的畜牧产品大量流入非流行区,且新的牧场和草场不断被开发,大批家畜被引进和饲养,新的污染地带可能形成,因此必须加大对本病的防治力度。

1. 加强健康教育和宣传　在流行地区要做好广泛深入的健康教育和宣传工作,提高全民防病意识,养成良好的生活方式和饮食习惯。

2. 加强卫生法规建设和卫生检疫　强化群众的卫生行为规范,加强对屠宰场和个体屠宰户的卫生检疫,严格处理病畜及内脏。

3. 加强传染源管理　定期对家犬、牧犬进行药物驱虫治疗,控制传染源,减少虫卵对环境的污染。

4. 棘球蚴病的治疗　首选外科手术,术中务必将虫囊取尽,避免囊液外溢造成过敏性休克或继发性感染。若棘球蚴较小,可用药物治疗,阿苯达唑治疗有效,亦可使用吡喹酮、甲苯达唑等。

第五节 微小膜壳绦虫

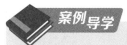

患者,男,4岁,新疆人,因发热、呕吐、腹泻3d而就诊。患儿水样便中发现白色片状物,取之检查。肉眼观察:虫体带状,长约60mm。镜下观察:无头节,颈节细长,链体节片均宽度大于长度。外力挤压节片时检出多个椭圆形无色透明虫卵,内含六钩蚴,外被胚膜,胚膜外有薄的卵壳,二者之间可见明显丝状物。根据成虫和虫卵形态特征,患者被确诊为微小膜壳绦虫感染。

问题与思考:

1. 如何鉴别微小膜壳绦虫卵与带绦虫卵?
2. 为什么儿童更易感染微小膜壳绦虫?如何进行预防?

微小膜壳绦虫(*Hymenolepis nana*)也称短膜壳绦虫。成虫主要寄生于鼠类和人体小肠,引起微小膜壳绦虫病,又称短膜壳绦虫病。

一、形态

(一)成虫

成虫为小型绦虫,体长 5~80mm,宽 0.5~1mm,平均体长为 20mm。头节呈球形,直径 0.13~0.4mm,上有 4 个吸盘和 1 个可自由伸缩的顶突,顶突上着生 20~30 个小钩,排成一圈。颈节较长而纤细。链体由 100~200 个节片组成,最多可达 1 000 节,所有节片均宽度大于长度,且由前向后逐渐宽大。未成熟节片短小。成熟节片有 3 个圆球形睾丸,横列在节片中部,贮精囊发达;卵巢呈分叶状,位于节片中央,其后方有卵黄腺。妊娠节片内含充满虫卵的袋状子宫(图 3-15)。

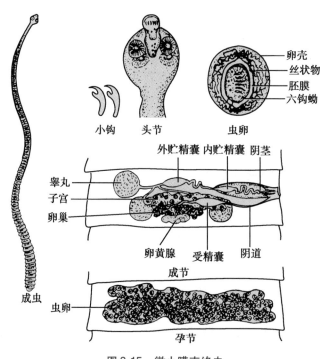

图 3-15 微小膜壳绦虫

(二)虫卵

虫卵圆球形或近圆球形,(48~60)μm×(36~48)μm,无色透明。卵壳很薄,内有较厚的胚膜,胚膜两端略凸起,并由该处各发出 4~8 根弯曲的丝状物,延伸在卵壳和胚膜之间,胚膜内含有 1 个六钩蚴(图 3-15)。

二、生活史

微小膜壳绦虫的生活史,有直接感染发育和经中间宿主发育两种形式(图3-16)。

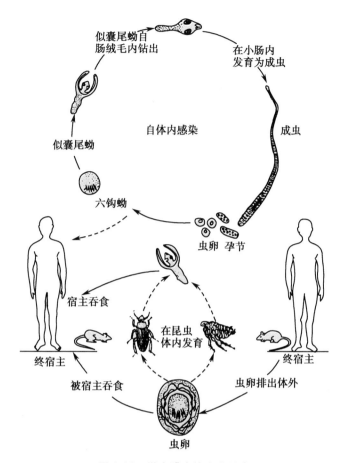

图 3-16 微小膜壳绦虫生活史

(一)直接感染发育

成虫寄生在鼠类或人的小肠,脱落的孕节或虫卵随宿主粪便排出体外,若被另一宿主吞食,六钩蚴在小肠内孵出,然后钻入肠绒毛发育为似囊尾蚴,几日后似囊尾蚴又破肠绒毛重新回到肠腔,以头节吸盘固着于肠壁,逐渐发育为成虫。

人体从误食虫卵到成虫发育成熟需2~4周,成虫寿命仅数周。若虫卵在宿主肠道内停留时间较长,亦可直接孵出六钩蚴,即在同一宿主肠道内完成整个生活史,并且可不断繁殖,造成比较严重的自身体内重复感染,形成顽固性寄生。

(二)经中间宿主发育

印鼠客蚤、犬蚤、猫蚤等多种蚤类及幼虫和面粉甲虫等昆虫可作为微小膜壳绦虫的中间宿主。当这些昆虫吞食虫卵后,卵内的六钩蚴可在昆虫血腔内发育为似囊尾蚴,鼠和人误食含有似囊尾蚴的昆虫而感染。

三、致病性

微小膜壳绦虫的致病作用主要是由成虫头节小钩和体表微毛对宿主肠壁的机械损伤,以及虫体的毒性分泌物所致。在虫体附着部位,肠黏膜发生坏死,甚至可形成深达肌层的溃疡。人体感染数量少时,一般无明显症状;当机体的免疫功能降低,尤其是使用类固醇激素等免疫抑制剂时,会导致严重感染的发生,患者可出现胃肠道和神经系统症状,如恶心、呕吐、食欲缺乏、腹痛、腹泻,以及头痛、头晕、烦躁和失眠等,甚至引起内脏中似囊尾蚴的异常增生和播散;有的患者还可出现皮肤瘙痒和荨麻疹等过敏症状。

四、实验室诊断

从患者粪便中查到虫卵或孕节,可作为确诊依据。虫卵检查常选用生理盐水直接涂片法,水洗沉淀或浮聚浓集法可提高检出率。

五、流行与防治

(一)分布

微小膜壳绦虫呈世界性分布,在温带和热带地区较多见。我国各地均有感染,但感染率不高,新疆乌鲁木齐、伊宁、喀什地区高于其他地区。各年龄组人群均可感染,多见于10岁以下儿童。

(二)流行因素

微小膜壳绦虫的流行主要与卫生习惯有关。由于微小膜壳绦虫生活史的完成可不需中间宿主,虫卵能直接感染人体,因此其流行主要与个人卫生习惯有关。虫卵虽然对干燥抵抗力较弱,在外界环境中很快丧失感染性,但在粪便、尿液中可以存活较长时间,所以,手受到粪、尿或厕所、便盆的污染是感染发生的主要原因,故儿童成为重点感染人群。另外,偶然误食携带似囊尾蚴的昆虫,尤其是自体重复感染也是该虫体流行不可忽视的因素。

(三)防治原则

预防本病措施包括加强健康教育,养成良好的卫生习惯;搞好环境卫生,消灭鼠类、蚤类等传染源和传播媒介;注意营养、提高免疫力;彻底治愈患者,防止传播和自体感染。驱虫治疗首选吡喹酮,也可使用阿苯达唑、丙硫苯咪唑等药物。

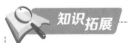

缩小膜壳绦虫

缩小膜壳绦虫(*Hymenolepis diminuta*)又称长膜壳绦虫,是鼠类常见寄生虫,偶然寄生于人体,引起缩小膜壳绦虫病。虫体形态与微小膜壳绦虫基本相同,但成虫较大,体长20~60cm,头节顶突不能伸缩且无小钩。虫卵也较微小膜壳绦虫大,呈棕黄色,卵壳较厚,胚膜两端无丝状物,卵壳与胚膜间有胶状物。

缩小膜壳绦虫生活史似微小膜壳绦虫,但人与人不能直接传播,发育必须经过蚤类、甲虫、蟑螂等昆虫中间宿主,主要通过食入含有似囊尾蚴的中间宿主或被其污染的食物而感染。感染者多数无明显临床症状或症状轻微,如头痛、失眠、磨牙、恶心、腹胀和腹痛等,严重者可出现眩晕、精神呆滞或恶病质等。我国患者呈散发分布,西藏、湖北、江苏、云南、浙江、湖南、台湾等地区均有发现,感染者多数为儿童,无自体内重复感染的存在。

该病防治原则与微小膜壳绦虫相似。注意个人卫生和饮食卫生,消灭鼠类和有关节肢动物均为预防感染的有效措施。

第六节　曼氏迭宫绦虫

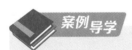

患儿,男,8岁,湖南人。家长1个月前发现他下颌处有一肿块,近日来逐渐增大,遂就诊。查体:肿块大小约30mm×30mm,质地较软,无红肿,有轻度压痛。初步被诊断为下颌囊肿。局部麻醉后行肿块切除术,术中发现肿块包囊完整,囊内有少量清亮液体及带状完整活虫体一条,经鉴定为曼氏迭宫绦虫裂头蚴。医生追问病史:患儿经常与同伴在野外池塘游泳。

问题与思考:

1. 曼氏迭宫绦虫裂头蚴的鉴定依据是什么?

2. 曼氏迭宫绦虫感染人体的途径有哪些?如何进行预防?

曼氏迭宫绦虫(*Spirometra mansoni*)又称孟氏裂头绦虫,属假叶目绦虫。成虫主要寄生于猫科动物小肠,偶然寄生于人体,引起曼氏迭宫绦虫病;但中绦期裂头蚴可侵犯人体任何组织器官,导致危害远大于成虫的曼氏裂头蚴病。

一、形态

(一)成虫

成虫长 60~100cm,宽 0.5~0.6cm。头节细小呈指状,长 1~1.5mm,宽 0.4~0.8mm,其背、腹面各有一条纵行的吸槽,为固着器官。颈节细长。链体有节片约 1 000 个,一般宽度大于长度,但远端的节片长宽几近相等。成熟节片和妊娠节片的形态结构基本相似,具有发育成熟的雌、雄生殖器官各一套(图 3-17)。

睾丸呈小泡状,数百个散布在节片中部,雄性生殖孔开口于节片前部中央腹面。卵巢分两叶,位于节片后部;子宫肉眼可见,位于节片中部,螺旋状盘曲,紧密重叠,基部宽而远端窄,略呈发髻状,子宫孔开口于阴道口之后(图 3-17)。

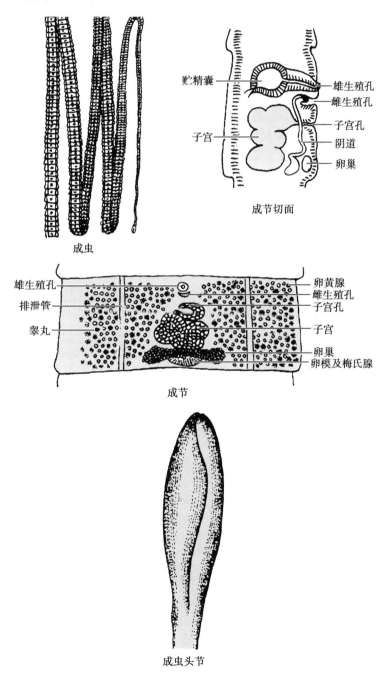

图 3-17 曼氏迭宫绦虫成虫

（二）虫卵

虫卵椭圆形,两端稍尖,(52~76)μm×(31~44)μm,呈浅灰褐色,卵壳较薄,一端有卵盖,内有一个卵细胞和多个卵黄细胞(图 3-18)。

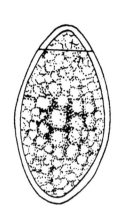

图 3-18　曼氏迭宫绦虫虫卵

（三）裂头蚴

裂头蚴为中绦期幼虫,长带形,乳白色,大小(30 ~ 360)mm × 0.7mm。头端膨大,中央有一明显凹陷,与成虫头节相似;体不分节,但具有不规则横皱褶;后端多呈钝圆形,活时伸缩力很强,在组织中常收缩成团。裂头蚴头节具有再生能力,进入终宿主肠道内可发育为成虫,去除头节的体部仍可以增长(图 3-19)。

二、生活史

曼氏迭宫绦虫的生活史历经 3 个宿主。终宿主是猫、犬,以及虎、豹、狐等肉食性动物;第一中间宿主为剑水蚤;第二中间宿主为蛙类;蛇、鸟类和猪等多种脊椎动物可作为其转续宿主。人为该虫体的第二中间宿主、转续宿主或终宿主(图 3-20)。

成虫寄生在终宿主的小肠内。虫卵自子宫孔中产出,随宿主粪便排出体外入水,在 25~28℃ 的适宜水温中,经过 2 ~ 5 周发育,孵出椭圆形或近圆形、全身被有纤毛的钩球蚴。钩球蚴直径为 80 ~ 90μm,常在水中作无定向螺旋式游动,遇到第一中间宿主剑水蚤时即被吞食,经 3~11d 在其血腔内发育为原尾蚴,数量可达 20~25 个。原尾蚴长椭圆形,大小为 260μm×(44~100)μm,前端略凹陷,后端有圆形或椭圆形的小尾球,内含 6 个小钩。带有原尾蚴的剑水蚤被第二中间宿主蝌蚪吞食后,随着蝌蚪逐渐发育成蛙,原尾蚴也发育成裂头蚴。裂头蚴具有很强的收缩和移动能力,常侵入到蛙的肌肉、皮下、腹腔或其他组织内,以腿部肌肉中寄居较多。当受染的蛙被蛇、鸟类或猪等转续宿主吞食后,裂头蚴不能在其肠中发育为成虫,而是穿出肠壁,移居到腹腔、肌肉或皮下等处继续生存。当受染的第二中间宿主或转续宿主被猫、犬等终宿主吞食后,裂头蚴逐渐在其肠内发育为成虫。一般在感染约 3 周后,终宿主粪便中开始出现虫卵。

人若食入含有原尾蚴的剑水蚤或原尾蚴经黏膜侵入人体,原尾蚴在人体内可发育成裂头蚴。人若局部敷贴生蛙肉、鲜蛇皮,裂头蚴可侵入人体,在组织内移行;人若食入含有裂头蚴的蛙或蛇、鸟等转续宿主的肉类,裂头蚴或在人体肠道内发育为成虫,或者在组织内移行。裂头蚴寿命较长,可存活 12 年,最长可达 36 年。

三、致病性

曼氏迭宫绦虫的裂头蚴侵入人体后,偶可在肠道内发育为成虫。成虫致病力较弱,感染者一般无明显症状,可因虫体机械和化学刺激引起中、上腹不适、微痛、恶心呕吐等症状。

裂头蚴寄生人体引起曼氏裂头蚴病,较为多见,其危害远大于成虫,严重程度因裂头蚴移行和寄居部位不同而异。被侵袭部位可形成嗜酸性肉芽肿囊包,致局部肿胀,甚至发生脓肿。囊包直径为 1~6cm,囊腔内盘曲 1~10 条数量不等的裂头蚴。根据常见的寄生部位,裂头蚴病分为以下临床类型:

1. 眼裂头蚴病　最常见,此病多由于以蛙肉、蛇肉敷贴眼部或用蛇胆汁喷眼所致。多数患者为单侧眼睑或眼球感染,表现为眼睑红肿、结膜充血,畏光、流泪、微疼、奇痒或有虫爬感等;在红肿的眼睑和结膜下,可有游走性、硬度不等的肿块或条索状物,直径约 1cm。偶尔破溃,裂头蚴自动逸出而自愈。严重者出现角膜溃疡,甚至并发白内障而失明。眼裂头蚴病在临床上常被误诊为睑腺炎、急性葡萄膜炎、

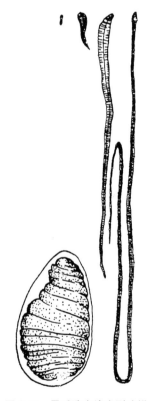

图 3-19　曼氏迭宫绦虫裂头蚴

笔记

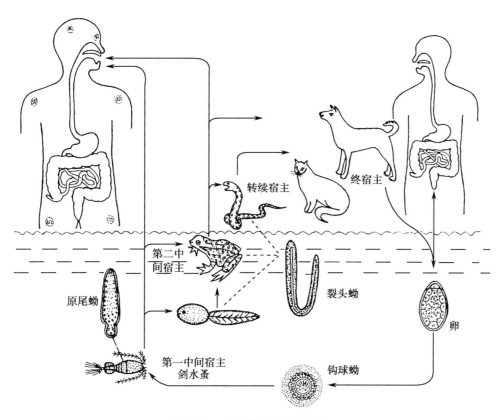

图 3-20　曼氏迭宫绦虫生活史

眼眶蜂窝织炎、肿瘤等,往往手术后才被确诊。

2. 皮下裂头蚴病　常累及四肢及躯干浅表部位,表现为游走性皮下结节。结节可呈圆形、柱形或不规则条索状,大小 0.5～5cm,局部有瘙痒、虫爬感等,若伴炎症可出现间歇性或持续性疼痛或触痛,有时可出现荨麻疹。

3. 口腔颌面部裂头蚴病　常在口腔黏膜或颊部皮下出现硬结,直径 0.5～3cm,患处红肿,发痒或有虫爬感,并多有小白虫即裂头蚴逸出史。

4. 脑裂头蚴病　临床表现似脑瘤,有阵发性头痛,严重时可出现昏迷、喷射状呕吐、视物模糊、抽搐,甚至瘫痪等,极易误诊。

5. 内脏裂头蚴病　较罕见,有的可侵入腹膜,有的可侵入肺部,还可见于脊髓、椎管、尿道和膀胱等,其临床表现复杂多样,有时会引起严重后果。

四、实验室诊断

(一)病原学检查

曼氏迭宫绦虫的感染可通过粪检虫卵或节片进行确诊。裂头蚴感染则主要依靠手术从局部检出虫体作出诊断。动物感染实验、影像学检查及询问病史等对诊断皆具有一定的参考价值。

(二)免疫学检测

免疫学检测主要用于裂头蚴感染的辅助诊断,特别是对早期和深部组织感染具有重要意义。多采用裂头蚴抗原检测血清中的特异性抗体,方法有 ELISA、IFA 及金标免疫渗滤法(DIGFA)等。

五、流行与防治

(一)流行

曼氏迭宫绦虫分布广泛,但成虫感染人体并不多见,国外见于日本、俄罗斯等少数国家。我国病例报道仅 20 余例,分布在上海、江西、广东、台湾、四川和福建等地区。

曼氏裂头蚴病多见于东亚和东南亚各国,欧洲、美洲、非洲和大洋洲也有记录,我国已有 1 000 多例报告,来自广东、吉林、福建、四川等20余个省(自治区、直辖市)。感染者中男性多于女性。

（二）流行因素

曼氏裂头蚴的感染主要与不良的生活方式有关。

1. 局部敷贴生蛙肉、鲜蛇皮　此感染方式约占患者半数以上。在我国某些地区,民间因生蛙肉、蛇皮有清凉解毒作用,故常用于敷贴伤口,治疗疖、痈和烫、烧伤等。若蛙肉或蛇皮中有裂头蚴可经伤口或正常皮肤、黏膜侵入人体。

2. 生食或半生食蝌蚪、蛙、蛇、鸡或猪等肉类　民间有生食蝌蚪"败火"、吞食活蛙治疗疮疖和疼痛的陋习,或者喜食未煮熟的蛙、蛇或猪等肉类,误食的裂头蚴即穿过肠壁进入腹腔,进而移行至其他组织器官,引起裂头蚴病。

3. 误食感染的剑水蚤　饮用生水,或者因游泳误饮生水,使受感染有原尾蚴的剑水蚤侵入人体。也有报道原尾蚴还可直接经皮肤或眼结膜侵入人体。

（三）防治原则

1. 预防感染　加强卫生宣传教育,改变不良的生活习惯,包括不用蛙肉、蛇皮敷贴,不食生或未煮熟的肉类,不饮用生水等。

2. 治疗感染者　驱成虫可用吡喹酮、阿苯达唑等药物。裂头蚴主要通过手术摘除,术中务必将虫体尤其是头部取尽,确保根治;也可以在感染局部用40%乙醇和2%普鲁卡因溶液封闭杀虫;内脏裂头蚴病可用吡喹酮治疗。

第七节　其他人体寄生绦虫

一、亚洲带绦虫

亚洲带绦虫(*Taenia saginata asiatica*)又称亚洲牛带绦虫或牛带绦虫亚洲亚种。成虫寄生于人体小肠引起亚洲带绦虫病,囊尾蚴仅寄生于猪和野猪等野生动物组织内引起囊尾蚴病。

（一）形态

亚洲带绦虫的成虫、囊尾蚴及虫卵的形态结构与牛带绦虫非常相似,鉴别点见表3-2。

表 3-2　亚洲带绦虫与牛带绦虫形态比较

区别点	亚洲带绦虫	牛带绦虫
虫体长	4~8m	4~8m
节片数	200~2 500 节	1 000~2 000 节
头节	直径1.4~1.7mm,有或无顶突,无小钩	直径1.5~2.0mm,无顶突和小钩
成节睾丸数	600~1 000 个	300~400 个
孕节子宫分支数	每侧16~21 支	每侧15~30 支
囊尾蚴	头节有顶突和两圈发育不良的小钩	头节无顶突和小钩
虫卵	难以区别	难以区别

（二）生活史

亚洲带绦虫的生活史与牛带绦虫并不完全相同,其中间宿主为是家猪、野猪等野生动物,且囊尾蚴主要寄生于中间宿主的内脏,多见于肝表面,而非肌肉组织。人体感染主要是因为吃了生的或未煮熟的中间宿主内脏所致。

（三）致病性

亚洲带绦虫的致病机制与牛带绦虫相似。患者的临床表现有排节片史、肛门瘙痒,并伴有消化道和神经系统症状,如恶心、呕吐、腹痛、头晕、头痛,有的食欲亢进或食欲减退。多数患者的排节片史为1~3 年,最长可达30 年。尚未见亚洲带绦虫引起人体囊尾蚴病的报道。

（四）实验室诊断

粪便可查获虫卵,但无法确定感染虫种;孕节片检查或试验性驱虫后获得虫体可以确定虫种。近年来,也常采用分子生物学方法对虫种进行鉴定。询问病史有助于诊断,如患者有无生吃或半生食猪或其他野生动物内脏的习惯及排节片史。

（五）流行与防治

亚洲带绦虫主要流行于亚太地区的韩国、新加坡、泰国、印度尼西亚、马来西亚、菲律宾、缅甸、越南、中国,在我国主要流行于台湾、云南、广西、四川、贵州等地区。感染者中男性多于女性,以青壮年居多。此外,虫体的感染还表现出一定的家庭聚集趋势。

影响亚洲带绦虫传播与流行的主要因素与患者和带虫者的粪便污染外界环境造成中间宿主感染,以及当地居民喜生食家畜和野生动物等中间宿主内脏的生活习惯有关。

亚洲带绦虫的防治原则同其他带绦虫。

二、阔节裂头绦虫

阔节裂头绦虫(*Diphyllobothrium latum*)又称鱼绦虫,成虫寄生于猫、犬等肉食动物及人的小肠内,引起阔节裂头绦虫病,裂头蚴寄生于淡水鱼类,人因误食含有裂头蚴的鱼类而发生感染。

（一）形态

1. **成虫**　成虫的形态似曼氏迭宫绦虫,但虫体较大,一般在 4~6m,有时可达 10m,最宽处 20mm,具有 3 000~4 000 个节片。虫体呈乳白色,头节细小,呈匙形或棍棒状,长 2~3mm,宽 0.7~1.0mm,其背、腹面各有 1 条窄而深的吸槽。颈部细长。成熟节片均宽大于长,为宽扁的矩形,睾丸数较多,为 750~800 个,分布于体背部两侧。雄性生殖孔与阴道共同开口于节片前部腹面的生殖腔。子宫盘曲呈玫瑰花状,位于节片中央,开口于生殖腔之后。妊娠节片结构与成熟节片基本相同,但末端的节片长宽相近。孕节不自虫体脱落(图 3-21)。

2. **虫卵**　虫卵近卵圆形,大小(55~76)μm×(41~56)μm,浅灰褐色。卵壳较厚,一端有明显的卵盖,另一端有一小棘。卵内含 1 个卵细胞及若干卵黄细胞,排出体外时,卵内胚胎已经开始发育(图 3-21)。

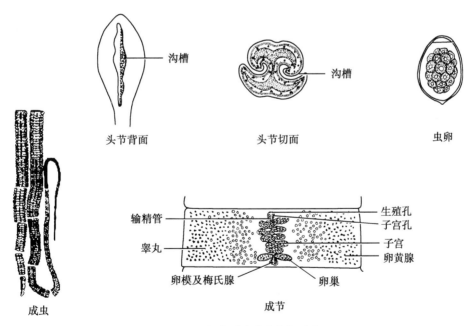

图 3-21　阔节裂头绦虫各期形态

（二）生活史

阔节裂头绦虫的生活史与曼氏迭宫绦虫大致相同,但其第二中间宿主是鱼类,人是终宿主(图 3-22)。

成虫寄生于人,以及猫、犬等肉食动物的小肠内。虫卵每隔 3~30d 从孕节的子宫孔逸出,随宿主粪便排出体外。虫卵在 15~25℃的水中经 7~15d 可孵出钩球蚴。钩球蚴在水中若被剑水蚤吞入,在其血腔内经过 2~3 周发育为原尾蚴。当感染的剑水蚤被小鱼吞食后,原尾蚴可在其肌肉、性腺、卵及肝等部位经 1~4 周发育为裂头蚴,裂头蚴可随鱼卵排出。当大型肉食鱼类吞食小鱼或鱼卵后,裂头蚴

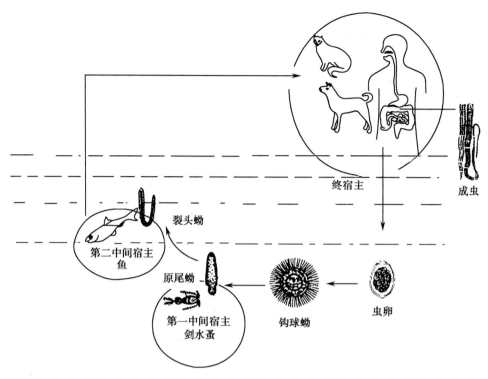

终宿主

成虫

裂头蚴

第二中间宿主
鱼

原尾蚴

钩球蚴

虫卵

第一中间宿主
剑水蚤

图 3-22 阔节裂头绦虫生活史

可侵入其肌肉等组织内继续生存。鱼体内的裂头蚴被终宿主或保虫宿主食入后在其肠道经 5~6 周发育为成虫。成虫产卵量较大,寿命可达 5~13 年或更长。

（三）致病性

成虫在小肠内寄生,机械性刺激及其毒性分泌物的作用,导致附着部位肠黏膜发生充血、水肿等炎症反应。多数感染者无明显症状,少数人有疲倦、乏力、四肢麻木、腹泻或便秘、嗜食盐等临床表现。感染严重时,虫体可扭结成团,导致肠道、胆道阻塞,甚至出现肠穿孔等。另外,虫体的寄生可引起宿主维生素 B_{12} 缺乏,致患者并发巨幼细胞贫血,除表现为恶性贫血外,常有感觉异常、运动失调等神经功能紊乱现象。驱虫治疗后贫血状况很快得以改善。

（四）实验室诊断

在患者的粪便中检获虫卵或节片可确诊感染。

（五）流行与防治

阔节裂头绦虫主要分布于欧洲、美洲和亚洲的亚寒带与温带地区。俄罗斯感染病例最多,约占全世界患者人数的 50% 以上。我国仅在黑龙江、广东和台湾等地区有 10 余例报道。

人体感染的关键因素是不良的饮食习惯。喜吃生鱼,或者腌制、熏制的鱼肉或鱼卵,果汁浸鱼及在烹制鱼类过程中尝味等都易受感染。流行区人和动物粪便污染淡水也是重要原因之一。

防治关键在于加强健康宣传教育,改变不良的食鱼习惯,同时要加强对人、犬、猫等的粪便管理,避免水源遭受污染。

驱虫方法同其他绦虫,对并发贫血者还应注意纠正贫血。

三、犬复孔绦虫

犬复孔绦虫(*Dipylidium caninum*),成虫主要寄生于犬和猫小肠内,偶可感染人体,引起复孔绦虫病。

（一）形态

1. 成虫　该虫体为小型绦虫,长 10~15cm,宽 0.3~0.4cm,约有 200 个节片。头节呈菱形,横径约 0.4mm,具有 4 个吸盘和 1 个可伸缩的棒状顶突,上有玫瑰刺状的小钩,常排成 1~7 圈。颈部细而短。近颈部的未成熟节片宽而短,向后逐渐增大近方形。成熟节片节和妊娠节片皆为长方形。成熟节片有睾丸 100~200 个,卵巢两个,其后方各有一个分叶状的卵黄腺。孕节子宫呈网状,内含若干个储卵囊,储卵囊内含有虫卵(图 3-23)。

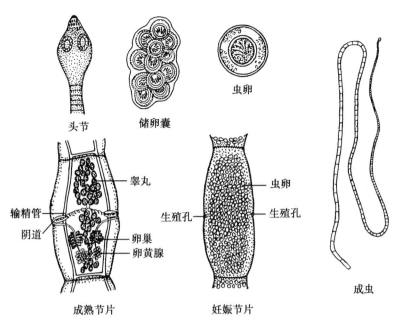

头节　　　　　储卵囊　　　　　虫卵

输精管　　　　　　　　　　睾丸

阴道　　　　　　　　　　卵巢
　　　　　　　　　　　卵黄腺

生殖孔　　　　　　　　虫卵
　　　　　　　　　　生殖孔

成虫

成熟节片　　　　　妊娠节片

图 3-23　犬复孔绦虫

2. 虫卵　虫卵圆球形,直径 35~50μm,具 2 层薄的卵壳,内含 1 个六钩蚴(图 3-23)。

(二)生活史

　　成虫寄生于犬、猫的小肠内,孕节单节或数节相连自链体脱落,主动逸出肛门或随粪便排出体外。散出的虫卵被中间宿主蚤类幼虫食入,六钩蚴在其肠道内孵出,然后侵入其血腔,约经 30d,发育为似囊尾蚴,此时蚤类幼虫也已发育为成虫。被感染的蚤活动迟缓,犬、猫舔毛时将其吞食,似囊尾蚴在其小肠释出,以头节附着于肠黏膜上,3 周后发育为成虫。人的感染常因与猫、犬接触时误食含虫蚤类所致(图 3-24)。

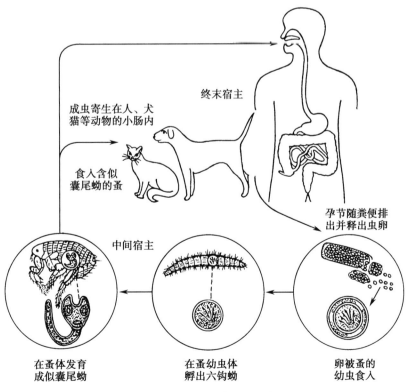

终末宿主

成虫寄生在人、犬
猫等动物的小肠内

食入含似
囊尾蚴的蚤

孕节随粪便排
出并释出虫卵

中间宿主

在蚤体发育
成似囊尾蚴

在蚤幼虫体
孵出六钩蚴

卵被蚤的
幼虫食入

图 3-24　犬复孔绦虫生活史

（三）致病性

犬复孔绦虫的寄生主要引起小肠局部的病理改变。多数人呈隐性感染,严重感染者或儿童可出现食欲缺乏、消化不良、腹部不适等,偶有腹痛、腹泻,若孕节自动从肛门逸出则引起肛门周围瘙痒和烦躁不安等。

（四）实验室诊断

犬复孔绦虫的诊断主要依赖于病原学检查。从患者粪便中检获虫卵或孕节可确诊。

（五）流行与防治

犬复孔绦虫呈世界性分布,犬、猫感染率高。到目前为止,世界人体感染的报道有数百例,我国有数十例。我国病例散在分布于北京、河北、河南、辽宁、广东、广西、四川、山东、山西、台湾等地区。感染者多为婴幼儿,与他们接触犬、猫的机会较多,且不注意个人卫生有关。

防治原则同膜壳绦虫。除注意个人卫生和饮食卫生外,对家养的犬、猫等动物应定期驱虫、灭蚤,尽量避免与之过分亲昵,嬉戏,以减少感染机会。

本章小结

1. 人体绦虫属于扁形动物门的圆叶目和假叶目,圆叶目虫体主要有链状带绦虫、肥胖带绦虫、细粒棘球绦虫、微小膜壳绦虫;假叶目的代表虫种有曼氏迭宫绦虫和阔节裂头绦虫。

2. 绦虫成虫多为雌雄同体,左右对称,背腹扁平,呈带状,分为头节、颈节和链体三部分,链体又有幼节、成节和孕节之分。

3. 绦虫生活史复杂,成虫多寄生于脊椎动物的消化道中致绦虫病;幼虫有多个发育阶段,中绦期幼虫寄生于脊椎或无脊椎动物的组织中,造成的危害较成虫更为严重。人可以作为某些绦虫的终宿主,如肥胖带绦虫;可以作为某些绦虫的中间宿主,如细粒棘球绦虫及多房棘球绦虫;也可以既为终宿主又是中间宿主,如链状带绦虫和曼氏迭宫绦虫。

4. 除曼氏迭宫绦虫裂头蚴可经皮肤、黏膜侵入人体外,其他绦虫的感染皆因误食虫卵或幼虫所致,与卫生尤其是饮食习惯有着重要的关系,属重要的食源性寄生虫。

5. 绦虫病的实验室诊断主要依赖粪便中虫卵、孕节或成虫的检查。幼虫所致疾病的诊断比较困难,可采用组织活检、免疫学检测及影像学检查等多种方法。

（吕文涛　汪晓静　钟禹霖）

扫一扫,测一测

思考题

1. 链状带绦虫和肥胖带绦虫哪种对人体的危害更大? 为什么?

2. 若粪便镜检发现棕黄色球形虫卵,具有放射状条纹的较厚胚膜,内含六钩蚴。请问应考虑哪些寄生虫的感染?

第三篇　医学原虫

原虫(protozoon)为单细胞真核生物,体积微小,结构简单,能独立完成运动、摄食、排泄、生殖等生命活动。原虫种类繁多,迄今已发现有65 000余种,广泛分布于自然界,其生活方式多为自生或腐生,少数营共栖或寄生生活。医学原虫包括寄生于人体腔道、体液、组织或细胞内的致病性原虫及与人体处于共栖状态的非致病性原虫。

现已发现的医学原虫有40余种。重要的致病性原虫有疟原虫、阿米巴原虫、弓形虫等。由于缺乏有效的疫苗和可靠的治疗药物,加之传播媒介难以控制等原因,原虫感染仍然是世界性的公共卫生问题,特别是近年来出现的免疫缺陷患者常并发机会致病性原虫的严重感染,已引发人们的高度关注。

一、形态特征

原虫大小从2~200μm不等,形态各异,可呈圆形、新月形或没有固定的外形,基本结构皆由细胞膜、细胞质和细胞核三部分组成。

1. 细胞膜　又称质膜或表膜,由单位膜构成,是原虫与宿主及外环境接触的界面,具有多种受体、酶、抗原等成分,维持原虫一定的形状,参与原虫的运动、摄食、排泄、侵袭及逃避宿主免疫效应等功能。

2. 细胞质　主要由基质、细胞器和内含物构成。大多数原虫的基质有内、外质之分。外质透明,呈凝胶状,参与原虫的运动、摄食、排泄、呼吸、感觉等生理活动;内质呈溶胶状,含有多种细胞器和内含物,是原虫代谢和营养储存的主要场所。

原虫的细胞器主要有膜质细胞器,如内质网、高尔基复合体、线粒体等,参与能量合成与分解代谢;运动细胞器如伪足、鞭毛、纤毛等,执行运动功能;营养细胞器如胞口、胞肛等,参与摄食与排泄。

原虫的内含物主要包括食物泡、拟染色体、糖原团等营养储存小体及色素等代谢产物,其特殊内含物可作为虫种的鉴别标志。

3. 细胞核　由核膜、核质、核仁和染色质组成,控制着原虫的生长、发育和繁殖。原虫的细胞核可分为泡状核和实质核,寄生人体的原虫多为泡状核,圆形体积小,少量染色质颗粒分布于核膜内缘,染色较浅,只含1个核仁;实质核大而不规则,大量染色质均匀分散在核质中,染色较深,具有1个以上的核仁。核型是鉴别原虫的重要结构特征。

二、生理特性

1. 运动　多数原虫借助运动细胞器运动,运动方式包括伪足运动如阿米巴原虫;鞭毛运动如阴道毛滴虫;纤毛运动如结肠小袋纤毛虫。有一类原虫虽无明显的运动细胞器,但可借助体表构造进行滑动和扭动,如疟原虫。运动期的原虫能摄食,称滋养体;在不良条件下其分泌囊壁形成相对静止期的包囊或卵囊。成熟的包囊或卵囊抵抗力强,是许多原虫的感染阶段。

2. 营养与代谢　原虫可通过表膜渗透、吞噬、胞饮或胞口摄入等方式摄取营养。其代谢方式多为兼性厌氧代谢,能量主要来源于糖的无氧酵解。原虫的代谢产物可通过表膜渗透、伸缩泡和胞肛等排出,也可在虫体分裂时释放。

3. 生殖　原虫的生殖分无性生殖和有性生殖两种方式。

(1) 无性生殖:包括二分裂、多分裂和出芽生殖。二分裂最为常见,分裂时细胞核先一分为二,然后细胞质再分裂,并包绕每个核,形成两个子体,如阿米巴滋养体的增殖。多分裂是细胞核先分裂为多个,细胞质再分裂,包绕在每个核周围,形成多个子体,如疟原虫在人体内进行的裂体增殖。出芽生殖是母体经过不均等的细胞分裂,产生一个或多个芽体,再分化发育成新个体,分为"内出芽"和"外出芽"两种方式,如刚地弓形虫滋养体以内出芽增殖,即两个子细胞先在母细胞内形成新个体,然后随母细胞破裂释放;疟原虫的成孢子细胞以外出芽增殖,即先从成孢子细胞表面长出子孢子芽,逐渐发育为子孢子后脱离母体。

（2）有性生殖:包括配子生殖和接合生殖。配子生殖是雌、雄两性配子结合为合子,再由合子发育为多个新个体,如疟原虫在蚊体内的生殖。接合生殖是同种原虫的两个个体暂时性结合在一起,相互交换部分核质后分开,再各自进行分裂增殖,如结肠小袋纤毛虫的增殖。

有些原虫在发育过程中,无性生殖和有性生殖相互交替出现,这种现象称世代交替,如疟原虫。

三、生活史类型

医学原虫的生活史分为以下3种类型。

1. **简单传播型**　又称人际传播型。生活史简单,只需一种宿主,原虫通过接触或通过饮水、食物等而传播。通常又有2种类型:一是生活史只有滋养体期,以二分裂增殖,通过直接或间接接触而传播,如阴道毛滴虫;二是生活史有滋养体和包囊两个阶段,滋养体以二分裂增殖,而感染期的包囊通过饮水或食物进入宿主体内而传播,如肠道阿米巴原虫。

2. **循环传播型**　生活史的完成需1种以上的脊椎动物宿主,原虫在不同的宿主体内分别进行有性生殖和无性生殖,如刚地弓形虫。

3. **虫媒传播型**　此类原虫须在吸血节肢动物体内以有性或无性繁殖发育至感染阶段,再通过叮咬、吸血等将病原体传播给人或其他动物,如疟原虫。

四、致病特点

医学原虫主要通过机械损伤、毒性代谢产物损害和免疫病理损伤而致病,其致病作用的强弱与虫种、寄生部位、感染数量及宿主的免疫状态密切相关。与其他类别的寄生虫相比较,医学原虫的致病有以下特点:

1. **机会致病**　有些原虫在免疫功能正常的宿主体内多呈隐性感染,但在宿主免疫功能下降时,处于隐性感染状态的原虫则会大量增殖,导致宿主出现明显甚至严重的临床症状,如刚地弓形虫、隐孢子虫等。

2. **增殖致病**　原虫个体微小,侵入人体后,只有逃避机体的免疫力,在生活史的某一发育阶段增殖到相当数量时,才能使宿主出现明显的病理损伤和临床症状。如疟原虫在红细胞内通过裂体增殖使虫体数量达到发热阈值时才能引起疟疾的发作。

3. **播散致病**　致病性原虫在原发病灶增殖到相当数量时,即具有向邻近或远处组织器官播散和侵袭的倾向,从而累及更多的组织器官。如寄生在巨噬细胞内的杜氏利什曼原虫,可随巨噬细胞游走,播散到全身各处引起感染。

五、分类

根据医学原虫运动细胞器的有无和类型,可将其分为4类。

1. **根足虫**　以伪足为运动细胞器,如溶组织内阿米巴。

2. **鞭毛虫**　以鞭毛为运动细胞器,如阴道毛滴虫、蓝氏贾第鞭毛虫。

3. **孢子虫**　无明显的运动细胞器,如疟原虫、刚地弓形虫。

4. **纤毛虫**　以纤毛为运动细胞器,如结肠小袋纤毛虫。

（吴秀珍）

扫一扫,测一测

学习目标

　　1. 掌握溶组织内阿米巴、肠腔非致病性阿米巴、致病性自由生活阿米巴等重要根足虫诊断期的形态特征及实验室诊断方法。

　　2. 熟悉重要阿米巴原虫的寄生部位、感染阶段、主要致病期等与生活史和致病性有关的重要知识点。

　　3. 了解重要阿米巴原虫的流行因素与防治原则。

　　4. 能根据重要阿米巴原虫生活史特点,选择适宜的实验室诊断方法,并能正确判断实验检查结果;能综合运用所学阿米巴原虫知识,对实验检查结果进行科学、合理的分析。

　　根足虫因以伪足作为运动细胞器做变形运动,又称阿米巴(amoeba)。其生活史一般包括运动摄食期的滋养体和相对静止期的包囊两个阶段。有些生活于水体、泥土和腐烂植物中的阿米巴可经鼻咽部、损伤的皮肤黏膜、角膜等侵入人体,引起中枢神经系统及其他器官的严重损害甚至死亡;人体内的阿米巴则多生活于腔道,一般不致病,只有溶组织内阿米巴在一定条件下能侵入组织引起疾病,成为阿米巴原虫中与人体健康关系最为密切的种类。

第一节　溶组织内阿米巴

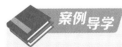

　　患者,男,57岁,农民,因腹痛、腹泻8d就诊。当地卫生院以"细菌性痢疾"给予庆大霉素治疗无效。近2d腹泻次数减少,但腹疼加剧,伴轻度的里急后重,大便呈果酱色。查体:患者体温38.4℃,腹壁软,左下腹有轻度压痛。粪便检查:暗红色,有腥臭味和中量黏液;生理盐水直接涂片:可见大量红细胞、少量白细胞和做定向运动的溶组织内阿米巴大滋养体。患者被确诊为急性阿米巴性痢疾。

　　问题与思考:

　　1. 如何通过实验室检查鉴别阿米巴性痢疾与细菌性痢疾?

　　2. 采取哪些措施可以保持溶组织内阿米巴大滋养体的运动活力,从而有助于虫体鉴定?

溶组织内阿米巴（*Entamoeba histolytica*）又称痢疾阿米巴，通常寄生于人体结肠腔内，无明显致病作用，当机体全身或者肠道局部免疫力下降时可侵入肠壁组织或其他器官组织，分别引起肠阿米巴病和肠外阿米巴病。

一、形态

溶组织内阿米巴生活史有滋养体和包囊两个发育阶段。

（一）滋养体

滋养体形态多变而不规则，做定向的阿米巴运动。根据其形态结构、寄生部位及致病性的不同分为大滋养体和小滋养体（图4-1）。

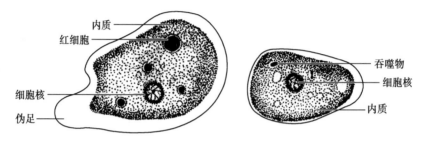

图4-1　溶组织内阿米巴滋养体（铁苏木素染色）

1. **大滋养体**　寄生于结肠壁及肠外器官组织中，又称组织型滋养体，常出现于患者的脓血便和脓肿组织中，是致病阶段。虫体20~60μm，运动活泼，内外质分界清楚，外质无色透明，常伸出一叶状或舌状伪足；内质颗粒状，含食物泡及吞噬的红细胞。有无吞噬的红细胞是溶组织内阿米巴大滋养体与小滋养体及肠腔其他非致病性阿米巴滋养体的重要鉴别特征之一。

2. **小滋养体**　生活于结肠腔内，无致病能力，又称共栖型或肠腔型滋养体，见于患者的稀、软便中。虫体10~30μm，运动不活泼，伪足较小，内外质分界不清楚，内质含吞噬的细菌。

滋养体的核型为泡状核，经铁苏木素染色后，清晰可见。核蓝黑色圆形，核仁小而居中，核膜薄，核膜内侧缘的染色质颗粒大小均匀，排列整齐。

（二）包囊

包囊由小滋养体形成。虫体呈圆球形，直径5~20μm，外有光滑囊壁。根据结构及感染性的不同分成熟包囊和未成熟包囊（图4-2）。

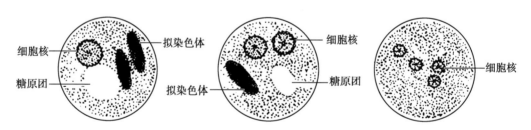

图4-2　溶组织内阿米巴包囊（铁苏木素染色）

成熟包囊即四核包囊，囊内仅有4个细胞核，核的结构与滋养体相同，是原虫的感染阶段。未成熟包囊包括单核和双核包囊，胞质中有储存的营养物质拟染色体和糖原团。经铁苏木素染色后，包囊呈蓝灰色，拟染色体呈蓝黑色棒状，糖原团被溶解呈空泡状。经碘液染色后，包囊呈淡黄色或棕黄色，拟染色体不着色，而糖原团为棕红色。

二、生活史

根据感染溶组织内阿米巴后宿主是否有临床症状的出现，其生活史分2种不同的形式（图4-3）。

1. **带虫者体内生活史形式**　感染阶段的成熟包囊随被污染的食物或水进入人体，行至小肠，经消化液的作用，虫体逸出并分裂为小滋养体。小滋养体生活于结肠腔内，以细菌、肠黏液和半消化的食

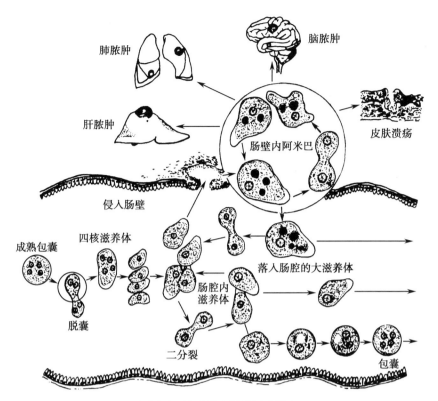

图 4-3　溶组织内阿米巴生活史

物为营养,不断进行二分裂繁殖,形成大量小滋养体。当小滋养体移行至横结肠后,由于肠腔内营养物质和水分的减少,虫体停止活动,团缩并分泌囊壁,形成包囊,随粪便排出体外。未成熟包囊排出后可继续发育为成熟包囊。此时的宿主是非常重要的传染源。

2. 患者体内生活史形式　当宿主全身或肠道局部的免疫功能下降时,尤其是在肠道内某些细菌的协同作用下,肠腔内的小滋养体可借助于伪足的运动和所分泌的酶与毒素的作用侵入肠壁组织,吞噬红细胞转变为大滋养体。大滋养体进行二分裂繁殖,破坏、溶解肠壁组织,引起液化性坏死,病变部位以回盲部多见。当坏死组织、血液、大滋养体落入肠腔随粪便排出体外,宿主出现阿米巴性痢疾的症状。有些大滋养体还可侵入血管,随血流至肝、肺、脑等器官组织内寄生,导致不同部位的脓肿,引起肠外阿米巴病。当宿主免疫力增强时,落入肠腔的大滋养体可转变为小滋养体,但不能直接形成包囊。

三、致病性

人体感染溶组织内阿米巴后,有的表现为带虫状态,而有的则出现明显的临床症状。感染者是否发病,取决于虫株的毒力、数量、肠道菌群的协同作用及宿主的免疫功能。

（一）致病机制

溶组织内阿米巴对宿主的侵袭力,主要表现为伪足的机械性损伤、侵袭性酶的破坏及对靶细胞的接触性杀伤作用。除此之外,溶组织内阿米巴还可产生阿米巴穿孔素,对宿主细胞形成孔状破坏。

肠壁组织的早期病变一般局限于浅表的肠黏膜,坏死区较小。随着病程的进展,大滋养体不断繁殖,能够穿破黏膜层,在疏松的黏膜下层甚至肌层繁殖扩散,形成口小底大的烧瓶样溃疡;肠外阿米巴病早期为多发性坏死小病灶,后逐渐融合成大的脓肿。

（二）临床类型

临床上将阿米巴病分肠阿米巴病和肠外阿米巴病 2 种类型。

1. 肠阿米巴病　占患者的多数,包括急性直肠结肠炎、阿米巴脓肿及阿米巴性阑尾炎等。典型的急性直肠结肠炎患者表现为腹痛伴里急后重,急性腹泻,粪便呈果酱样黏液脓血便,有特别腥臭味,又称阿米巴性痢疾,反复发作可转为慢性患者。阿米巴性痢疾的临床症状与细菌性痢疾相似,应注意进行鉴别。

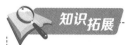

阿米巴性痢疾与细菌性痢疾鉴别

阿米巴性痢疾与细菌性痢疾的鉴别见表4-1。

表4-1　阿米巴性痢疾与细菌性痢疾的鉴别

鉴别点	阿米巴性痢疾	细菌性痢疾
病原体	溶组织内阿米巴	痢疾杆菌
临床表现	发病缓,发热不高,腹痛与里急后重较轻,大便次数较少,4~6次/d	发病急,多数热度较高,腹痛与里急后重较重,大便次数较多,1d可达数十次
粪便特点	果酱样黏液脓血便,有腥臭味	黏稠或水样,无臭,有黏冻
镜检	少量脓细胞、大量红细胞、大滋养体	大量白细胞、少量红细胞、无大滋养体
细菌培养	不能分离出痢疾杆菌	能分离出痢疾杆菌
治疗用药	甲硝唑	抗生素

2. 肠外阿米巴病　以阿米巴肝脓肿最为常见,表现为弛张热、肝大,肝区疼痛等;肺脓肿常继发于肝脓肿,也可经血液循环引起,表现为胸痛、发热、咳嗽、咳巧克力酱样脓痰或血性脓痰;脑脓肿患者可出现头痛、呕吐、眩晕、精神异常等神经系统的症状,死亡率高;另外直肠的病灶可播散到会阴等部位,导致阿米巴性皮肤溃疡。

四、实验室诊断

（一）病原学检查

在患者的粪便或组织内查到滋养体,或者在慢性患者或带虫者的粪便中查到包囊可确诊感染。

1. 滋养体的检查

（1）粪便生理盐水直接涂片法:若送检标本为黏液脓血便,镜检时可见活动的大滋养体、聚集成团的红细胞、少量的白细胞及夏科-雷登结晶;若送检标本为稀软便,镜检可见活动的小滋养体。由于阿米巴滋养体在外界环境中极易死亡,为了保持虫体的运动活力,便于镜下识别,粪便应在排出后半小时内最好20min内送检;寒冷季节应注意保温,但不能直接将标本放入温箱;盛放标本的器皿要干净,不能混有尿液和消毒剂等;尽量治疗前送检。

（2）活组织检查法:活组织内可以检获溶组织内阿米巴的大滋养体。诊断肠阿米巴病用结肠镜从溃疡的边缘取刮拭物做直接涂片或取活组织做压片;对肠外组织脓肿可穿刺抽取脓肿壁的坏死组织做涂片。镜检时应注意大滋养体与组织细胞的区别,见表4-2。

表4-2　大滋养体与组织细胞的鉴别

鉴别点	大滋养体	组织细胞
大小	大	小
胞核与胞质的大小比例	小	大
核的特点	泡状核,核仁小而居中	与大滋养体的核特点不同
胞质中是否有红细胞	有	无

（3）人工培养法:当受检者疑被溶组织内阿米巴感染,但常规检查难以发现原虫时,可对标本进行常规或有菌培养,以提高检出率。

2. **包囊的检查**　慢性患者和带虫者的成形粪便中可查到包囊。最常用的检查方法为碘液染色法。由于包囊在粪便中分布不均匀,且间歇性排出,因此标本应连做 3 张涂片,若为阴性结果则间隔 2~3d 再查一次。当粪便中包囊较少,碘液染色法检查难以发现原虫时,可采用硫酸锌离心浮聚或醛醚离心沉淀等浓集法以提高检出率。

（二）免疫学检测

免疫学检测主要用于阿米巴病特别是肠外阿米巴病的辅助诊断和阿米巴感染的流行病学调查。目前血清学检测主要是检测抗阿米巴的特异性抗体,常用的方法有 IHA、ELISA、IFA 等,以 ELISA 运用较多。

（三）分子生物学诊断

近年来开展的 DNA 探针技术和 PCR 技术是诊断溶组织内阿米巴感染的更有效、敏感和特异的方法,且能用于虫种的鉴定。

另外,X 线、超声波、CT、MRI 等影像学检查对肠外阿米巴病的诊断具有重要价值。

五、流行与防治

（一）分布

溶组织内阿米巴的感染呈世界性分布,多见于热带和亚热带地区。我国各地均有分布,1988—1992 年第一次全国寄生虫分布调查表明,人群平均感染率为 0.949%,西藏高达 8.124%,而 2015 年全国人体重点寄生虫病现状调查显示,人群感染率呈现显著下降趋势,但在经济不发达、卫生条件差的地区,新生儿、孕妇、哺乳期妇女等免疫力低下人群感染率较高,因此,阿米巴性痢疾仍然为我国法定管理的乙类传染病。

（二）流行因素

影响溶组织内阿米巴流行的主要因素:①传染源外排包囊的数量大,溶组织内阿米巴的传染源为带虫者和慢性肠阿米巴病患者,每人每日外排包囊 100 万~3.5 亿个。②包囊对外界环境的抵抗力强,其在粪便中可存活 2 周以上,在水中可存活 9~12d,对化学消毒剂的抵抗力强,自来水中的余氯不能将其杀死,因此饮用水被污染成为溶组织内阿米巴感染的重要来源。③传播方式多样,包囊除可直接污染手、食物、用具,尤其是水源等造成人际间的粪-口途径传播外,还可经医学节肢动物如蝇、蟑螂等的机械性携带造成传播。

（三）防治原则

综合性的防治措施可以有效地切断溶组织内阿米巴的感染。包括加强卫生宣传教育,注意饮食、饮水和个人卫生,做到饭前、便后洗手;加强粪便管理和水源防护;消灭、控制蝇、蟑螂等传播媒介;治疗患者和带虫者,治疗药物首选甲硝唑,大蒜素有一定的疗效。

第二节　人体非致病性阿米巴

一、肠腔内非致病性阿米巴

除了溶组织内阿米巴外,其他生活于人体消化道内阿米巴均为肠腔共栖性原虫,无致病作用。非致病性阿米巴常见的主要种类有迪斯帕内阿米巴（*Entamoeba dispar*）、结肠内阿米巴（*Entamoeba coli*）、微小内蜒阿米巴（*Endolimax nana*）、哈氏内阿米巴（*Entamoeba hartmanni*）、布氏嗜碘阿米巴（*Iodamoeba butschlii*）等。

迪斯帕内阿米巴的感染最为多见,其形态结构及生活史与溶组织内阿米巴极为相似,且常混合感染,难以鉴别。由于二者酶谱型明显不同,所以目前主要是采用同工酶分析、ELISA 和 PCR 技术对二者进行鉴别。粪检中查到含红细胞的滋养体、血清学检测为高滴度阳性结果,应高度怀疑溶组织内阿米巴的感染;另外,阿米巴病仅由溶组织内阿米巴引起。

结肠内阿米巴与溶组织内阿米巴的感染呈平行分布,但感染率高于后者。若发现结肠内阿米巴,有必要进一步查找溶组织内阿米巴。两种原虫的形态结构非常相似,其不同点见图 4-4、图 4-5 及表 4-3。

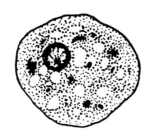 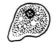

结肠内阿米巴　　哈氏内阿米巴　布氏嗜碘阿米巴　微小内蜒阿米巴

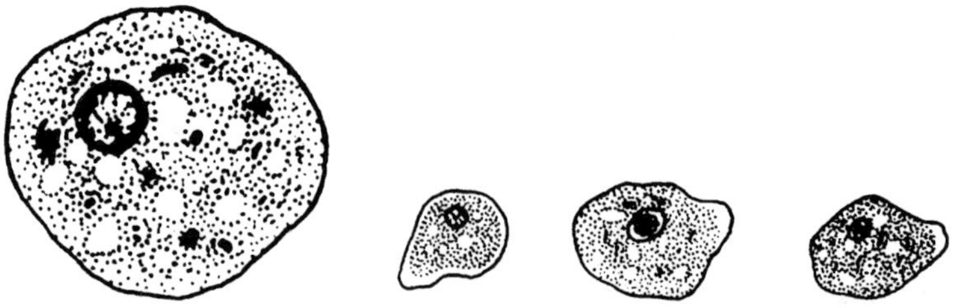

图 4-4　人体肠腔内非致病性阿米巴滋养体(铁苏木素染色)

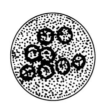

结肠内阿米巴　　　　　　哈氏内阿米巴

布氏嗜碘阿米巴　　　　　微小内蜒阿米巴

图 4-5　人体肠腔内非致病性阿米巴包囊(铁苏木素染色)

表 4-3　溶组织内阿米巴与结肠内阿米巴形态鉴别

鉴别点		溶组织内阿米巴	结肠内阿米巴
滋养体	大小	大滋养体 20~60μm;小滋养体 10~30μm	20~50μm
	阿米巴运动	定向	不定向
	内外质界限	分明	不分明
	吞噬物	大滋养体为红细胞;小滋养体为细菌	细菌
	细胞核	核仁小而居中,核膜内侧缘染色质颗粒大小均匀,排列整齐	核仁大而偏位,核膜内侧缘染色质颗粒大小不均匀,排列不整齐
包囊	大小	较小,5~20μm	较大,10~30μm
	核数目	1~4 个,偶见 8 个	1~8 个,偶见 16 个
	拟染色体	棒状	碎片状或草束状

其他肠腔非致病性阿米巴在形态结构上与溶组织内阿米巴也有类似之处,容易混淆,在实际工作中应注意鉴别。

二、齿龈内阿米巴

齿龈内阿米巴是人和许多哺乳动物如犬、猫等口腔齿龈部的共栖性阿米巴。

齿龈内阿米巴生活史中仅有滋养体期。滋养体直径 10~20μm,伪足明显,内外质分界清楚,运动活泼;食物泡内含有细菌和白细胞,偶有红细胞;胞质中常有一个细胞核,核仁居中而明显,核膜内缘含有大小均匀、排列整齐的核周染粒(图 4-6)。滋养体生活于齿龈和牙齿之间的界面,经飞沫或直接接触传播。

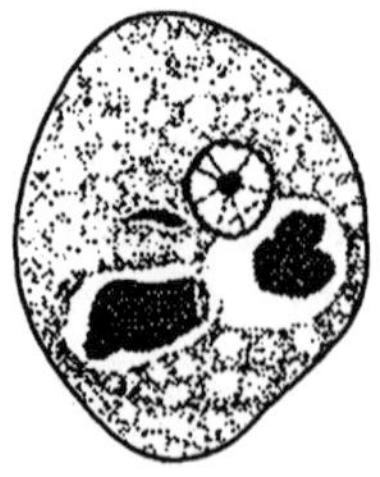

图 4-6　齿龈内阿米巴滋养体

 笔记

该虫在健康人与口腔疾病患者的口腔中均可查见,后者检出率较高,艾滋病患者更容易感染,但与免疫缺陷程度并无关系;偶有子宫内感染的报告,仅限于与细菌合并感染。诊断的主要依据是查获滋养体,取牙垢或化脓性齿龈病灶的脓液做生理盐水直接涂片,亦可染色检查。

避免与犬、猫等宠物的亲昵,保持良好的口腔卫生,是防止该虫感染的有效措施。常用治疗药物为甲硝唑。

第三节 致病性自生生活阿米巴

患者,男,18岁,学生,突然发热、头疼、恶心、呕吐,1d后昏迷,按脑炎急诊入院。未查明病因,仅对症处理,3d后他死于呼吸衰竭及心力衰竭。尸检:脑组织中查见耐格里属阿米巴滋养体。医生追问病史:发病前5d,他曾在不流动的温泉中游泳。

问题与思考:

1. 患者所患疾病是什么?

2. 如何预防耐格里属阿米巴感染?

自生生活阿米巴种类繁多,广泛分布于自然界的水体、土壤和腐烂的植物中。其中有些为兼性寄生虫,具有潜在的致病性,感染人体后可引起中枢神经系统急性或慢性炎症,还可引起眼部和皮肤疾病,致病种类主要以耐格里属(*Naegleria*)和棘阿米巴属(*Acanthamoeba*)的虫体多见。

一、形态和生活史

两类阿米巴生活史均有滋养体和包囊(图4-7)。

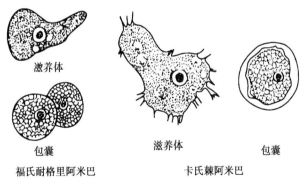

图 4-7 致病性自生生活阿米巴滋养体和包囊

1. 耐格里属阿米巴 多孳生在淡水中。滋养体有阿米巴型和鞭毛型。阿米巴型滋养体呈椭圆或狭长形,运动活泼,直径 $10\sim35\mu m$,一端有钝性的伪足。细胞核为泡状核,致密的核仁大而居中。细胞质内含食物泡,侵入组织时可见吞噬的红细胞。在不适环境中滋养体可从一端长出 2 根或多根鞭毛呈鞭毛型,此型不分裂也不能直接形成包囊,常在 24h 后又转为阿米巴型。

包囊圆球形,直径 $7\sim10\mu m$,囊壁光滑,核单个,结构同滋养体。包囊在无水干燥的外界环境中形成,组织内不能成囊。

2. 棘阿米巴属阿米巴 多存在于被粪便污染的土壤和水体中。滋养体为无鞭毛型,一般呈多变的长椭圆形,直径 $20\sim40\mu m$,活动迟缓,体表有不断形成与不断消失的多个棘状突起。细胞核为泡状核,核仁大、致密、居中。细胞质内含小颗粒及食物泡。

包囊呈圆球形或星状或六角形等,直径 $9\sim27\mu m$,两层囊壁,外壁皱缩,内层光滑。包囊多在不良环境中形成,也可见于侵入的宿主组织内。

两种阿米巴生活史均较简单,可营自生生活,滋养体以细菌为食,二分裂繁殖,在不利的环境下可形成包囊。滋养体和包囊也可通过一定途径侵入人和动物体内,使之感染。

二、致病性

耐格里属阿米巴的主要致病虫种是福氏耐格里阿米巴(*Naegleria fowleri*)。当人游泳、戏水、洗鼻时与受污染的水体接触,水中的滋养体或包囊可侵入鼻腔黏膜并增殖,然后沿嗅神经移行,穿过筛状板入颅内寄生,导致脑组织损伤,引起原发性阿米巴性脑膜脑炎。患者早期表现为以上呼吸道为主的临床症状,伴高热、呕吐,1~2d 后始出现脑水肿征象,迅速转入瘫痪、谵妄、昏迷,常在 1 周内死亡。该病多见于儿童及青壮年。

棘阿米巴属阿米巴的主要致病虫种为卡氏棘阿米巴(*Acanthamoeba castellanii*)。感染主要发生在免疫力低下的人群,如营养不良、应用免疫抑制剂或获得性免疫缺陷综合征(AIDS)患者。滋养体可经损伤的皮肤和眼角膜、呼吸道、生殖道侵入人体,多数寄生于脑、眼、皮肤等部位,引起肉芽肿性阿米巴性脑炎、阿米巴性角膜炎和阿米巴性皮肤损伤。

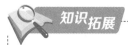

棘阿米巴病的临床类型

棘阿米巴病主要有 3 种临床类型:

1. 肉芽肿性阿米巴性脑炎 潜伏期较长,呈亚急性或慢性病程,以占位性病变表现为主,如精神障碍、乏力、发热、头疼、偏瘫、假性脑膜炎、视力障碍和共济失调等,病死率高。脑脊液中以淋巴细胞为主。病理变化以肉芽肿性改变为特征。

2. 阿米巴性角膜炎 由于棘阿米巴包囊耐干燥,可随尘埃飘起,多通过污染角膜而致慢性或亚急性角膜炎,反复发作可致角膜溃疡甚至穿孔。患者有眼部异物感、疼痛、视力模糊、畏光、流泪等症状。值得注意的是,棘阿米巴包囊还可污染角膜接触镜或存在于接触镜冲洗液中,因此随着角膜接触镜使用的增多,阿米巴性角膜炎的发病不再少见。

3. 阿米巴性皮肤损伤 棘阿米巴引起的阿米巴性皮肤损害主要是慢性溃疡,许多 AIDS 患者有此并发症,有时与中枢神经系统损伤并存。

三、实验室诊断

实验室诊断以病原学检查为主,一般取脑脊液、眼的分泌物及角膜刮取物涂片染色或接种到有大肠埃希氏菌的琼脂培养基上进行培养,观察有无滋养体或包囊。常规血清学方法难以作出早期诊断,但可用免疫荧光或免疫组化技术在组织切片中检查滋养体。此外,可提取病变组织的 DNA,进行 PCR 扩增特异性基因片段或用 DNA 探针进行检测。询问病史对本病的确诊具有重要的参考价值。

四、流行与防治

耐格里属和棘阿米巴属阿米巴的感染在世界很多国家,包括我国均有病例报道,多见于热带和亚热带地区。

预防感染的措施包括避免在不流动的河水中游泳、洗浴、嬉水,并防止鼻腔与水体接触;启用长期未用的自来水时应先放去水管内的积水;佩戴角膜接触镜者应加强自我防护,严格清洗消毒角膜镜片,不戴角膜接触镜游泳、淋浴或温泉浴,防止污水溅入眼内。

目前,对致病性自生生活阿米巴引起的感染,尚缺乏特效治疗药物。两性霉素对耐格里属阿米巴、磺胺类药物和庆大霉素对棘阿米巴等阿米巴有一定疗效。

本章小结

1. 根足虫以伪足作为运动器官,多数虫体的生活史有运动摄食期的滋养体和相对静止期的包囊两个发育阶段。

2. 与人体共生的根足虫仅有溶组织内阿米巴有致病性。四核包囊为其感染阶段;小滋养体生活于肠腔,无致病性;当宿主免疫功能下降时小滋养体可侵入到肠壁及肝、肺等肠外组织,形成大滋养体,从而引起阿米巴病。粪检滋养体或包囊是诊断溶组织内阿米巴感染的重要依据。

3. 迪斯帕内阿米巴、结肠内阿米巴、哈氏内阿米巴等腔道非致病性阿米巴与溶组织内阿米巴在形态上相似,应注意鉴别。

4. 有些自生生活的阿米巴可经鼻咽部、损伤的皮肤黏膜、角膜等侵入人体,引起中枢神经系统及眼部和皮肤疾病等,以福氏耐格里阿米巴和卡氏棘阿米巴最为重要。

（吴秀珍）

扫一扫,测一测

思考题

1. 说出确诊急性阿米巴痢疾患者的病原学检查方法及注意事项。

2. 从流行病学的角度分析急性阿米巴痢疾患者、慢性阿米巴痢疾患者和带虫者,哪一类感染者意义更大? 为什么?

第五章　鞭毛虫

03篇_05章 PPT

学习目标

1. 掌握阴道毛滴虫、蓝氏贾第鞭毛虫等常见鞭毛虫诊断期的形态特征及实验室诊断方法。

2. 熟悉常见鞭毛虫的寄生部位、感染阶段、主要致病期等与生活史和致病性有关的重要知识点。

3. 了解常见鞭毛虫的流行因素与防治原则。

4. 能根据常见鞭毛虫生活史特点,选择适宜的实验室诊断方法,并能正确判断实验检查结果;能综合运用所学鞭毛虫知识,对实验检查结果进行科学、合理的分析。

　　鞭毛虫以鞭毛作为运动细胞器,以纵二分裂法繁殖。其种类繁多,分布广泛,生活方式多样。寄生于人体的鞭毛虫有十余种,主要寄生于消化道、泌尿生殖道、血液及组织内,常见有阴道毛滴虫、蓝氏贾第鞭毛虫、杜氏利什曼原虫等。

第一节　阴道毛滴虫

　　患者,女,30岁,已婚。自述:2周前去泳池游泳,1周后感外阴瘙痒,白带增多,呈灰黄色,有臭味。实验室检查:WBC 11.5×10^9/L;阴道分泌物直接涂片检查发现:水滴样、做旋转式运动的原虫。

　　问题与思考:

　　1. 该患者可能患什么病?有何诊断依据?

　　2. 患者感染的可能原因是什么?

　　阴道毛滴虫(*Trichomonas vaginalis*)简称阴道滴虫,主要寄生于女性阴道、尿道及男性尿道、前列腺内,引起滴虫性阴道炎、尿道炎和前列腺炎,是一种全球性分布,以性传播为主的疾病。

一、形态

　　阴道毛滴虫仅有滋养体一种形态。滋养体似水滴样或梨形,大小为(10~30)μm×(5~15)μm。在新鲜标本涂片中,虫体无色透明,体态多变,活力强,做旋转式运动。固定染色后可见虫体前1/3

处有一椭圆形的细胞核,核上缘有 5 颗排列成环状的毛基体,由此发出 4 根前鞭毛和 1 根后鞭毛。后鞭毛向后延伸,形成波动膜的外缘。波动膜为细胞质延伸形成的薄膜状物,长度不超过虫体的一半。鞭毛与波动膜是虫体运动的结构基础。1 根轴柱,纤细透明,纵贯虫体,自后端伸出体外。胞质内深染的颗粒沿轴柱平行排列,为其特有的氢化酶体,借此可与其他滴虫进行鉴别(图 5-1)。

扫一扫,看一看

前鞭毛

波动膜
细胞核
基染色杆

轴柱

图 5-1　阴道毛滴虫

二、生活史

阴道毛滴虫生活史简单。滋养体主要寄生于女性阴道,尤以后穹窿多见,偶可侵入尿道。男性感染者一般寄生于尿道、前列腺,也可侵入睾丸、附睾及包皮下组织。虫体以纵二分裂法繁殖,以渗透、吞噬和吞饮方式摄取营养。滋养体既是活动和繁殖阶段,也是致病和感染阶段,通过直接或间接接触方式在人群中传播。

三、致病性

(一)致病机制

阴道毛滴虫致病力的强弱随虫株毒力及宿主生理状态而变化。正常情况下,健康妇女阴道内,由于乳酸杆菌能酵解阴道上皮细胞内糖原,产生乳酸,使局部保持酸性环境(pH 3.8~4.4),从而抑制滴虫及细菌的生长繁殖,称阴道的自净作用,此时阴道清洁度为Ⅰ度或Ⅱ度。而滴虫寄生于阴道时,可竞争性地消耗糖原,妨碍乳酸杆菌的酵解作用,降低乳酸浓度,破坏阴道的自净作用,使正常的酸性环境变为中性或碱性,滴虫得以大量繁殖,引起阴道炎症,其清洁度变为Ⅲ、Ⅳ度,促进继发性的细菌感染,加重炎症反应。妊娠期及月经后期,阴道生理周期使 pH 接近中性,又富含血清,利于滴虫的繁殖,此时,妇女滴虫的感染比较容易发生。

(二)临床表现

多数感染者无临床症状或症状不明显。滴虫性阴道炎的常见症状为白带增多,外阴瘙痒或有烧灼、刺痛感。白带呈灰白色、黄色、赤色或脓状,以带有臭味的灰白色泡沫状白带为典型。赤带表示阴道黏膜有出血,脓带表示合并细菌感染。泌尿道感染者有尿频、尿急、尿痛等表现。男性感染者一般呈带虫状态,严重者表现为尿痛、夜尿、前列腺肿大及触痛等。有的学者认为该虫体的感染与不孕症和宫颈癌的发生有一定关系。

四、实验室诊断

(一)病原学检查

从阴道分泌物、尿液沉淀物或前列腺分泌物中查到滋养体可确诊。

1. **生理盐水直接涂片法**　取上述标本做生理盐水直接涂片,镜检活的滋养体。温度较低时应注意标本的保温,并迅速检查。此法简便快速,检出率可达 80% 以上,是医院门诊和普查的常规检查方法。

2. **涂片染色法**　取上述标本做生理盐水涂片,晾干后甲醇固定,瑞氏或吉姆萨染色后镜检。此法检出率为 90%,可同时根据细胞和微生物相判定阴道清洁度。

3. **培养法**　取上述标本接种于肝浸液培养基 37℃ 孵育 48h 后镜检滋养体。此法操作复杂、费时,但检出率高达 98%,适用于疑难病例的确诊及疗效考核。

(二)免疫学检测

多采用 ELISA、直接荧光抗体试验(DFA)和 LAT 等方法进行阴道分泌物中抗原的检测。

此外,PCR、DNA 探针技术及 DNA 原位杂交技术也可用于阴道滴虫感染的辅助诊断。

五、流行与防治

（一）分布

阴道毛滴虫呈世界性分布,各地感染率不一,一般为 10%~25%,近年来有增加趋势,以 16~35 岁年龄组的女性感染率最高。该虫体在我国的流行也很广泛,感染率为 1.25%~12.9%。

（二）流行因素

阴道滴虫的流行主要与下列因素有关:①传染源普遍,滴虫性阴道炎、尿道炎的患者及无症状带虫者皆为传染源,尤其是男性带虫者更为重要,极易导致配偶反复感染。②传播途径多,包括直接接触和间接接触两种方式,前者通过性生活传播;后者主要是通过使用公共浴池、浴具、游泳池、坐便器等传播,妇科器械消毒不彻底,也可造成医源性传播。③滋养体抵抗力较强,在半干燥环境下可存活 14~20h,潮湿的毛巾、衣裤上可存活 23h,40℃水中可存活 102h,普通肥皂水中可存活 45~105min,在便器垫上可存活 30min 以上。滋养体对外界环境较强的抵抗力,使得间接接触感染成为可能,因此在卫生条件差而又集体生活的人群中,若不注意预防,极易造成相互感染。

（三）防治原则

加强卫生宣传教育,注意个人卫生、经期卫生及公共环境卫生,提倡淋浴,不使用公共浴具,慎用公共坐式便器,杜绝不洁性行为是预防本病的重要措施。治疗患者和带虫者,还应对性伴侣同时治疗。常用口服药物有甲硝唑、替硝唑;局部可用滴维净或香葵油精栓剂等药物,也可用 1:5 000 高锰酸钾溶液、1% 乳酸、0.5% 醋酸等冲洗局部,以保持阴道内的清洁度和酸性环境。

第二节　蓝氏贾第鞭毛虫

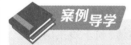

患者,女,18 岁,某农场挤奶工人。主诉:腹痛、腹泻 1 周。医生追问病史:患者自幼喜饮生水和生奶。近半年来时常出现腹痛、腹泻,水样便,量大、有恶臭味、无脓血,并伴有发热、头痛,服用抗生素后可缓解。粪便生理盐水直接涂片法检查发现:梨形虫体,背面隆起,腹面扁平,做直线翻滚运动。患者被确诊为蓝氏贾第鞭毛虫病。

问题与思考:
1. 蓝氏贾第鞭毛虫与痢疾杆菌引起的腹泻有什么不同?
2. 贾第虫病的主要传染源是患者还是带虫者? 为什么?

蓝氏贾第鞭毛虫(*Giardia lamblia*)简称贾第虫,主要寄生于人体小肠,引起以腹泻和消化不良为主要症状的贾第虫病。贾第虫病呈世界性分布,多见于温带和热带地区,以旅游人群发病率较高,故又称"旅游者腹泻"。近年来,蓝氏贾第鞭毛虫合并 HIV 感染,以及同性恋者感染的病例不断增多,在临床实践中应予以高度关注。

一、形态

蓝氏贾第鞭毛虫的发育历经滋养体和包囊两个阶段(图 5-2)。

（一）滋养体

滋养体形似纵切的半个梨,两侧对称,背面隆起,腹面扁平,前端钝圆,后端尖细,大小为(9.5~21)μm×(5~15)μm。在生理盐水直接涂片中,虫体透明或微带蓝绿色,活力强时,做直线翻滚运动,活力弱时,仅在原地左右摆动。经铁苏木素染色后可见腹面前半部向内凹陷形成两个吸盘,其近中线两侧各有一卵圆形的泡状细胞核。轴柱一对,平行地纵贯虫体,但不伸出体外,其中部有一对羊角状中体。基体位于轴柱前端、两核之间,由此发出前侧、后侧、腹和尾鞭毛各 1 对。

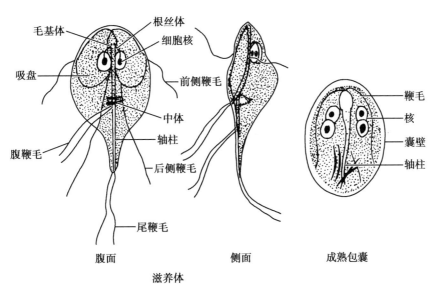

扫 一 扫，看
一 看

扫 一 扫，看
一 看

图 5-2　蓝氏贾第鞭毛虫

（二）包囊

包囊椭圆形，大小为（10~14）μm×（7.5~9）μm。囊壁较厚，与虫体之间有明显的空隙。在新鲜标本中，虫体无色透明，内部结构不清楚。染色后可见未成熟包囊有 2 个核，成熟包囊有 4 个核，常偏于一端。囊内还可见鞭毛、轴柱等结构。铁苏木素染色后的虫体为蓝色，而碘液染色后的虫体呈棕黄色或黄色。

二、生活史

蓝氏贾第鞭毛虫的滋养体为繁殖、致病阶段，成熟包囊为感染阶段。

成熟包囊随污染的食物、饮水进入人体，在十二指肠内脱囊形成 2 个滋养体。滋养体以吸盘吸附于肠黏膜上获取营养，以二分裂方式大量增殖。落入肠腔的滋养体，在宿主生理功能正常的情况下，于回肠下段或结肠内分泌囊壁形成包囊，随成形粪便排出体外；若宿主生理功能出现异常，肠蠕动增快，滋养体则直接随稀便或软便排出体外。

三、致病性

蓝氏贾第鞭毛虫为机会致病性原虫，其致病性的强弱程度与宿主的免疫状态密切相关。若宿主免疫功能正常，多表现为带虫状态。若宿主免疫功能低下，则有大量虫体覆盖于小肠黏膜表面，吸盘的吸附及虫体分泌物与排泄物的化学性刺激，使黏膜上皮细胞的微绒毛受损，从而影响了小肠的吸收功能，尤其是对可溶性脂肪性物质的吸收，表现为以腹泻为主的吸收不良综合征。腹泻呈水样，恶臭、量多，一般无脓血，含较多的脂肪颗粒，伴有胃肠胀气和痉挛性腹疼。若治疗不及时则易转为慢性，表现为慢性周期性稀便，病程可长达数年，多见于婴幼儿。虫体偶可侵入胆道系统，引起胆囊炎或胆管炎。

四、实验室诊断

（一）病原学检查

病原学检查是蓝氏贾第鞭毛虫感染的确诊依据，可取材粪便、十二指肠液、小肠活组织等以检获滋养体或包囊。

1. **粪便检查**　用生理盐水直接涂片法检查稀、软便，可发现滋养体。用碘液染色法检查成形便，可发现包囊。由于包囊具有间歇性外排的特点，故隔日查 1 次，连查 3d，可提高检出率。

笔记

2. **十二指肠液或胆汁检查**　引流十二指肠液或胆汁以直接涂片法或离心沉淀法镜检滋养体,可提高检出率。但取材难度大,患者比较痛苦,仅适用于粪检多次阴性的疑似感染者。

3. **肠检胶囊法**　检出的阳性率与引流液检查相似,且操作方便,容易被患者接受。

4. **小肠活组织检查**　利用纤维内镜取小肠黏膜活组织进行压片或切片染色镜检。此法准确可靠,但患者难以接受,故较少使用。

（二）免疫学检测

免疫学检测主要用于蓝氏贾第鞭毛虫感染的流行病学调查和临床辅助诊断,常用方法有 ELISA、IFA 和对流免疫电泳(CIE)等,皆具有较高的敏感性和特异性。

（三）生物学诊断

目前,常用的生物学诊断技术包括 PCR 技术、原位杂交技术、基因芯片技术及 DNA 探针技术等。其中,DNA 探针技术对粪便标本中虫体的检测具有较高的敏感性和特异性。

五、流行与防治

（一）分布

蓝氏贾第鞭毛虫呈世界性分布,为全球危害人类健康的 10 种主要寄生虫之一,感染率为 1% ~ 20%,多见于卫生条件差和医疗水平低的地区,儿童、旅游者及免疫缺陷的人群易于感染,好发于夏秋季节。我国人群的感染也非常普遍,平均感染率为 2.52%。

（二）流行因素

蓝氏贾第鞭毛虫流行广泛,感染率较高的主要因素:①传染源多,除外排包囊的带虫者和慢性患者外,还有受染的保虫宿主牛、羊、猪、兔等家畜及猫、狗等宠物。②包囊的排放量大,感染者一次粪便中可含包囊 4 亿个,一昼夜可排放包囊高达 9 亿个。③包囊对外界抵抗力强,在水和粪便中能存活数日至 1 个月之久,可直接污染水源、食物造成感染。水源被污染是造成蓝氏贾第鞭毛虫流行,尤其是暴发性流行的重要原因。④苍蝇、蟑螂等媒介节肢动物携带包囊,对该虫体的传播也起着一定的作用。

（三）防治原则

防治措施主要有加强人和动物粪便管理,保护水源,改善环境卫生、饮食卫生和个人卫生,消灭苍蝇、蟑螂等媒介节肢动物。常用治疗药物有甲硝唑、替硝唑等,孕妇宜用巴龙霉素。

第三节　杜氏利什曼原虫

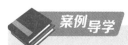

患儿,男,6 个月,出生于内蒙古某林场,父母均为林场职工。他因发热 11d 入院。查体:体温 38.9℃,消瘦,全身皮肤可见出血点。血常规检查:WBC $2.5×10^9$/L,RBC $3.20×10^{12}$/L,Hb 68g/L,PLT $48×10^9$/L。B 超显示:肝大、脾大。骨髓片检查:增生活跃,粒系比例增高,嗜酸性粒细胞明显增多;巨噬细胞及中性粒细胞内发现大量利杜体。患儿被确诊为黑热病。

问题与思考:

1. 患儿是如何感染黑热病的? 骨髓穿刺的最佳部位是什么?

2. 患儿为什么会出现肝大、脾大?

杜氏利什曼原虫(*Leishmania donovani*)又称为黑热病原虫,主要引起内脏利什曼病即黑热病。

一、形态

杜氏利什曼原虫的发育历经无鞭毛体和前鞭毛体两个阶段(图5-3)。

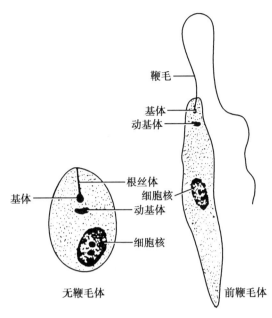

图 5-3 杜氏利什曼原虫

（一）无鞭毛体

无鞭毛体又称利杜体，寄生于人和其他哺乳动物的肝、脾、骨髓、淋巴结等器官的巨噬细胞内，常因巨噬细胞破裂而游离存在。虫体卵圆形，大小为$(2.9～5.7)\mu m×(1.8～4.0)\mu m$。瑞氏或吉姆萨染色后，细胞质呈蓝色，一侧有一紫红色圆形的细胞核，核旁有着色较深的细杆状动基体，其前方有一红色粒状的基体和丝状的根丝体。

（二）前鞭毛体

前鞭毛体又称鞭毛体，寄生于媒介昆虫白蛉消化道内，是虫体的感染阶段。成熟前鞭毛体呈梭形，大小为$(14.3～20)\mu m×(1.5～1.8)\mu m$。细胞核位于虫体中部，动基体在虫体前端，其前方的基体发出一根鞭毛，游离于体外。

二、生活史

杜氏利什曼原虫的生活史分为在白蛉体内发育，以及在人或其他哺乳动物体内发育两个阶段（图5-4）。

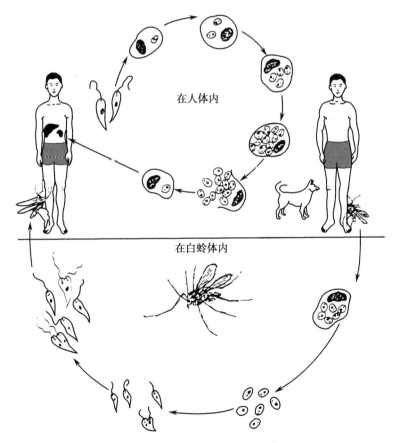

图 5-4 杜氏利什曼原虫生活史

（一）在白蛉体内发育

当雌性白蛉叮刺受染宿主时，含无鞭毛体的巨噬细胞随血液进入白蛉胃内，巨噬细胞被消化，无鞭毛体散出，发育为前鞭毛体。前鞭毛体活动明显加强，并以纵二分裂法繁殖。随着数量的增多，逐渐向白蛉前胃、食管和咽部移动,约1周后具有感染力的前鞭毛体大量聚集在白蛉口腔和喙内。

（二）在人或其他哺乳动物体内发育

当雌性白蛉叮刺人或其他哺乳动物时,前鞭毛体即随唾液侵入皮下组织,一部分被多形核白细胞吞噬消灭;另一部分则进入巨噬细胞内。前鞭毛体在巨噬细胞内失去鞭毛,逐渐变圆成为无鞭毛体。无鞭毛体以二分裂法增殖,导致巨噬细胞破裂。无鞭毛体散出后,又侵入其他巨噬细胞,重复上述增殖过程。

三、致病性

杜氏利什曼原虫主要引起内脏利什曼病,常见症状和体征为长期不规则发热,脾、肝、淋巴结肿大,全血细胞减少性贫血等。

脾大是黑热病的重要体征。无鞭毛体在巨噬细胞内繁殖,使巨噬细胞大量破坏和增生。浆细胞也大量增生。细胞增生是脾大、肝大、淋巴结肿大的根本原因。其中脾大最为常见,出现率在95%以上。

贫血是黑热病的主要症状之一。由于脾功能亢进,血细胞被大量破坏,造成全血细胞减少性贫血。此外,免疫溶血也是引起贫血的重要原因。

由于肝、肾功能受损,肝合成白蛋白减少,而尿中白蛋白排出增加,造成血浆白蛋白降低;浆细胞的大量增生使球蛋白升高,故血清白蛋白与球蛋白(A/G)比例倒置。

在黑热病期间,由于免疫缺陷并发的各种感染,是患者死亡的主要原因。但一经治愈,则患者可获得消除性免疫,一般不再被感染。

在我国,黑热病还有皮肤型和淋巴结型两种特殊类型。部分黑热病患者在治疗过程中或在治愈后数年甚至十余年后可发生皮肤病变,在面部或颈部出现大小不等的暗色结节;而淋巴结型黑热病患者则无黑热病病史,表现为全身多处浅表淋巴结肿大,无明显压痛及红肿。

四、实验室诊断

（一）病原学检查

从感染者组织中找到无鞭毛体或在培养物中发现前鞭毛体是诊断黑热病的可靠依据。常用方法:

1. 穿刺涂片检查 可取患者骨髓、淋巴结、脾脏穿刺物涂片,经瑞氏或吉姆萨染色后镜检。骨髓穿刺涂片法最为常用,又以髂骨穿刺简便安全,检出率较高,达80%~90%。

2. 人工培养法 当虫体量少不易检获时,可将穿刺物接种于3N培养基中,在22~25℃条件下进行人工培养,1周后取培养物查找前鞭毛体。

3. 动物接种法 将穿刺物接种于敏感动物体内,如金黄地鼠、BALB/C小鼠等,1~2个月后取其肝、脾做印片或涂片,染色后镜检。

4. 皮肤活组织检查法 对疑似皮肤型黑热病患者,可用消毒针头刺破皮肤结节取少许组织液,或者用手术刀片刮取少许组织做涂片,染色后镜检。

（二）免疫学检测

采用ELISA、IHA、IFA等方法检测血清抗体,单克隆抗体-抗原斑点试验(McAb-AST)检测循环抗原,对黑热病都具有重要的辅助诊断价值。

（三）分子生物学诊断

分子生物学诊断的方法主要有PCR和DNA探针技术,二者的敏感性高,特异性强。前者尚可鉴定虫种;后者取材方便,在流行病学调查及疗效考核方面具有独特的优势。

五、流行与防治

（一）分布

杜氏利什曼原虫分布广泛,曾流行于我国长江以北的17个省(自治区、直辖市),被列为重点防治的五大寄生虫之一。经过长期大规模的防治,目前,该虫体已经得到了有效控制,仅在新疆、内蒙古、甘肃、四川、陕西、山西有散发病例出现。

（二）流行因素

黑热病属人兽共患疾病,传染源因地域而不同。黄淮等平原地区以患者为主要传染源;西北、华北和东北等丘陵山区以病犬为主要传染源;新疆、内蒙古等荒漠地区以野生动物为主要传染源。本病传播媒介主要为中华白蛉,易感人群多为儿童及青少年。

（三）防治原则

虽然我国已基本消灭黑热病,但传染源依然存在,传播媒介尚未根除,近年来仍有新病例出现,因此必须坚持长期监测,持续控制传染源、消灭传播媒介、加强健康教育。葡萄糖酸锑钠是治疗黑热病的首选药物,抗锑剂者,可用戊烷脒或二脒替等芳香双脒剂。

第四节　其他人体寄生鞭毛虫

一、人毛滴虫

人毛滴虫(*Trichomonas hominis*)简称肠滴虫,主要寄生于人体盲肠和结肠,在一定条件下可引起以腹泻为主的滴虫性肠炎。

（一）形态与生活史

人毛滴虫仅有滋养体一种形态。滋养体呈梨形,似阴道毛滴虫,大小为$(7 \sim 10) \mu m \times (5 \sim 14) \mu m$。在新鲜标本涂片中,虫体无色透明,做活泼的突进式运动。经吉姆萨或铁苏木素等染色后可见,体前部有一卵圆形细胞核和3~5根前鞭毛。后鞭毛1根,与波动膜外缘相连,由虫体后端伸出。波动膜与虫体等长。轴柱1根,纵贯虫体并游离于体外。胞质中含有食物泡和细菌(图5-5)。

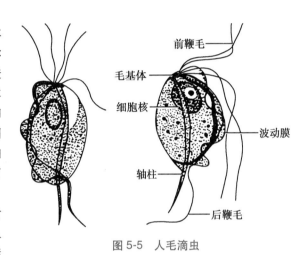

图5-5　人毛滴虫

人毛滴虫生活史简单,滋养体既是致病阶段又是感染阶段,随污染的食物和饮水进入人体,在大肠腔内以纵二分裂法繁殖,而后随粪便排出体外。

（二）致病性与实验室诊断

人毛滴虫为机会致病性原虫,对婴幼儿、儿童及免疫功能低下者可引起滴虫性肠炎,出现以腹泻为主的临床症状,而在成人多与病原菌协同致病。

确诊的方法为粪便生理盐水直接涂片法或涂片染色法检查滋养体。为保证检出率,标本要新鲜,必要时注意保温。对涂片法未找到虫体的疑似者可使用溶组织内阿米巴培养基进行人工培养。

（三）流行与防治

本虫呈世界性分布,热带和亚热带较为常见。我国感染率为0.2%~9.4%,以婴幼儿和儿童居多,主要通过粪-口途径传播,也可经蝇等医学节肢动物机械性携带传播。加强粪便水源管理,注意饮食、饮水卫生,消灭传播媒介等措施可有效预防感染。治疗药物首选甲硝唑,中药雷丸疗效也较好。

二、口腔毛滴虫

口腔毛滴虫(*Trichomonas tenax*)生活于人体口腔,定居于齿垢、龋齿蛀穴、齿龈袋和扁桃体隐窝内,常与齿槽化脓同时存在。

（一）形态与生活史

口腔毛滴虫仅有滋养体一种形态。滋养体形似阴道毛滴虫,呈梨形,大小为$(5 \sim 16) \mu m \sim (2 \sim 15) \mu m$。在新鲜标本涂片中,虫体无色透明,做摇摆或翻转运动。经吉姆萨或铁苏木素等染色后可见,体前部有一卵圆形细胞核和4根前鞭毛。后鞭毛1根终止于波动膜末端,无游离段。波动膜较阴道毛滴虫的稍长。轴柱1根,纵贯虫体并游离于体外。胞质中含有食物泡(图5-6)。

口腔毛滴虫生活于口腔内,以食物残渣、细菌和上皮细胞为食,以纵二分裂法繁殖。该虫体生活史简单,滋养体既是致病阶段又是感染阶段,接吻为其直接传播方式,也可通过飞沫、食物和餐具等间接传播。

图5-5标注：前鞭毛、毛基体、细胞核、波动膜、轴柱、后鞭毛

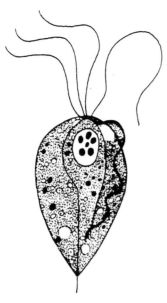

图 5-6　口腔毛滴虫

（二）致病性与实验室诊断

口腔毛滴虫能否致病尚无定论。有学者认为口腔毛滴虫为口腔共栖性原虫，但另有学者认为其与牙结石、冠周炎、牙周炎、牙龈炎、龋齿等口腔疾患有关。

取龈间隙、齿间隙、牙垢及龋齿等表面附着物或渗出物做生理盐水直接涂片或涂片染色镜检滋养体可确诊。必要时可进行人工培养后再镜检。

（三）流行与防治

口腔毛滴虫呈世界性分布。1988—1992 年全国寄生虫感染调查资料显示，我国平均感染率为 17.4%，其中口腔门诊患者平均感染率为 26.33%。该虫对外界环境有较强的抵抗力，室温下可存活 3~6d，水中可生存 10~12h，通过直接和间接方式在人群中传播。人体一旦感染即难以消除，故保持口腔卫生是预防的最有效方法。一般情况下无须治疗。

三、锥虫

锥虫（*Trypanosome*）属血鞭毛原虫，寄生于人体的种类主要有布氏冈比亚锥虫、布氏罗得西亚锥虫和枯氏锥虫。前两种可引起非洲锥虫病，又称睡眠病；后者是引起美洲锥虫病的病原体。国内患者皆为输入性病例。

（一）布氏冈比亚锥虫与布氏罗得西亚锥虫

两类锥虫在形态、生活史、致病性及实验室诊断等方面具有共同特点。

1. 形态与生活史　虫体寄生于人体的阶段为锥鞭毛体，分为细长型、粗短型和中间型。经吉姆萨或瑞氏染色后，锥鞭毛体的细胞质呈淡蓝色，细胞核 1 个，为红色，位居体中部。动基体深红色位于核的后方。鞭毛 1 根由虫体后端的基体发出，与虫体表膜相连。当鞭毛运动时，表膜伸展，即形成波动膜。细长型虫体长 20~40μm，宽 1.5~3.5μm，游离鞭毛可达 6μm；粗短型的宽度似细长型，但长度仅为 15~25μm，游离鞭毛短于 1μm，或者不游离；中间型的形态介于上述两种类型之间（图 5-7）。

锥鞭毛体早期寄生于人或哺乳类动物的血液和淋巴液内，晚期可侵入脑脊液。虫体通过舌蝇吸血传播，属于涎源性锥虫。

2. 致病性与实验室诊断　虫体的致病阶段为锥鞭毛体。人体感染后 6d 左右，舌蝇叮咬部位的皮肤出现红肿，约 3 周后消退；感染后 5~12d，虫体进入血液和淋巴液，患者主要表现为发热及头、关节、肢体等部位疼痛，全身淋巴结肿大，其中颈部后三角部淋巴结肿大为冈比亚锥虫的特征；发病数月或数年后，虫体可侵入中枢神经系统，患者出现共济失调，震颤、痉挛、嗜睡，甚至昏睡等脑膜脑炎症状。

取患者血液、脑脊液、淋巴穿刺液和骨髓等涂片，经吉姆萨或瑞氏染色后镜检，查找锥鞭毛体。此外，动物接种也是诊断布氏罗得西亚锥虫的有效方法。

患者血清和脑脊液中 IgM 升高，可采用 ELISA、IFA 等方法进行检测。PCR 及 DNA 探针等核酸检测技术具有特异性强、敏感性高的优点。

3. 流行与防治　两类锥虫均流行于非洲。布氏冈比亚锥虫分布于西非和中非，布氏罗得西亚锥虫分布于东非

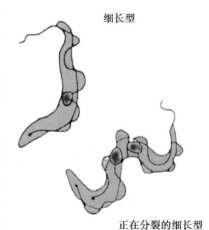

细长型

正在分裂的细长型

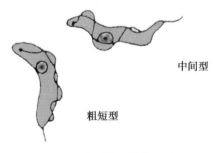

中间型

粗短型

图 5-7　布氏锥虫锥鞭毛体

和南非。消灭舌蝇和防止其叮咬是预防感染的关键。治疗早期感染的药物为舒拉明钠,而晚期感染则使用硫砷嘧啶进行治疗。

（二）枯氏锥虫

1. **形态与生活史**　因寄生环境不同,其生活史有无鞭毛体、上鞭毛体和锥鞭毛体三种形态。与病原学检查关系密切的是存在于宿主血液或传播媒介锥蝽后肠内的锥鞭毛体。在血液内,虫体外形弯曲如新月状,长 11.7~30.4μm,宽 0.7~5.9μm,游离鞭毛自核的后方发出。

锥鞭毛体和无鞭毛体分别寄生于人及犬、猫和鼠等多种哺乳类动物的血液和组织细胞内。感染阶段的锥鞭毛体,除随锥蝽粪便直接污染皮肤伤口或黏膜感染人体外,还可因其粪便污染食物及经输血、胎盘、母乳等方式传播,属于粪源性锥虫。

2. **致病性与实验室诊断**　无鞭毛体为主要致病阶段。急性期持续 4~5 周,以淋巴细胞浸润和肉芽肿为特点,主要表现为虫体侵入局部皮肤出现结节、广泛的淋巴结肿大、脾大、肝大、头痛、倦怠和发热等症状。部分患者在感染 10~20 年后出现慢性期病变,主要表现为心肌炎,食管与结肠的肥大和扩张,进食和排便困难。

急性期,血液中锥鞭毛体数量较多,可取患者血液涂片,经吉姆萨或瑞氏染色后镜检。慢性期,血液中锥鞭毛体数量少,可用动物接种法进行诊断。

ELISA、IFA 等方法检测患者血清中特异性抗体及 PCR、DNA 探针等核酸检测技术皆可用于该虫体的辅助诊断。

3. **流行与防治**　枯氏锥虫主要流行于中美洲和南美洲的农村,儿童感染者居多。控制、杀灭锥蝽和防止其粪便污染伤口、食物是预防感染的关键。目前,本病尚无特效治疗药物,硝呋莫司对急性期有一定疗效。

本章小结

1. 鞭毛虫以鞭毛作为运动器官,以纵二分裂法繁殖。人体鞭毛虫主要寄生于消化道、泌尿生殖道、血液及组织内,常见的有阴道毛滴虫、蓝氏贾第鞭毛虫、杜氏利什曼原虫等。

2. 阴道毛滴虫、蓝氏贾第鞭毛虫只寄生于人体,生活史简单。阴道毛滴虫的滋养体既是感染阶段又是致病阶段;蓝氏贾第鞭毛虫以四核包囊为感染阶段,滋养体为致病阶段。生理盐水直接涂片法找滋养体,碘液染色法查找包囊为重要的病原学检查方法。

3. 杜氏利什曼原虫生活史中需要人或哺乳动物、白蛉两个宿主,前鞭毛体为感染阶段,无鞭毛体为致病阶段。病原学检查的最佳方法为骨髓穿刺物涂片染色镜检无鞭毛体。

4. 人毛滴虫、口腔毛滴虫在一定条件下可致病或与某些疾病的发生有关,确诊感染的方法主要为生理盐水直接涂片法。锥虫主要流行于非洲和美洲,在我国属于输入性寄生虫,随着"一带一路"倡议的推进,对该虫体应予以足够的重视。

（黄铭珊）

扫一扫,测一测

思考题

1. 归纳总结常见鞭毛虫诊断期及最佳病原学检查方法。
2. 比较蓝氏贾第鞭毛虫与痢疾阿米巴所致腹泻特点的不同。

第六章 孢子虫

03篇 06章 PPT

1. 掌握疟原虫、刚地弓形虫、隐孢子虫、人芽囊原虫等常见孢子虫诊断期的形态特征及实验室诊断方法。

2. 熟悉常见孢子虫的寄生部位、感染阶段、主要致病期等与生活史和致病性有关的重要知识点。

3. 了解常见孢子虫的流行因素与防治原则;肉孢子虫、贝氏等孢球虫的形态、生活史和实验诊断方法。

4. 能根据常见孢子虫生活史特点,选择适宜的实验室诊断方法,并能正确判断实验检查结果;能综合运用所学孢子虫知识,对实验检查结果进行科学、合理的分析。

孢子虫无明显运动器官,均应寄生生活。生活史既有有性生殖又有无性生殖,两种生殖方式可在一个宿主或两个不同宿主体内完成。寄生于人体的种类主要有疟原虫、刚地弓形虫、隐孢子虫和人芽囊原虫等。

第一节 疟 原 虫

案例导学

患者,男,35 岁,因间歇性发热入院。医生询问病史:患者于 1 周前自非洲安哥拉结束劳务输出回国,3d 前出现不明原因的寒战、发热,最高体温达 40℃,在社区卫生服务中心输液治疗,体温降至正常。隔日下午再度出现寒战、发热,体温 41℃,遂来院就诊。入院检查:贫血貌,血片瑞氏染色后镜检可见红细胞内有原虫寄生。

问题与思考:

1. 该患者可能患有什么疾病? 感染途径是什么?

2. 确诊该病如何进行病原学检查?

疟原虫(*Plasmodium*)隶属于医学原虫的孢子虫纲,种类约 130 种,寄生于两栖类、爬行类、鸟类、哺乳动物等多种动物体内。寄生于人体的疟原虫有 4 种,即间日疟原虫(*Plasmodium vivax*)、恶性疟原虫(*Plasmodium falciparum*)、三日疟原虫(*Plasmodium malariae*)和卵形疟原虫(*Plasmodium ovale*),分别引

笔记

起间日疟、恶性疟、三日疟和卵形疟,统称疟疾(malaria)。在我国最为常见的为间日疟原虫,恶性疟原虫次之,其他 2 种罕见。疟疾曾为我国五大寄生虫病之一。

一、形态

疟原虫寄生于人体的肝细胞和红细胞内,病原学诊断主要是依赖外周血液红细胞内原虫的检查,根据原虫的形态特征及其所寄生红细胞的改变可以确诊感染。

经吉姆萨或瑞氏染色后,疟原虫的胞质被染成蓝色,胞核被染成紫红色,代谢产物疟色素不着色,保持原来的棕褐色、黄棕色或黑褐色。现以间日疟原虫为例,介绍薄血膜中红内期各阶段的形态特征。

(一)滋养体

滋养体是疟原虫在红细胞内的摄食和发育阶段,按发育先后分为早期滋养体和晚期滋养体。裂殖子侵入红细胞后发育为早期滋养体。其形态特点:胞质少,呈环状,约为所寄生红细胞直径的 1/3;胞核 1 个,点状,位于胞质一侧;被寄生的红细胞没有明显改变。此期又称环状体或小滋养体。之后虫体胞核增大,胞质增多,有时伸出伪足,胞质中开始出现疟色素;胞核 1 个,形状与位置不定;被寄生的红细胞体积胀大、变形,颜色变浅,常有明显的红色薛氏点。此期为晚期滋养体,亦称大滋养体。

(二)裂殖体

晚期滋养体进一步发育,虫体变圆,胞质内空泡消失,核开始分裂,但胞质未分裂,疟色素分散,称未成熟裂殖体。当细胞核的分裂数目达到 12~24 个,胞质也随之分裂,每一部分胞质包绕 1 个胞核,成为 1 个裂殖子,则称成熟裂殖体。成熟裂殖体常充满胀大的红细胞,棕褐色的疟色素集中成团,位于虫体中部。此期被寄生红细胞的变化同大滋养体。

(三)配子体

疟原虫经过数次裂体增殖后,部分裂殖子侵入红细胞后不再进行裂体增殖,而是虫体增大、变为圆形或卵圆形,形成雌、雄配子体。雌配子体较大,虫体饱满,胞质致密,深蓝色,疟色素多而粗大,核小而致密,深红色,多偏于虫体一侧;雄配子体较小,胞质稀薄,浅蓝色,疟色素少而细小,核大较疏松,淡红色,位于虫体中央。此期被寄生红细胞的变化同裂殖体。

在薄血膜中,4 种疟原虫的形态结构相似,但不同发育阶段又各有不同,其主要特征见表 6-1。

表 6-1 薄血膜中四种疟原虫的形态比较

	间日疟原虫	恶性疟原虫	三日疟原虫	卵形疟原虫
被寄生红细胞的变化	除环状体外,其余各期均胀大,色淡;大滋养体期开始出现较多鲜红色、细小的薛氏点	正常或略小,可有数颗粗大紫红色的茂氏点	正常或略小;偶见少量、淡紫色、微细的齐氏点	略胀大、色淡、多数卵圆形,边缘不整齐;常见较多红色、粗大的薛氏点,且环状体期已出现
早期滋养体	胞质淡蓝色,环较大,约为红细胞直径的 1/3;核 1 个,红色,1 个红细胞内通常只含 1 个疟原虫	环纤细,约为红细胞直径的 1/5;核 1~2 个;红细胞内可含 2 个以上原虫;虫体常位于红细胞边缘	胞质深蓝色,环较粗,约为红细胞直径的 1/3;核 1 个;红细胞内很少含有 2 个原虫	虫体似三日疟原虫
晚期滋养体	核 1 个;胞质增多,形状不规则,有伪足伸出,空泡明显;疟色素棕黄色,细小杆状,分散在胞质内	一般不出现在外周血液,主要集中在内脏毛细血管。体小,圆形,胞质深蓝色;疟色素黑褐色,集中	体小,圆形或带状,空泡小或无,亦可呈大环状;核 1 个;疟色素深褐色、颗粒状,常分布于虫体边缘	体较三日疟原虫大,圆形,空泡不显著;核 1 个;疟色素似间日疟原虫,但较少、粗大

	间日疟原虫	恶性疟原虫	三日疟原虫	卵形疟原虫
未成熟裂殖体	核开始分裂,胞质随着核的分裂渐呈圆形,空泡消失;疟色素开始集中	外周血不易见到。虫体仍似大滋养体,但核开始分裂;疟色素集中	体小,圆形,空泡消失;核开始分裂;疟色素集中较迟	体小,圆形或卵圆形,空泡消失;核开始分裂;疟色素集中较迟
成熟裂殖体	虫体充满胀大的红细胞,裂殖子12~24个,排列不规则;疟色素集中	外周血不易见到。裂殖子8~36个,排列不规则;疟色素集中成团	裂殖子6~12个,常为8个,排成一环;疟色素常集中在中央	裂殖子6~12个,通常8个,排成一环;疟色素集中在中央或一侧
雌配子体	圆形或卵圆形,占满胀大的红细胞,胞质蓝色;核小致密,深红色,偏向一侧;疟色素分散	新月形,两端较尖,胞质蓝色;核致密,深红色,位于中央;疟色素黑褐色,分布于核周围	如正常红细胞大,圆形;胞质深蓝色;核较小致密,深红色,偏于一侧;疟色素多而分散	虫体似三日疟;疟色素似间日疟原虫
雄配子体	圆形,胞质蓝而略带红色;核大,疏松,淡红色,位于中央;疟色素分散	腊肠形,两端钝圆,胞质蓝而略带红色;核疏松,淡红色,位于中央;疟色素分布核周围	略小于正常红细胞,圆形;胞质浅蓝色;核较大疏松,淡红色,位于中央;疟色素分散	虫体似三日疟原虫,疟色素似间日疟原虫

二、生活史

4种疟原虫生活史基本相同,需要人和按蚊两个宿主。在人体内先后寄生于肝细胞和红细胞内,以裂体增殖方式进行无性生殖;在雌性按蚊体内,以配子生殖方式完成有性生殖,继而又进行孢子生殖(图6-1)。

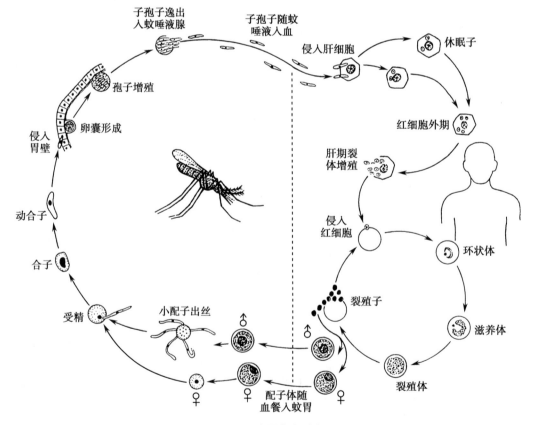

图6-1 疟原虫生活史

（一）在人体内的发育

疟原虫在人体先后经历红外期即肝细胞内和红内期即红细胞内两个发育阶段。

1. **红外期发育** 当唾液中含有成熟子孢子的雌性按蚊刺吸人血时,子孢子进入人体,约 30min 后随血流侵入肝细胞,在其中发育并进行裂体增殖,形成含有大量裂殖子的红外期裂殖体。裂殖子胀破肝细胞释出,一部分被巨噬细胞吞噬,其余则进入血流侵入红细胞。间日疟原虫完成红外期发育需 7~9d,恶性疟原虫 6~7d,三日疟原虫为 11~12d,卵形疟原虫为 9d。目前认为间日疟原虫和卵形疟原虫的子孢子具有遗传学上的两种不同类型,即速发型子孢子和迟发型子孢子。当子孢子进入肝细胞后,速发型子孢子即开始发育,完成红外期的裂体增殖后,立即进入红内期。而迟发型子孢子,在肝细胞中则需经过数月至年余的休眠期,才开始红外期的裂体增殖。迟发型子孢子与疟疾的复发有关。

2. **红内期发育** 疟原虫的红内期发育包括裂体增殖和配子体的形成。

（1）裂体增殖:侵入红细胞内的裂殖子以血红蛋白为食,经早期滋养体、晚期滋养体、未成熟裂殖体,发育为含有 12~24 个裂殖子的成熟裂殖体。最后,红细胞被胀破,释出裂殖子,一部分被巨噬细胞吞噬,其余则侵入红细胞,重复红内期的裂体增殖过程。完成一代红内期裂体增殖,间日疟原虫约需 48h,恶性疟原虫需 36~48h,三日疟原虫约需 72h,卵形疟原虫约需 48h。恶性疟原虫的早期滋养体在外周血液中经十几小时的发育后,逐渐隐匿于内脏组织器官的微血管、血窦或其他血流缓慢处,继续发育成晚期滋养体及裂殖体,故此两期虫体在外周血中一般不易见到。

（2）配子体形成:经几代红细胞内期裂体增殖后,部分裂殖子侵入红细胞后不再进行裂体增殖,而是发育成雌、雄配子体,为有性生殖做准备。恶性疟原虫的配子体主要在肝、脾、骨髓等器官的血窦或微血管里发育,成熟后始出现于外周血液中。配子体只有在按蚊胃内才能进一步发育,在人体内经 30~60d 即衰老变性而被清除。

（二）在按蚊体内的发育

当雌性按蚊叮吸患者或带虫者血液时,红细胞内各期原虫皆可随血液进入蚊胃,余各期原虫均被消化,仅雌、雄配子体能继续发育形成雌、雄配子,雌、雄配子结合形成合子,合子变长,能动,称动合子。动合子穿过蚊胃壁,在胃基底膜下形成圆球形的卵囊。卵囊长大,囊内的胞核和胞质反复分裂进行孢子增殖,形成数以万计的子孢子。子孢子随卵囊破裂逸出或由囊壁钻出,经血淋巴集中于按蚊的唾液腺,发育为成熟子孢子。当受染蚊子再次吸血时,子孢子可随唾液进入人体进行发育。在最适条件下,各种疟原虫在按蚊体内发育成熟所需时间分别为间日疟原虫 9~10d,恶性疟原虫 10~12d、三日疟原虫 25~28d、卵形疟原虫约 16d。

三、致病性

疟原虫的主要致病阶段是红内期裂体增殖期,其致病程度因虫株、侵入的数量和宿主的免疫状况而异。

（一）潜伏期

指疟原虫侵入人体到出现临床症状的间隔时间,包括红外期发育的时间和红内期原虫经几代裂体增殖达到发热阈值所需要的时间。潜伏期长短与进入人体的原虫种株、子孢子数量和机体的免疫力有密切关系,间日疟原虫短潜伏期株为 11~25d,长潜伏期株为 6~12 个月或更长;恶性疟原虫为 7~27d;三日疟原虫为 18~35d;卵形疟原虫潜伏期为 11~16d。

（二）疟疾发作

疟疾的一次典型发作表现为寒战、高热和出汗退热三个连续阶段,并呈周期性。当经过几代红内期裂体增殖后,血中原虫的密度达到发热阈值。如血液中,间日疟原虫为 10~500 个/μl,恶性疟原虫为 500~1 300 个/μl,大量的裂殖子、原虫代谢产物及被胀破的红细胞碎片进入血流,一部分被巨噬细胞、中性粒细胞吞噬,刺激这些细胞产生内源性热原质,内源性热原质和疟原虫代谢产物共同作用于宿主下丘脑体温调节中枢,使之功能紊乱,引起发热。随着血流内刺激物被吞噬和降解,机体通过大量出汗,体温逐渐恢复正常,进入发作间歇阶段。由于疟疾的发作是由红内期裂体增殖所致,因此疟疾发作间隔时间应与裂体增殖的周期一致。典型的间日疟和卵形疟隔日发作 1 次;三日疟隔 2d 发作

1次;恶性疟隔36~48h发作1次。但初发患者、儿童、不同种疟原虫混合感染及曾服过抗疟药者,发作的症状及周期性均不典型。

（三）疟疾的再燃和复发

疟疾的再燃是指疟疾初发停止后,患者在无重新感染的情况下,红细胞内残存的少量疟原虫在一定条件下重新大量繁殖又引起的疟疾发作。再燃与宿主特异性免疫力的下降及疟原虫的免疫逃避有关。

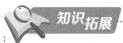

人体对疟原虫的免疫

人体通过先天性和获得性免疫抵御疟原虫的感染,而疟原虫具有逃避宿主免疫效应的能力。

1. 先天性免疫　此免疫力与宿主红细胞遗传特性有关。一是红细胞膜上缺乏裂殖子入侵受体,如间日疟原虫的入侵受体为Duffy血型抗原,而西非黑人多为Duffy血型阴性者,无此受体,因而对间日疟原虫不易感。二是血红蛋白结构异常,如镰状细胞贫血者能抵抗恶性疟原虫所致的重型疟疾。三是红细胞酶的缺乏,如葡糖-6-磷酸脱氢酶(G-6-PD)缺乏者对恶性疟原虫具有先天抵抗力。

2. 获得性免疫　疟原虫感染后可诱导机体产生有效的免疫,表现在即使不予以治疗,随着疟疾的反复发作,患者临床症状会明显减轻甚至消失。因为人体感染后所产生的带虫免疫,能抑制疟原虫在红细胞内发育繁殖,维持低水平原虫血症,同时能抵抗同种疟原虫的再感染。但若体内原虫被药物杀灭,则免疫力随之消失。

3. 免疫逃避　疟原虫具有逃避宿主免疫效应的现象。免疫逃避的机制十分复杂,与疟原虫红细胞内寄生、抗原变异和抗原多态性等多因素有关。

疟疾复发是指疟疾初发患者红细胞内期疟原虫已被消灭,未经蚊媒传播感染,经过数周至年余,又出现疟疾发作。复发是由于肝细胞内迟发型子孢子复苏,发育释放的裂殖子进入红细胞繁殖引起的疟疾发作。

恶性疟原虫和三日疟原虫无迟发型子孢子,因而只有再燃而无复发;间日疟原虫和卵形疟原虫既有再燃,又有复发。

（四）贫血

疟疾反复发作后,可出现贫血,尤以恶性疟为甚,孕妇和儿童最常见。贫血的发生与下列因素有关:①疟原虫直接破坏红细胞。②脾功能亢进,吞噬大量正常的红细胞。③红细胞自身抗体的产生及抗原抗体复合物附着在红细胞上激活补体等免疫病理损害,皆可导致红细胞的破坏。④骨髓造血功能受到抑制。

（五）脾大

由于疟原虫的刺激,初发患者多在发作3~4d后,脾开始大;长期不愈或反复感染者,因脾脏单核-巨噬细胞增生,脾大愈加明显,可达脐下。患者多伴有肝大、门静脉高压、脾功能亢进、巨脾症、贫血等症状。

（六）凶险型疟疾

凶险型疟疾又称重型疟疾,常发生于延误诊断与治疗的患者及无免疫力的重度感染者,多由恶性疟原虫引起。其临床表现复杂多样,如持续高热、全身衰竭、意识障碍、呼吸窘迫、多发性惊厥、昏迷、肺水肿、异常出血、黄疸、肾衰竭、血红蛋白尿和恶性贫血等。凶险型疟疾来势凶猛,若不能及时诊治,死亡率很高。机械阻塞学说认为,恶性疟原虫发育至裂殖体时,被寄生的红细胞膜上出现突起,易与血管内皮细胞发生粘连,造成微血管阻塞及局部缺氧,从而导致凶险型疟疾的发生。

（七）疟性肾病

部分疟疾患者可并发肾小球肾炎和肾病综合征,为Ⅲ型变态反应所致的免疫病理损伤,即抗原抗体复合物沉积于肾小球毛细血管的基底膜上,激活补体,产生趋化因子,使中性粒细胞聚集,释放溶酶体酶,导致血管损伤并引起炎症,严重者可导致肾功能衰竭死亡。疟性肾病以三日疟患者较常见。

另外,疟疾尚有其他特定的类型,如输血型疟疾,临床表现与蚊传疟疾相似,但潜伏期短;先天性疟疾,因胎盘受损或在分娩过程中母体血污染胎儿伤口所致,胎儿出生后有贫血、脾大、发热等症状;婴幼儿疟疾,逐渐起病,精神萎靡,不规则发热,贫血,伴消化道和呼吸道症状,病死率高。

四、实验室诊断

(一)病原学检查

从受检者外周血液红细胞内检出疟原虫是确诊感染的主要方法。通常在服药前,从患者耳垂、指端,婴儿可在足部采血,制成厚、薄血膜,经瑞氏或吉姆萨染色后镜检查找疟原虫。薄血膜中,疟原虫形态完整、典型、易识别,但原虫密度低时,检出率不高;厚血膜中,原虫数量多,易检获,但制片过程中由于红细胞被溶解,原虫形态有所改变,虫种识别比较困难。因此,最好在一张载玻片上同时制作厚、薄两种血膜,先观察厚血膜,确定是否有疟原虫的感染,再观察薄血膜以确定虫种和虫期。恶性疟在发作开始时,间日疟在发作后数小时至 10 余小时采血能提高检出率。

(二)免疫学检测

疟疾的免疫学检测包括检测特异性抗体和循环抗原两类方法。由于抗体在患者治愈后仍能持续一段时间,且广泛存在个体差异,因此主要用于疟疾的流行病学调查、防治效果评估及输血对象的筛选,常用的方法有 IFA 和 ELISA 等。检测患者血样中循环抗原可以辅助诊断现症感染者,常用的方法有 ELISA 双抗体夹心法、放射免疫试验(RIA)等。

(三)分子生物学诊断

近年来发现,PCR 技术和 DNA 探针技术对低原虫血症和混合感染者的检出率明显优于镜检方法,为疟原虫的诊断开辟了更广阔的前景。

五、流行与防治

(一)分布

据 WHO 统计,目前世界上仍有 90 多个国家为疟疾流行区,每年约有 2 亿疟疾患者,80%以上在非洲。疟疾曾在我国广泛流行,间日疟分布于长江以南山区、平原、黄河下游诸省平原地带;恶性疟原虫多见于南方山区;三日疟则在长江以南某些地区呈点状分布;卵形疟罕见,偶有报道。青藏高原、西北地区、内蒙古的荒漠和东北林区为天然无疟区。经过几代人的不懈努力,我国疟疾防治取得了举世瞩目的成就,自 2017 年后已连续 4 年未发现本土原发病例,但境外输入性病例居高不下。

(二)流行因素

疟疾的流行与下列因素有关:①传染源的存在,外周血中有配子体的患者和带虫者是疟疾的传染源。间日疟首次发作 2～3d 后,其配子体可感染蚊媒,因此疟疾患者的早期诊断和治疗尤为重要;另外,血中带红内期疟原虫的献血者也可通过供血液传播疟疾。②传播媒介难以控制,我国主要的传播媒介是中华按蚊、嗜人按蚊、微小按蚊和大劣按蚊。③人群普遍易感,除因某些遗传因素外,一般人群对人疟原虫普遍易感,反复多次的感染仅可使机体产生一定的免疫力。④自然和社会因素也直接或间接影响疟疾的传播与流行,如温度和雨量不仅影响着按蚊种群数量和吸血活动,还影响着疟原虫在按蚊体内的发育,另外经济与医疗水平、居民文化素质、生活习惯、人口流动等社会因素,也是影响疟疾传播与流行不可忽视的因素。

(三)防治原则

消灭疟疾必须贯彻控制传染源、切断传播途径及保护易感人群相结合的综合性防治措施。

1. 治疗患者和带虫者　疟疾发作时可用氯喹、青蒿素及磷酸咯萘啶等药物,以杀死红内期的疟原虫。伯氨喹可以杀死红外期疟原虫和配子体,和氯喹合用,能根治间日疟,并用于休止期的抗复发治疗。恶性疟可单服氯喹。

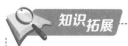

知识拓展

诺贝尔生理学或医学奖获得者屠呦呦与抗疟药物青蒿素

屠呦呦,女,药学家。她因发现新型抗疟药物青蒿素于 2015 年获得诺贝尔生理学或医学奖。20 世纪 60—70 年代,在极为艰苦的科研条件下,屠呦呦团队与中国其他机构合作,不懈努力,从《肘后备急方》等中医药古典文献中获取灵感,成功发现新型抗疟药青蒿素,开创了疟疾治疗的新方法,有效降低了疟疾患者的死亡率,挽救了全球特别是发展中国家数百万人的生命,数亿人受益。目前以青蒿素为基础的复方药物已经成为疟疾的标准治疗药物,被 WHO 选为抗疟疾的首选药物,并在全球推广。屠呦呦团队依然砥砺前行,正致力于青蒿素"抗药性"难题的攻坚,现已在多个方面取得新突破,将为全球疟疾的控制作出更大贡献。

2. **防蚊灭蚊**　防蚊灭蚊是疟疾防治的一项重要措施。应做到:充分掌握蚊媒的生态习性,因种、因地制宜;实施环境、化学、物理等综合防制措施;加强健康教育和健康促进,普及防蚊灭蚊知识,开展群防群控工作,确保蚊媒控制效果。

3. **预防服药**　乙胺嘧啶具有杀死红外期疟原虫和抑制红内期未成熟裂殖体的作用,常用于预防用药以保护易感人群。疫苗接种有望成为预防疟疾的有效方法,但尚处于实验室和现场研究阶段,包括子孢子疫苗、红内期疫苗、传播阻断疫苗及多价复合疫苗等。

另外加强疫情监测是疟疾防治的重要组成部分,包括死亡率、发病率及疫情报告、个案调查、观察媒介情况、人口及环境调查等。

第二节　刚地弓形虫

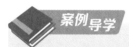

案例导学

患儿,男,6 岁,因持续高热 5d 不退入院。询问病史:患儿平日喜与猫等小动物玩耍,5d 前突发高热,在社区医院被诊断为感冒,服用退烧药物并静脉输注抗生素未见好转。查体:高热,贫血,左眼倾斜。免疫学检测:抗弓形虫抗体阳性,疑为弓形虫感染。

问题与思考:

1. 该患儿的确诊需要进一步做哪些实验室检查?

2. 获得性弓形虫病的感染方式有哪些?

刚地弓形虫(*Toxoplasma gondii*)简称弓形虫,寄生于人和多种动物的有核细胞内,引起人兽共患的弓形虫病。弓形虫是重要的机会致病性原虫,当宿主免疫力低下时,可致严重后果甚至死亡。

一、形态

弓形虫的生活史中包括滋养体、包囊、裂殖体、配子体和卵囊等五种不同形态的发育阶段,五个阶段均可存在于终宿主猫和猫科动物体内,而在中间宿主人、哺乳动物、鸟类、爬行类和鱼类等动物体内仅有滋养体和包囊。其中滋养体、包囊和卵囊与传播和致病有关(图 6-2)。

(一)滋养体

滋养体又称速殖子,为虫体在急性感染期的中间宿主细胞内进行分裂增殖的阶段。速殖子大小平均为$(4\sim7)\,\mu m \times (2\sim4)\,\mu m$,呈弓形、香蕉形或半月形,一端较尖,一端钝圆,一边扁平,另一边较膨隆。经吉姆萨或瑞氏染色后可见:胞核呈紫红色,位于虫体中央稍偏后;胞质呈蓝色,内有少量颗粒。速殖子分裂迅速,短时间内即胀满宿主有核细胞,此时的有核细胞因缺乏真正的囊壁被称为假包囊。当速殖子进一步增殖,可致宿主细胞膜破裂并释出,再侵入其他细胞形成包囊或假包囊。

0601

扫一扫,看一看

笔记

滋养体(速殖子) 分裂中的滋养体

  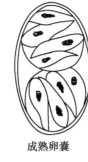

假包囊 包囊 成熟卵囊

图 6-2 刚地弓形虫各期形态

（二）包囊

包囊为虫体在慢性或隐性感染期的宿主组织内形成的囊性结构。虫体圆形或椭圆形,直径为 5～100μm,外被一层由虫体分泌的成囊物质形成的坚韧囊壁,囊内含数个至数千个增殖缓慢的缓殖子。缓殖子形态与速殖子相似,但虫体较小,核稍偏后。包囊可长期在组织内生存,在一定条件下也可破裂,释出的缓殖子可重新进入新的细胞,形成包囊或假包囊。

（三）卵囊

卵囊又称囊合子,由雌、雄配子受精后形成的合子发育而来,是终宿主产出的具有传播作用的感染阶段。卵囊圆形或椭圆形,大小 10～12μm,具两层光滑透明的囊壁。成熟卵囊内含 2 个孢子囊,每个孢子囊分别含有 4 个新月形的子孢子。

二、生活史

弓形虫生活史比较复杂,需要两个宿主。在终宿主猫和猫科动物体内完成有性生殖,同时也进行无性生殖。在中间宿主人或其他动物体内只有无性生殖(图 6-3)。

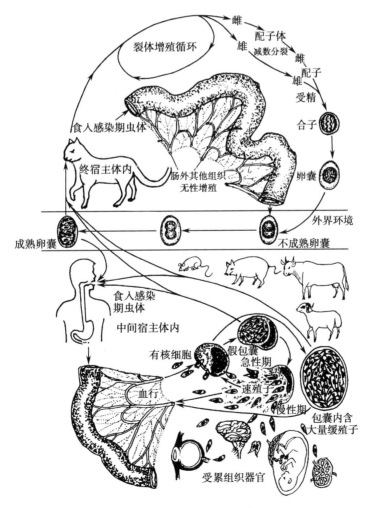

图 6-3 刚地弓形虫生活史

1. **在中间宿主体内的发育** 当猫粪便中的卵囊或动物肉类中的包囊或假包囊被人、牛、羊、猪等中间宿主吞食后，在其小肠内逸出的子孢子、速殖子或缓殖子，随即侵入肠壁，经血液或淋巴液到达全身各器官组织，如脑、淋巴结、肝、心、肺、肌肉等的有核细胞内寄生、增殖，形成假包囊。当速殖子增殖到一定数量，细胞膜破裂，释出的速殖子继续侵入新的组织细胞。在免疫功能正常的机体，部分速殖子侵入宿主细胞后，其增殖速度减慢，转化为缓殖子，并分泌成囊物质，形成包囊。包囊在中间宿主体内可存活数月、数年或更长。当机体免疫功能低下或长期应用免疫抑制剂时，组织内的包囊可破裂，释出的缓殖子经血流侵入其他新的组织细胞继续发育繁殖。

2. **在终宿主体内的发育** 猫或猫科动物捕食含弓形虫包囊或假包囊的动物内脏或肉类组织，或者食入或饮入被成熟卵囊污染的食物或水，包囊内的缓殖子、速殖子、假包囊内的或卵囊内的子孢子在肠腔逸出，主要在回肠部侵入小肠上皮细胞发育增殖形成裂殖体，成熟后释出裂殖子，侵入新的肠上皮细胞内重复裂殖体增殖过程。经数代增殖后，部分裂殖子发育为雌、雄配子体，继续发育为雌、雄配子，雌、雄配子受精成合子，最后形成卵囊。卵囊从上皮细胞逸出进入肠腔，随粪便排出体外，后在适宜的温度、湿度环境中，逐渐发育为具有感染性的成熟卵囊。

弓形虫在猫的肠上皮细胞内进行有性生殖，在其他组织细胞内则进行无性生殖，发育过程与中间宿主体内相同。

三、致病性

弓形虫的致病作用与虫株的毒力和宿主的免疫状态有关。速殖子是弓形虫的主要致病阶段，其在宿主细胞内迅速增殖，破坏细胞，逸出后又侵犯新的细胞，如此反复，引起淋巴细胞、巨噬细胞浸润，导致组织的急性炎症和坏死。缓殖子是引起慢性感染的主要阶段，因缓殖子增殖，包囊体积增大，挤压器官，可致功能障碍，若包囊破裂可引起炎症和坏死，或者形成肉芽肿。

免疫功能正常者感染弓形虫，绝大多数没有明显的症状和体征，属隐性感染；当各种原因引起宿主免疫力低下时，组织内包囊活化，缓殖子转化为速殖子，导致复发甚至播散性感染致死。

临床上弓形虫病分为先天性和获得性弓形虫病两种。

1. **先天性弓形虫病** 因受感染妊娠妇女体内的弓形虫经胎盘传播给胎儿所致。孕早期感染，症状严重，可造成流产、早产、死胎或畸胎，如无脑儿、小头畸形、脊柱裂等，成为 TORCH 综合征的重要病因之一。孕中期、晚期感染，损害较轻，胎儿多表现为隐性感染，有的出生后数月甚至数年才出现症状，主要累及大脑和眼，出现脑积水、脑钙化、视网膜脉络膜炎和精神、运动障碍等典型症状。

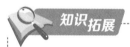

TORCH 筛查

TORCH 是指一组引起先天性宫内感染及围生期感染，严重危害胎儿健康的病原生物的英文缩写。其中 T 代表刚地弓形虫（*Toxoplasma gondii*），R 是风疹病毒（rubella virus），C 指巨细胞病毒（cytomegalo virus），H 为单纯疱疹病毒（herpes virus）Ⅰ/Ⅱ型。TORCH 感染可导致流产、早产、死胎、胎儿畸形。临床上对孕前期与围生期妇女，甚至是新生儿，开展 TORCH 相关病原体特异性抗体的筛查，对优生优育有着重要的意义。

2. **获得性弓形虫病** 为出生后所获得的感染。免疫力正常者多为隐性感染，仅表现为血清特异性抗体增高。当宿主免疫功能降低时，弓形虫增殖扩散，引起亚急性或急性发作甚至死亡。常见的临床症状：淋巴结肿大，多见于颌下和颈后淋巴结；中枢神经系统损害，如脑炎、脑膜脑炎、癫痫和精神异常；眼部病变，以视网膜脉络膜炎为多见，成人表现为视力突然下降，婴幼儿可见手抓眼症，也可出现斜视、虹膜睫状体炎、葡萄膜炎等症状。

四、实验室诊断

（一）病原学检查

1. **涂片染色法** 可取急性期患者的腹水、胸腔积液、羊水、脑脊液、骨髓或血液等标本，离心后取沉淀物涂片,或者采用活组织穿刺物涂片,经吉姆萨染色或瑞氏染色,镜检弓形虫滋养体。该法简便,但阳性率不高。

2. **动物接种分离法** 将待检标本接种于小鼠腹腔,1周后取腹腔液镜检滋养体,阴性结果需盲目传代至少3次。该法检出率高,但检测周期较长。

3. **细胞培养法** 将待检标本接种于离体培养的单层有核细胞内,3~5d后可查见滋养体或假包囊。该法优于动物接种分离法,但对实验条件要求高。

（二）免疫学检测

由于弓形虫病原学检查比较困难,且阳性率不高,所以血清学试验是目前重要的辅助诊断手段。常用方法的有弓形虫染色试验(DT)、IHA、IFA、ELISA,其中IHA和ELISA应用广泛。

近年来随着分子生物学技术的发展,具有敏感性高、特异性强和早期诊断价值的PCR技术和DNA探针技术开始试用于弓形虫感染的诊断。

五、流行与防治

（一）分布

弓形虫呈世界性分布,广泛存在于家畜等多种哺乳动物体内,人群感染也较普遍,为重要的人兽共患寄生虫病,严重影响畜牧业发展和人类健康。据血清学调查,全球家畜抗体阳性率可达10%~50%,人群抗体阳性率为25%~50%,我国人群抗体阳性率为5%~20%,绝大多数属隐性感染。

（二）流行因素

造成弓形虫病广泛流行的原因:①生活史多个阶段都具感染性,如卵囊、包囊、假包囊及滋养体等。②感染方式多样,除食入含弓形虫的肉、蛋品、奶制品或被卵囊污染的食物和水可致感染外,肉类加工人员和实验室工作人员还有可能经破损的皮肤、黏膜感染;输血或器官移植也可能引起感染;节肢动物携带卵囊也具有一定的传播意义。③中间宿主广泛,140余种哺乳动物易感。④交叉感染多见,虫体在终宿主之间、中间宿主之间及终宿主与中间宿主间均可互相传播。⑤包囊生存力强,在中间宿主组织内可长期存活。⑥卵囊排放量大,且对环境抵抗力强,受染猫可持续10~20d每日排放卵囊约1 000万个;卵囊在室温下可活3个月,粪便中可存活1~1.5年。

（三）防治原则

防止弓形虫感染应加强饮食卫生管理和肉类食品检疫;加强对家畜、家禽和可疑动物的监测和隔离;教育群众不吃生或半生的肉、蛋和奶制品;孕妇应避免与猫和生肉接触并定期做弓形虫检查,以减少先天性弓形虫病的发生。对急性期患者应及时治疗,但至今尚无特效药物。乙胺嘧啶、磺胺类药物如复方新诺明对增殖阶段弓形虫有抑制作用,二者联合应用可提高疗效。治疗孕妇感染首选螺旋霉素。治疗过程中应适当佐用免疫增强剂。

第三节 隐 孢 子 虫

患儿,女,10个月,因发热、腹泻近10d入院。医生询问病史:患者大便呈水样或糊状,无脓血,日排便4~10余次,伴有恶心、呕吐和食欲减退。查体:T 38.5℃;大便培养无致病菌;粪便涂片经改良抗酸法染色后镜检可见:蓝绿色背景中有很多呈玫瑰红色的圆形或椭圆形小囊。患者被确诊为隐孢子虫病。

问题与思考:

1. 镜检所见为隐孢子虫的哪个发育阶段?

2. 确诊隐孢子虫感染的最佳病原学检查方法是什么?

隐孢子虫(*Cryptosporidium*)为体积微小的球虫类机会致病性寄生虫,广泛寄生于牛、羊、猪等多种哺乳动物及人体小肠上皮细胞内,导致人兽共患的以腹泻为主要临床表现的隐孢子虫病。目前发现隐孢子虫有 20 余种,寄生于人体的主要种类为人隐孢子虫和微小隐孢子虫。

一、形态

卵囊为隐孢子虫唯一的感染阶段,呈圆形或椭圆形,直径 4～6μm,囊壁光滑。成熟卵囊内含 4 个裸露的月牙形子孢子和由颗粒物组成的团块状残留体。卵囊的结构须经染色后方可辨认。在改良抗酸染色标本中,卵囊为玫瑰红色,背景为蓝绿色,对比性很强,囊内子孢子排列不规则,形态多样。残留体呈暗黑色或棕色(图 6-4)。

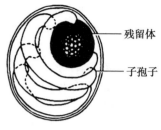

残留体

子孢子

图 6-4　隐孢子虫卵囊

二、生活史

隐孢子虫生活史简单,不需要转换宿主,无性生殖和有性生殖阶段均在同一宿主体内进行,历经滋养体、裂殖体、配子体、合子及卵囊 5 个不同发育时期。随宿主粪便排出的成熟卵囊为感染阶段。

成熟卵囊被人及其他易感宿主误食后,在消化液作用下,子孢子在小肠脱囊而出,侵入肠上皮细胞发育为滋养体,而后进行裂体增殖,形成含有 8 个裂殖子的 I 型裂殖体。裂殖子释出后再侵入其他上皮细胞内,重复裂体增殖过程,不断造成上皮细胞的破坏。经过多次裂体增殖后,部分裂殖子侵入上皮细胞内,发育为含 4 个裂殖子的 II 型裂殖体。II 型裂殖体成熟后释出的裂殖子,侵入肠上皮细胞内形成雌、雄配子体,再经减数分裂发育为雌、雄配子,二者结合形成合子。合子经孢子增殖发育为薄壁和厚壁卵囊,前者约占卵囊数的 20%;后者约占 80%。薄壁卵囊内子孢子逸出后直接侵入宿主肠上皮细胞,继续无性繁殖,造成宿主自身体内重复感染;厚壁卵囊随宿主粪便排出体外即具感染性,可使他人和动物发生感染。完成生活史需时 5～11d(图 6-5)。

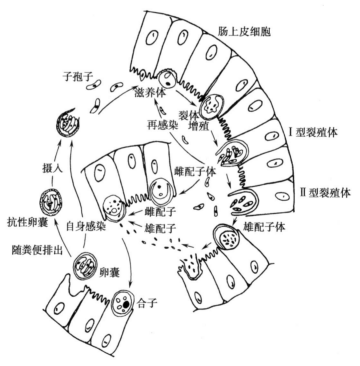

图 6-5　隐孢子虫生活史

三、致病性

隐孢子虫主要寄生于小肠上皮细胞内,以空肠近端最为常见,严重者可扩散到整个消化道。由于虫体的寄生,肠绒毛损伤,导致消化不良和吸收功能障碍,特别是影响了肠黏膜对脂肪和糖类的吸收而造成腹泻。患者病情的严重程度取决于宿主的免疫功能与营养状况。

免疫功能正常者症状一般较轻,病程1~2周,具有自限性,主要表现为急性水样或糊状腹泻,一般无脓血,日排便2~20余次,伴有腹疼、恶心、厌食等。严重感染的幼儿可出现喷射性水样便,排便量多。少数患者迁延1~2个月或转为慢性反复发作。

免疫缺陷者症状严重,表现为持续性霍乱样水泻,每日数次至数十次,量多达数升至数十升,常伴剧烈腹痛,水、电解质紊乱和酸中毒,病程可迁延数月至1年。患者常并发肠外器官隐孢子虫病,如呼吸道和胆道感染,使得病情更为严重复杂。隐孢子虫是艾滋病患者合并肠道感染的常见病原体,为主要致死原因之一。

四、实验室诊断

(一)病原学检查

从患者粪便、呕吐物或痰中找到卵囊可确诊。常用方法:

1. 金胺-酚染色法 在荧光显微镜下观察,卵囊为圆形,呈明亮乳白色略带绿色荧光,中央淡染,似环状。应注意与酵母菌进行鉴别,后者不显色,但有时会出现非特异性荧光。此法简便、敏感,适于批量样本的过筛检查,阳性或可疑样本再用改良抗酸染色法做进一步检查。

2. 改良抗酸染色法 在光学显微镜下观察,卵囊呈玫瑰红色,背景蓝绿色,可见子孢子及残留体。注意与粪便中形同卵囊的非特异性红色抗酸颗粒相鉴别。

3. 金胺酚-改良抗酸染色法 先用金胺-酚染色法初染,再用改良抗酸染色法复染。光学显微镜下观察,卵囊结构同抗酸染色法所见,而非特异性颗粒呈蓝黑色,二者颜色不同,很容易区别,克服了其他染色法的缺点,提高了检出率和准确性,是目前隐孢子虫卵囊的最佳检查方法。

(二)免疫学检测

隐孢子虫病的免疫学诊断近年发展较快,主要用以辅助诊断和流行病学调查。目前常用 IFA 和 ELISA 检测患者血清中特异性抗体;用特异性单克隆抗体 IFA 法在荧光显微镜下检查粪便标本中隐孢子虫卵囊抗原。抗体和抗原检测皆具有较高的特异性和敏感性。

另外,也可采用 PCR 技术和 DNA 探针技术检测隐孢子虫特异性 DNA,其特异性更强,敏感性极高。

五、流行与防治

(一)分布

隐孢子虫呈世界性分布,迄今已有 74 个国家,至少 300 个地区有病例报道。各地感染率不一,一般发达国家或地区感染率低于发展中国家或地区。我国自 1987 年在南京发现首例人体隐孢子虫病后,安徽、内蒙古、福建等 19 个省(自治区、直辖市)陆续有当地感染病例报道。

(二)流行因素

影响隐孢子虫流行的因素:①传染源广泛,包括患者、带虫者和牛、羊、猪等多种感染动物。②感染方式多样,除误食或误饮卵囊污染的食物或水源外,粪-手-口途径也是儿童感染的常见原因。另外,痰中的卵囊可通过飞沫传播。③厚壁卵囊对环境和消毒剂的抵抗力远比其他原虫强,目前还缺乏可靠的处理和消毒方法。④人群普遍易感,尤其是婴幼儿、艾滋病患者、接受免疫抑制剂治疗的患者及免疫功能低下者,同性恋并发艾滋病患者近半数感染隐孢子虫。

(三)防治原则

1. 预防感染 预防感染的关键措施之一是阻断传播途径。改善环境卫生,加强粪便管理,对患者或病畜的排泄物用 4% 甲醛、5% 氨水及时处理,防止饮用水和食物被污染,不接触携带或疑似携带病原体的动物。

2. 治疗感染者 目前治疗隐孢子虫病主要采取对症处理、驱虫和免疫干预等方法,尚无特效的治疗药物。硝唑尼特对非免疫缺陷者治疗效果较好;螺旋霉素、巴龙霉素具有一定的控制感染、减轻腹泻的作用;大蒜素也有一定的治疗效果;用人工高免疫牛初乳、牛乳球蛋白、牛转移因子治疗也获得疗效。

第四节　人芽囊原虫

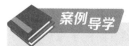

患者,男。近半年来反复水样便,一日多达 20 余次,伴轻微腹胀、呕吐、低热、乏力等全身症状。医生询问病史:未生食任何肉类和海鲜,有饮用生水的习惯。取患者腹泻粪便用生理盐水直接涂片法进行检查,镜下可见:缓慢运动的虫体,有伪足,形似溶组织内阿米巴滋养体;虫体中央有一透亮大空泡,胞质中含小颗粒物质,细胞核 4 个,呈月牙形。

问题与思考:

1. 根据粪便镜检所见,该患者可能感染何种寄生虫?
2. 该虫体在成形粪便中有哪些常见形态?

人芽囊原虫(*Blastocystis hominis*)广泛寄生于灵长类及哺乳类等多种动物的消化道内,也可寄生于人体的回盲部,导致宿主出现腹泻等症状。

一、形态

人芽囊原虫形态多样,人粪便中可见空泡型、颗粒型、阿米巴型和包囊型四种形态。

(一)空泡型

空泡型为虫体在成形粪便中的典型形态。虫体呈圆形或卵圆形,直径在 2~200μm 不等,多为 4~15μm。虫体中央有一透亮的大空泡即中心体;周围的细胞质形成一月牙形薄带,内含 1~4 个月牙状或块状细胞核(图 6-6)。

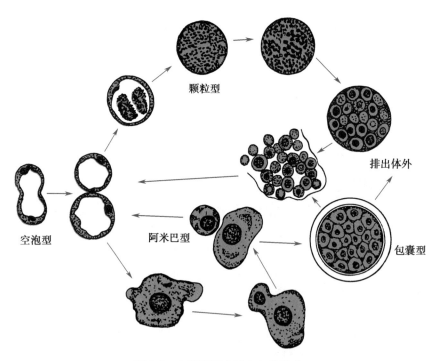

图 6-6　人芽囊原虫形态与生活史

(二)颗粒型

颗粒型虫体由空泡型发育而来,形态与空泡型相似,虫体内充满颗粒状物质,包括代谢颗粒、脂肪颗粒和繁殖颗粒。

（三）阿米巴型

阿米巴型见于腹泻粪便中。虫体有空泡型的特征,但形态多变,有 1 个或 2 个大的伪足突起,可作缓慢运动,形似溶组织内阿米巴滋养体,胞质中含细菌或小颗粒物质。

（四）包囊型

包囊型虫体由空泡型发育而来。虫体呈圆形或卵圆形,体积微小,直径 2～5μm,具有多层囊壁,内含多个空泡、糖原、脂类沉淀物及 4 个细胞核。包囊有厚壁包囊和薄壁包囊之分。

二、生活史

人芽囊原虫生活史的完成只需一个宿主,详细过程尚不完全清楚。有学者认为其生活史的主要形式为空泡型-阿米巴型-空泡型,空泡型虫体亦可转变为颗粒型和包囊型。包囊为感染阶段,厚壁包囊与肛-口传播有关,其随粪便排出体外,污染水源和食物,被人体误食后在肠腔发育为空泡型虫体;而薄壁包囊亦可在肠腔内增殖,发育为空泡型虫体,造成自体感染。阿米巴型虫体是致病阶段。人芽囊原虫的生殖方式复杂,具有世代交替现象。

三、致病性

人芽囊原虫为机会致病性原虫,感染者临床表现的轻重程度与机体免疫功能密切相关。高达44.12%的人呈带虫状态;症状型患者可出现消化道及全身症状,腹泻为其主要表现,一日可多达 20 余次,腹泻物呈水样便或血样便,伴有痉挛性腹疼、腹胀、呕吐、低热、乏力等全身症状。急性病例较少,往往呈慢性迁延病程,症状可反复出现,持续数日至数月,甚至几年。免疫功能低下者尤其是艾滋病患者极易被感染,且症状较重,迁延不愈,治疗困难。

四、实验室诊断

从粪便中检获虫体可确诊感染。常用方法有生理盐水直接涂片法、碘液染色法和改良抗酸染色法等,培养法可提高检出率。但由于虫体较小,形态多样,故容易漏诊和误诊。镜检时,应注意与白细胞、脂肪颗粒和溶组织内阿米巴、哈氏内阿米巴、微小内蜒阿米巴的包囊和隐孢子虫卵囊,以及真菌相鉴别。

免疫学检测方法有 ELISA 和 IFA 等,但尚未应用于临床。PCR 技术敏感性高,特异性强,可作为该虫体的辅助诊断方法。

五、流行与防治

（一）分布

人芽囊原虫呈世界性分布,在东南亚、南美等发展中国家多见,人群普遍易感,尤其是婴幼儿等免疫能力低下人群。我国有 22 个省(自治区、直辖市)查到该虫感染,各地感染率不一,发病率在性别、年龄、种族无差异,乡村高于城镇。

（二）流行因素

人芽囊原虫的感染主要与两个因素有关:一是传染源广泛,包括患者、带虫者及狗、猫、猪、鼠等众多的保虫宿主;二是传播方式多样,包囊可随粪便污染水源、食物及用具,通过粪-口途径传播,也可以经人与猪等动物的密切接触而传播,另外有研究表明,蟑螂等医学节肢动物可机械性携带包囊造成传播。

（三）防治原则

预防措施包括加强卫生宣传教育,注意个人卫生和饮食卫生;加强粪便无害化处理,保护水源及消灭传播媒介。发现感染者应及时予以治疗,首选药物为甲硝唑,对甲硝唑耐药者可服用复方新诺明等。

第五节　其他人体寄生孢子虫

一、肉孢子虫

肉孢子虫(*Sarcocystis*)广泛寄生于人、哺乳类动物、鸟类和爬行类动物的细胞内,引起人兽共患的肉孢子虫病。人体肉孢子虫主要有 2 种,寄生于小肠的牛人肉孢子虫和猪人肉孢子虫,统称人肠肉孢子虫;另外尚有寄生在肌肉组织内的林氏肉孢子虫,又称人肌肉孢子虫。

（一）形态

与病原学检查有关的肉孢子虫的发育阶段为卵囊和肉孢子囊(图 6-7)。

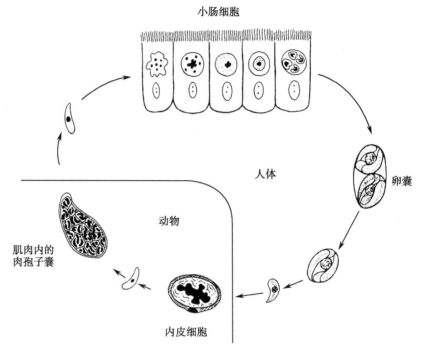

图 6-7　肉孢子虫形态与生活史

1. **卵囊**　成熟卵囊为长椭圆形,大小 10~19μm,内含 2 个孢子囊。孢子囊无色透明,大小(13.6~16.4)μm×(8.3~10.6)μm,内含 4 个子孢子。卵囊壁很薄,破裂后以孢子囊的形式存在于终宿主或保虫宿主粪便中。

2. **肉孢子囊**　肉孢子囊呈圆柱形或纺锤形,长径 1~5cm,横径 0.1~1cm,囊壁内有许多间隔把缓殖子分隔成簇。缓殖子大小为(12~16)μm×(4~9)μm,形似香蕉。肉孢子囊寄生于中间宿主肌肉内。

（二）生活史

1. **人肠肉孢子虫生活史**　人肠肉孢子虫以人和猫、犬等食肉类动物为终宿主和保虫宿主,牛和猪等食草动物为中间宿主。卵囊或孢子囊随人或保虫宿主的粪便排出后,被中间宿主吞食,孢子囊中的子孢子在其肠腔内释出后,穿过肠壁侵入血液,在血管内皮细胞内行裂体增殖形成裂殖子。经几代裂体增殖后,裂殖子即向肌肉细胞内移行,发育形成含大量缓殖子肉孢子囊。当含肉孢子囊的肉类被人或保虫宿主摄入后,囊内的缓殖子可侵入小肠固有层直接形成配子,雌、雄配子结合成合子,发育为卵囊。卵囊成熟后进入肠腔,随粪便排出体外。

2. **人肌肉孢子虫生活史**　人肌肉孢子虫以食肉类动物为终宿主,人和食草动物为中间宿主。人的感染是由于误食了被猫、犬等终宿主粪便内孢子囊污染的水或食物而造成的。其体内发育过程与人肠肉孢子虫在中间宿主体内的发育过程相似,最终在心肌、骨骼肌等肌肉内发育为肉孢子囊。

（三）致病性

1. **人肠肉孢子虫病**　其临床症状的轻重程度取决于宿主的感染度及免疫状态。一般可出现食欲减退、腹痛、腹泻、恶心、呕吐等消化道症状,重症感染者有贫血、坏死性肠炎等。

2. **人肌肉孢子虫病**　其临床表现与肉孢子囊的寄生部位有关。一般无明显症状,但若寄生于心肌、舌肌、膈肌、喉头肌等可引起心肌炎、呼吸困难、语言障碍、肌肉疼痛和水肿;一旦囊壁破裂,释放出的肉孢子毒素可作用于神经系统、心脏等重要器官,引发严重后果,甚至死亡。

（四）实验室诊断

1. 人肠肉孢子虫感染的确诊,可采用生理盐水直接涂片法、蔗糖浮聚法或硫酸锌浮聚法,从粪便中检出卵囊或孢子囊;询问病史,有无生食或半生食肉类的不良习惯,对感染具有参考诊断价值。

2. 人肌肉孢子虫感染的确诊主要依赖肌肉活组织压片检获肉孢子囊。

（五）流行与预防

肉孢子虫为世界性分布,家畜的感染率高达70%以上,人群感染率在2.0%~10%,我国云南、广西、山东、甘肃和西藏等地均有病例报道,多为人肠肉孢子虫病,其流行主要与生吃或半生牛肉、猪肉或其他肉类的习惯有关。

加强卫生宣传教育,改变不良的食肉习惯,加大肉类检疫力度,加强粪便管理等措施能较好预防肉孢子虫感染。磺胺嘧啶和复方磺胺甲噁唑有一定的疗效。

二、贝氏等孢球虫

贝氏等孢球虫(*Isospora belli*)主要寄生于小肠上皮细胞内,引起等孢球虫性腹泻,除免疫功能低下的宿主外,疾病常呈自限性,其感染也与旅游者腹泻有关。

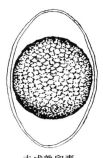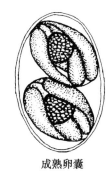

未成熟卵囊　　　成熟卵囊

图6-8　贝氏等孢球虫卵囊

（一）形态

卵囊与病原学检查关系密切。虫体呈长椭圆形,淡白色,大小为(20~30)μm×(10~19)μm。未成熟卵囊仅含1个大而圆的细胞;成熟卵囊内含2个孢子囊,每个孢子囊内含4个半月形子孢子和一个残留体(图6-8)。

（二）生活史

人是贝氏等孢球虫的唯一的宿主。感染阶段的成熟卵囊污染食物或饮用水进入宿主小肠中,脱囊释放出8个子孢子。子孢子侵入黏膜上皮细胞,发育成滋养体,经裂体增殖形成裂殖体,释放裂殖子。经过数代裂体增殖后,部分裂殖子在黏膜上皮细胞内不再进行裂体增殖,而是形成雌、雄配子体,开始配子生殖,最终形成卵囊,破上皮细胞进入肠腔,随粪便排出体外(图6-9)。

（三）致病性

贝氏等孢球虫的感染者临床表现轻重不一,免疫功能正常者,或者呈无症状带虫状态,或者表现为轻微的胃肠道症状,几日或几周后可自行缓解。但免疫缺陷者如艾滋病患者,可出现恶心、腹疼、腹泻等症状,严重的有发热、持续性水样便或脂肪泻,甚至导致死亡。

（四）实验室诊断

病原学检查是目前诊断该虫体感染的主要手段。

1. **粪便检查**　多采用生理盐水直接涂片法或浓集涂片法查找卵囊。由于卵囊小且颜色浅,易漏诊。抗酸染色法能将孢子囊染成红色,辨认容易,可以提高检出率。

2. **十二指肠黏膜活组织检查**　该法可查找到肠内各期虫体,主要用于反复多次粪检阴

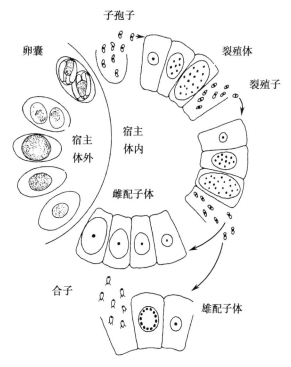

图6-9　贝氏等孢球虫生活史

119

性的可疑患者。

（五）流行与防治

贝氏等孢球虫的感染多见于中南美洲、非洲和东南亚。随着艾滋病发病率的增高，等孢球虫病也日益增多，成为导致艾滋病患者腹泻的常见病因。预防本虫感染应加强粪便、水源及食品卫生管理，注意饮水、饮食卫生。乙胺嘧啶和磺胺嘧啶对感染具有一定的疗效，控制免疫抑制者的慢性感染可选用复方磺胺甲噁唑。

本章小结

1. 孢子虫无明显运动器官，均应寄生生活，其生活史复杂，具有世代交替现象。人体的主要寄生种类有疟原虫、刚地弓形虫、隐孢子虫和人芽囊原虫，肉孢子虫和贝氏等孢球虫也可发生人体感染。

2. 人体疟原虫有间日疟原虫、恶性疟原虫、三日疟原虫、卵形疟原虫四种，寄生于肝细胞和红细胞内，其中红内期裂殖体是致病阶段，导致疟疾的典型（周期性冷、热、出汗）或非典型发作。疟原虫的感染阶段是子孢子，经按蚊吸血传播，人是其中间宿主，蚊为终宿主。疟原虫感染的确诊首选厚、薄血涂片法。

3. 弓形虫以猫及猫科动物为终宿主，以人及其他多种动物为中间宿主，有核细胞内寄生。感染阶段有囊合子、假包囊和包囊，经口、破损的皮肤黏膜、输血及胎盘等方式感染宿主。弓形虫病可分为先天性和获得性两种临床类型，前者可引起胎儿畸形和发育异；后者仅发生于免疫力低下人群。弓形虫感染的病原学检查有涂片染色法、动物接种分离法和细胞培养法，但或者阳性率低或者检查难度大，故血清学检测成为重要的实验室诊断手段。

4. 隐孢子虫主要寄生于小肠上皮细胞内，卵囊为其感染阶段，经口感染，以腹泻为主要临床症状。从患者粪便、呕吐物或痰中找到卵囊可确诊。常用方法有金胺-酚染色法、改良抗酸染色法、金胺酚-改良抗酸染色法。

5. 人芽囊原虫寄生于人体的回盲部，包囊为感染阶段，经口感染，以腹泻为主要临床症状。从感染者粪便中检获虫体可确诊感染。常用方法有生理盐水直接涂片法、碘液染色法和改良抗酸染色法。

（高 义 黄阿环）

扫一扫，测一测

思考题

1. 请分析以下操作可以保证检出率的原因：间日疟在发作后数小时至10余小时采血；恶性疟在发作开始时采血。

2. 归纳所学重要机会致病性孢子虫种类，并说出其常用病原学检查方法。

第七章　纤毛虫

03篇_07章_PPT

学习目标

1. 掌握结肠小袋纤毛虫诊断期的形态特征及实验室诊断方法。

2. 熟悉结肠小袋纤毛虫的寄生部位、感染阶段、主要致病期等与生活史和致病性有关的重要知识点。

3. 了解结肠小袋纤毛虫的流行因素与防治原则。

4. 能根据结肠小袋纤毛虫生活史特点,选择适宜的实验室诊断方法,并能正确判断实验检查结果;能综合运用所学结肠小袋纤毛虫知识,对实验检查结果进行科学、合理的分析。

案例导学

　　患者,男,38岁,因反复发热、水样便近1个月而就诊。医生追问病史:在养猪场从事饲养工作,近期接触过腹泻病猪。粪便常规检查:粪便有黏液,镜检可见少量白细胞及一椭圆形、体表拨满纤毛的虫体,做快速旋转运动。

问题与思考:

1. 根据虫体的形态特征,分析该患者可能感染何种寄生虫?

2. 患者接触过腹泻病猪的病史是否有助于诊断? 为什么?

　　纤毛虫体外覆盖呈纵向或倾斜地螺旋形排列的纤毛。虫体以纤毛作为运动细胞器,以二分裂法增殖或进行接合生殖,有大核和小核各一,偶见几个小核。多数纤毛虫营自生生活,少数营寄生生活,与医学有关的仅有结肠小袋纤毛虫。

　　结肠小袋纤毛虫(*Balantidium coli*)是人体最大的寄生原虫,寄生于人体结肠内,可侵犯肠壁组织,引起结肠小袋纤毛虫性痢疾。该虫的流行特征和致病性与溶组织内阿米巴相似。

一、形态

结肠小袋纤毛虫的发育历经了滋养体和包囊两个阶段(图7-1)。

(一)滋养体

　　滋养体呈椭圆形,无色透明或淡灰略带绿色,大小为$(30\sim200)\,\mu m\times(25\sim120)\,\mu m$,外被斜纵形的纤毛,可借助纤毛的摆动做快速旋转运动。虫体易变形,前端有一凹陷的胞口,下接漏斗状胞咽,颗粒状食物借胞口纤毛的运动进入体内,形成的食物泡经消化后,残渣经后端的胞肛排出体外。虫体中、

0701

扫一扫,看一看

笔记

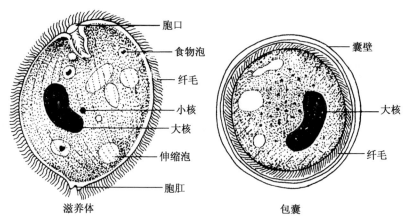

图 7-1　结肠小袋纤毛虫

后部各有一伸缩泡,具有调节渗透压的作用。铁苏木素染色后可见 1 个肾形的大核和 1 个圆形的小核,后者位于前者的凹陷处。

扫一扫,看一看

（二）包囊

包囊呈圆形或椭圆形,呈淡黄或淡绿色,直径为 40~60μm。囊壁厚且透明,新形成的包囊可清晰见到虫体在囊内活动,染色后可见大核、小核和伸缩泡等结构。

二、生活史

包囊为感染阶段。包囊随污染的食物、饮水经口进入宿主体内,在胃肠道脱囊逸出滋养体。滋养体在结肠内定居,以细菌、淀粉颗粒及肠壁脱落细胞为食,以横二分裂法繁殖,有时也可进行接合生殖。在一定条件下滋养体还可侵犯肠壁组织。滋养体沿肠腔移行,至结肠下段时,由于理化环境的变化,团缩变圆,并分泌囊壁形成包囊。包囊随粪便排出体外,在外界不再进行囊内增殖。滋养体也可直接随腹泻粪便排出,在外界适宜条件下形成包囊。

三、致病性

滋养体寄生于结肠,大量增殖,引起宿主消化功能紊乱。虫体还可借助纤毛运动和所分泌透明质酸酶的作用侵犯结肠黏膜甚至黏膜下层,引起溃疡。严重感染者可出现大面积结肠黏膜的破坏和脱落,病理变化类似阿米巴痢疾。

结肠小袋纤毛虫的感染者多无临床症状,但粪便中有包囊排出,是极为重要的传染源;急性期患者出现痢疾样症状,表现为突然发病,有腹痛、腹泻和黏液脓血便,常伴有里急后重,或者出现脱水、营养不良及消瘦等,病程较短,有一定自限性;慢性患者表现为长期的周期性腹泻,粪便呈粥样或水样,常伴有黏液,但无脓血。滋养体偶可经淋巴通道侵袭肝、肺或泌尿生殖器官等肠外组织。

四、实验室诊断

确诊本病用粪便生理盐水直接涂片检查滋养体或包囊,由于虫体较大,一般不易漏检。若虫体鉴别有困难,可进行铁苏木素染色。标本新鲜,并反复送检,可有效提高检出率。必要时亦可采用乙状结肠镜进行活组织检查或用阿米巴培养基进行体外培养后镜检。

五、流行与防治

（一）分布

结肠小袋纤毛虫呈世界性分布,流行于热带和亚热带地区,菲律宾等地尤为常见。我国云南、广东等 22 个省(自治区、直辖市)有病例报告,但多为散发,感染率在 1% 以下。动物的感染比人更普遍,以猪最为严重,感染率可达 60%~70%。

（二）流行因素

影响结肠小袋纤毛虫感染的主要因素:①传染源多,除患者和带虫者外,猪等保虫宿主的感染更

笔记

为普遍,人尤其是免疫力低下者与之接触,极易发生感染。②包囊抵抗力强,在室温下可存活2周至2个月,在潮湿环境里能存活2个月,阳光直射3h才能死亡,对消毒剂不敏感,如在10%甲醛溶液中能存活4h,因此粪-口途径传播容易发生。

结肠小袋纤毛虫的发病率不高,重点在于预防。加强卫生宣传教育,加强粪便水源管理,注意个人饮食卫生,能有效阻断本病的传播。治疗可用甲硝唑、小檗碱等药物。

本章小结

　　纤毛虫体外披纤毛,以纤毛作为运动细胞器,以二分裂法增殖或进行接合生殖,多数营自生生活,少数营寄生生活,与医学有关的仅有结肠小袋纤毛虫。结肠小袋纤毛虫是人体最大的寄生原虫,包囊为感染阶段,滋养体为致病阶段,通过粪-口途径传播,可引起结肠小袋纤毛虫性痢疾。粪便生理盐水直接涂片法检查滋养体或包囊是确诊感染的常用方法。加强卫生宣传教育,加强粪便水源管理,注意个人饮食卫生是预防本病的重要措施。

（黄阿环）

扫一扫,测一测

思考题

1. 简述结肠小袋纤毛虫滋养体和包囊的形态特征。
2. 简述结肠小袋纤毛虫性痢疾与阿米巴性痢疾的鉴别依据。

第四篇　医学节肢动物

　　节肢动物(arthropod)属于节肢动物门,是动物界最大的一个门类,种类繁多,分布广泛,约占全世界动物种类的87%,多数营自生生活,也有少数营寄生生活。

　　医学节肢动物是指通过骚扰、刺螫、吸血、毒害、寄生及传播病原体等方式危害人类健康的节肢动物。

第八章　医学节肢动物的特点与防控

学习目标

　　1. 掌握医学节肢动物的概念、主要特征、发育类型及对人体的危害;我国重要的媒介节肢动物与虫媒病。

　　2. 熟悉医学节肢动物的主要种类。

　　3. 了解生态环境对医学节肢动物发育的影响;医学节肢动物的防制方法。

　　4. 能判断传播媒介。能针对常见传播媒介的特点,选择科学的防制方法。

第一节　医学节肢动物的主要特征与类别

一、医学节肢动物的主要特征

　　医学节肢动物的主要特征:虫体左右对称,多数种类的躯体与足、触角、触须等附肢均分节;体壁为外骨骼,由几丁质及醌单宁蛋白复合体组成;循环系统为开放式,体腔为流动着血淋巴的血腔;雌雄异体,多为卵生;发育过程大多经历蜕皮和变态现象。

二、医学节肢动物的主要类别

　　节肢动物有 13 个纲,医学节肢动物主要有昆虫纲、蛛形纲、甲壳纲、唇足纲和倍足纲,尤以昆虫纲和蛛形纲最为重要(图 8-1)。

　　1. 昆虫纲　虫体分头、胸、腹三部分。有触角 1 对、足 3 对、翅 1~2 对或无翅,能直接损害人体或传播疾病,如蚊、蝇、虱、蚤、白蛉、臭虫、蜚蠊等。

　　2. 蛛形纲　虫体分头胸部和腹部,或者头、胸、腹融合成颚体和躯体两个部分。无触角和翅,成虫和若虫有足 4 对,幼虫有足 3 对,能直接损害人体或传播疾病,如蜱、螨、蜘蛛、蝎子等。

　　3. 甲壳纲　虫体分头胸部和腹部。有触角 2 对,步足 5 对,主要是作为某些蠕虫的中间宿主,如淡水蟹与虾、蝲蛄、剑水蚤等。

　　4. 唇足纲　虫体窄长,背腹扁平,由头及若干形状相似的体节构成。头部有触角 1 对,第一体节有毒爪 1 对,余各体节有足 1 对。刺蛰人体时,毒腺的分泌物可损害人体,如蜈蚣等。

　　5. 倍足纲　虫体呈长管形,由头及若干形状相似的体节构成。头部有触角 1 对,除第一体节外,每节有足 2 对。体节内腺体的分泌物可引起皮肤过敏,如马陆等。

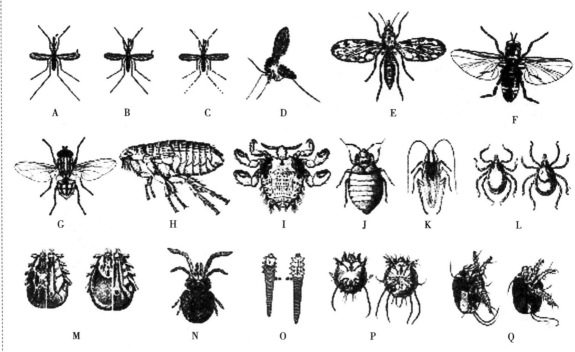

图 8-1　重要医学节肢动物

昆虫纲 A~K：A. 按蚊；B. 库蚊；C. 伊蚊；D. 白蛉；E. 蠓；F. 蚋；G. 蝇；H. 蚤；I. 虱；J. 臭虫；K. 蟑螂。
蛛形纲 L~Q：L. 硬蜱；M. 软蜱；N. 恙螨；O. 蠕形螨；P. 疥螨；Q. 尘螨。

第二节　医学节肢动物的发育

一、发育类型

节肢动物生长发育过程中的一个重要特点是具有变态（metamorphosis）现象。变态是指节肢动物由卵至成虫的发育过程中，其外部形态、内部结构、生理功能、生态习性及行为等所发生一系列变化。变态主要有全变态和不完全变态两种类型。

1. 全变态（complete metamorphosis）　指发育过程历经卵、幼虫、蛹和成虫等阶段，幼虫的形态与生活习性等与成虫完全不同，如蚊、蝇等的发育。

2. 不完全变态（incomplete metamorphosis）　指发育过程无须经过蛹期，成虫前发育期的若虫在形态与生活习性等方面与成虫相似，仅体形较小，生殖器官尚未发育成熟，如虱、臭虫、蜚蠊等的发育。

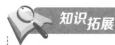

节肢动物的发育——蜕皮

蜕皮是节肢动物发育过程中的另一重要现象。节肢动物的体表外骨骼由蛋白质和几丁质组成。在几丁质层的下面是分泌外骨骼的表皮细胞。表皮细胞分泌的外骨骼一经硬化后就不能继续扩大，从而使昆虫生长受限，所以在生长过程中需定期蜕皮。蜕皮前，上皮与外骨骼分离，分泌形成一层新的上表皮。上皮再分泌几丁质酶和蛋白酶，通过新的上表皮把旧皮中的内表皮腐蚀掉，接着上皮层再分泌新的外表皮和内表皮。此时，节肢动物体外包裹着新旧两层皮。旧皮沿着预定的某些线裂开，身体蜕出。前后两次蜕皮之间的阶段称龄期。当昆虫发育为成虫时，蜕皮则停止。

二、生态环境对节肢动物发育的影响

生态环境如温度、湿度、光照、生物因素对节肢动物的生长、发育、繁殖、寿命、取食、栖息、过冬等具有重要的影响。

1. **温度** 节肢动物是变温动物,外界环境温度会影响虫体的新陈代谢速度。每一虫体都有一定的适温范围,在此范围内寿命最长,生命活动最旺盛。温度过高或过低,则发育停滞,甚至死亡。如白纹伊蚊的平均寿命在20℃时约为41d,而在30℃时仅为25d。

2. **湿度** 主要是相对湿度,通过影响节肢动物水分的平衡和代谢,从而对节肢动物的生长、发育等生命活动施加作用。如家蝇卵在相对湿度低于90%时就不能孵化。

3. **光照** 节肢动物对光都有行为反应,表现为趋光性和避光性。光照强度也影响节肢动物的昼夜活动,如伊蚊的昼行性和库蚊、按蚊的夜行性。

4. **生物因素** 许多生物因素,如食物、植被、天敌、寄生虫和病原微生物等都直接或间接地影响着节肢动物的生存,据此可以防控节肢动物,如鱼类捕食蚊幼虫。

第三节　医学节肢动物对人体的危害

医学节肢动物对人体的危害,主要分为直接危害和间接危害两大类。

一、直接危害

直接危害是指医学节肢动物本身对人体造成的危害,包括以下几个方面:

1. **骚扰和吸血** 吸血昆虫如蚊、虱等常袭击、叮刺人体吸血,致被叮刺处有痒感,甚至出现丘疹样荨麻疹。有些节肢动物如多数蝇类可骚扰人们的日常生活和工作。

2. **螫刺和毒害** 有些节肢动物如毒蜘蛛、蜈蚣、黄蜂等有毒腺、毒毛、毒刺或体液有毒,螫刺人体时,同时注入有毒物质,不仅使局部红肿、剧痛,还可引起全身症状,严重时可致死亡。

3. **超敏反应** 节肢动物的分泌物、排泄物及死亡虫体的分解产物等皆为异源性蛋白,为致敏原,可引起超敏反应。最为典型的如尘螨引起的过敏性哮喘、过敏性鼻炎和过敏性皮炎。

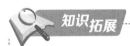

知识拓展

尘螨过敏性哮喘的免疫治疗

过敏性哮喘是儿科常见的一种慢性呼吸道疾病,其发病率逐年增加。大量临床研究发现,约有80%的儿童哮喘属于过敏性哮喘,而尘螨是引发过敏性哮喘的主要因素。过敏性哮喘的治疗原则有避免接触变应原、药物治疗、变应原特异性免疫治疗等。多年来,尘螨过敏性哮喘免疫治疗一致受学术界的关注。免疫治疗又称脱敏治疗,是将标准化尘螨制剂行皮下注射或通过舌下含服、滴鼻等给药途径与患者反复接触,剂量由小到大,浓度由低到高,从而提高患者对该变应原的免疫耐受性,当机体再次接触尘螨变应原时,不再产生过敏现象或过敏现象得以减轻。目前免疫治疗已成为治疗尘螨过敏性哮喘的一种有效、安全的方法。

4. **寄生** 有些节肢动物在不同发育阶段可直接寄生于人的体表或体内而致病,如蝇类幼虫寄生于不同组织器官引起蝇蛆病、疥螨寄生于皮肤角质层导致疥疮、蠕形螨寄生于毛囊和皮脂腺内引起相应部位的炎症。

二、间接危害

医学节肢动物对人类的危害,以间接危害更为重要,是指节肢动物携带病原体,如细菌、病毒、立克次氏体、螺旋体、蠕虫、原虫等,在人类和动物之间传播。这些医学节肢动物又称为媒介节肢动物或传播媒介,传播的疾病称为虫媒病(arbo-disease),其传播方式有机械性传播和生物性传播。

1. **机械性传播** 指病原体经媒介节肢动物的体表或体内携带,由一个宿主传至另一宿主。在传播过程中,病原体既无发育,也无繁殖,其形态和数量皆无明显改变。如蝇对痢疾阿米巴、伤寒杆菌等病原体的传播。

2. 生物性传播 指病原体必须在媒介节肢动物体内经发育和/或繁殖至具有感染能力的阶段,再进行传播引起疾病。根据病原体在媒介节肢动物体内发育和/或繁殖的情况不同,分为4种方式。

(1)繁殖式:病原体在媒介节肢动物体内不断繁殖,数量增加,但形态不变。如鼠疫耶尔森菌在跳蚤体内的繁殖。

(2)发育式:病原体在媒介节肢动物体内只有发育,而无繁殖过程,即病原体形态结构和生理特性发生变化,但数量不增加。如丝虫微丝蚴在蚊体内发育成感染期丝状蚴的过程。

(3)发育繁殖式:病原体在媒介节肢动物体内发育并繁殖,既有形态的变化,又有数量的增加。如疟原虫的配子体在雌性按蚊体内经过配子生殖和孢子增殖,形成数以万计子孢子的过程。

(4)经卵传递式:病原体在媒介节肢动物体内不仅大量繁殖,而且能侵入其卵巢,经卵传递给下一代,使之同样具备传播该病原体的能力。如恙虫病立克次氏体经恙螨的传播过程。

我国常见的媒介节肢动物及其所传播的疾病,见表8-1。

表8-1 我国常见的媒介节肢动物与重要的虫媒病

传播媒介	虫媒病	病原体	传播方式
蚊	疟疾	疟原虫	生物性传播
	班氏丝虫病	班氏丝虫	
	马来丝虫病	马来丝虫	
	流行性乙型脑炎	流行性乙型脑炎病毒	
	登革热	登革热病毒	
蝇	阿米巴痢疾	溶组织内阿米巴	机械性传播
	细菌性痢疾	志贺氏菌属	
	霍乱	霍乱弧菌	
	蛲虫病	蛲虫卵或幼虫	
	脊髓灰质炎	脊髓灰质炎病毒	
	炭疽病	炭疽杆菌	
白蛉	黑热病	杜氏利什曼原虫	生物性传播
蚤	鼠疫	鼠疫耶尔森菌	生物性传播
	地方性斑疹伤寒	莫氏立克次氏体	
虱	流行性斑疹伤寒	普氏立克次氏体	生物性传播
	虱传回归热	回归热螺旋体	
	莱姆病	伯氏疏螺旋体	
蜱	森林脑炎	森林脑炎病毒	生物性传播
	蜱传回归热	波斯、拉氏疏螺旋体	
	新疆出血热	出血热病毒	
	莱姆病	伯氏疏螺旋体	
	Q热	贝纳柯克斯体	
革螨	流行性出血热	汉坦病毒	生物性传播
	地方性斑疹伤寒	莫氏立克次氏体	
	森林脑炎	森林脑炎病毒	
恙螨	恙虫病	恙虫病立克次氏体	生物性传播

3. 传播媒介的判定 传播媒介的判定在虫媒病的流行病学调查和防制工作中十分重要,可以从3个方面寻找证据。

(1)生物学证据:①与人类关系密切,或者喜食人血或喜舐人的食物或可在食物、饮水中排泄。

②种群数量较大,常是当地的优势种群。③寿命较长,长于病原体在其体内完成发育和繁殖的时间。

（2）流行病学证据:可疑传播媒介的地理分布和季节消长与其传播的虫媒病的流行地区和流行季节一致或基本一致。

（3）病原学证据:①实验室感染证据,即用人工感染的方法在实验室内证明,病原体能够在可疑传播媒介体内发育或繁殖,并能感染易感的实验动物。②自然感染证据,即在流行地区、流行季节采集可疑传播媒介,在实验室内能分离到自然感染的病原体,特别是查到感染期虫体。

具有上述3个证据,可初步判定为传播媒介。应注意,一种虫媒病的传播媒介,在不同的流行地区可相同,也可不同;在同一地区的某种虫媒病的传播媒介可能只有一种,也可能为多种,此时要区别主要传播媒介和次要传播媒介,从而采取针对性的防制措施。

第四节　医学节肢动物的防制

对医学节肢动物进行防制,是预防和控制虫媒病的重要手段。本着标本兼治、治本为主及安全、有效、经济和简便的原则,因时、因地制宜,采取综合性措施,减少其种群数量,从而控制虫媒病的传播。

一、环境防制

主要是根据节肢动物的生物学特点和生态习性,进行环境改造和环境治理,使节肢动物难以孳生和生存。如清除无用积水、修整沟渠、平整土地,定期处理媒介栖息场所和孳生地;此外,要改善人们的居住条件和生活习惯,搞好环境卫生。

二、物理防制

通过机械、热、光、电、声等手段诱惑、捕杀、隔离或驱赶节肢动物,达到防制效果。如安装纱窗纱门防止蚊蝇进入;用捕蝇纸诱捕蝇虫;高温灭虱等。

三、化学防制

化学药物是应用最广泛的毒杀、驱避或诱杀节肢动物的方法,具有方便、高效等优点,但存在污染环境及毒害人和动物的潜在危险,使用时注意安全操作。常用的化学药物包括有机氯类、有机磷类、氨基甲酸酯类、拟菊酯类等杀虫剂及昆虫生长调节剂等。

四、生物防制

利用节肢动物的天敌或其代谢物进行防制。该方法特异性强,安全性高,对人兽无害,对环境没有污染,具有良好的发展前景。目前,常用捕食性和致病性生物作为生物防制的手段。捕食性生物包括鱼、剑水蚤、水生甲虫等。致病性生物包括绿僵菌等真菌,苏云金杆菌、球形芽孢杆菌等细菌,微孢子虫、索虫、寄生蜂等寄生虫。

五、遗传防制

通过放射线照射、化学药物处理、品系或近缘种杂交等方法,改变或移换节肢动物的遗传物质,降低其繁殖能力或生存竞争能力,从而控制其种群数量。如美国曾释放绝育的嗜人锥蝇的雄蝇,使之与自然种群中的雄蝇竞争性地和雌蝇交配,产出未受精卵,从而降低其种群数量,成功控制了嗜人锥蝇对牛群的危害。

六、法规防制

国家制定法规或条例,对重要节肢动物实行强制性检疫、卫生监测或监管,以达到阻止媒介输入或播散及强制防制的目的。

近年来,分子生物学方法也被应用于节肢动物的防制。多用基因敲除方法使节肢动物的代谢关键酶失活或缺失,即对节肢动物实行遗传控制,改变节肢动物的生活习性或生理特性,从而对其种群数量加以控制。

本章小结

1. 医学节肢动物是指通过骚扰、刺螫、吸血、毒害、寄生及传播病原体等方式危害人类健康的节肢动物,主要有昆虫纲、蛛形纲、甲壳纲、唇足纲和倍足纲,尤以昆虫纲和蛛形纲最为重要。

2. 医学节肢动物的发育类型有全变态和不完全变态两种,二者主要区别在于有无蛹期。其发育过程受温度、湿度等多种生态环境的影响。

3. 医学节肢动物对人类的危害,分为直接危害和间接危害两大类,以后者更为重要。通过传播病原体危害人类健康的节肢动物称传播媒介,生物学、流行病学及病原学证据是传播媒介判定的依据。

4. 控制医学节肢动物应采取综合性措施,包括环境、物理、化学、生物、遗传及法规防制等。

（孙　莉）

扫一扫,测一测

思考题

1. 结合生活实际,列举常用的蚊媒防制措施。
2. 查阅资料,举例说明果蝇在现代医学中的应用。

第九章　常见人体寄生节肢动物

学习目标

1. 掌握蝇蛆、疥螨、蠕形螨、粉螨等主要寄生医学节肢动物诊断期的形态特征及实验室诊断方法。

2. 熟悉主要寄生医学节肢动物的寄生部位、感染阶段、致病期等与生活史和致病性有关的重要知识点。

3. 了解主要寄生医学节肢动物的流行因素与防治原则。

4. 能根据寄生医学节肢动物生活史特点,选择适宜的实验室诊断方法,并能正确判断实验检查结果;能综合运用所学知识,对实验室检查结果进行科学、合理的分析。

寄生是医学节肢动物对人体直接危害的重要形式之一,可侵犯多个部位,引起机体的损伤、炎症和超敏反应。寄生医学节肢动物主要分属于昆虫纲和蛛形纲,包括蝇蛆、疥螨、蠕形螨和粉螨等。

第一节　蝇　　蛆

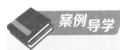

患者,男,45岁。他在休息时,忽有一飞蝇撞击左眼,即感局部痛痒、流泪、难以睁眼。此后数日,症状不断加重,流泪、发痒、刺痛、左眼不能睁开,随入院就诊。眼科检查:左眼结膜充血,下睑结膜、结膜囊、球结膜处有数只1mm左右、灰白色虫体。取之将其置于解剖镜下观察:虫体呈圆柱形,前尖后钝,头部有一对黑色口钩,疑为蝇蛆。

问题与思考:

1. 鉴定蝇蛆及种类的重要依据是什么?

2. 蝇蛆可以寄生于人体哪些部位?如何进行实验室检查?

蝇蛆(maggot)是蝇幼虫的俗称,可寄生于人和脊椎动物的组织、器官中,引起蝇蛆病(myiasis)。目前国内报道的蝇蛆病,以眼蝇蛆病最多;其次是皮肤蝇蛆病。

一、形态

蝇蛆分为3个龄期,由蝇卵刚孵化而成的为一龄幼虫,后经2次蜕皮发育为具有重要诊断意义的三龄幼虫。三龄幼虫呈圆柱形,前尖后钝,无足无眼,乳白色,长达 8~10mm,由头、胸、腹三部分组成(图 9-1)。头部常缩在胸节内,仅见 1 对外露的口钩。胸部分 3 节,第 1 胸节有前气门 1 对,由气室和指状突起构成,前气门的形态与指状突起的分支因虫种而异,具有分类意义。腹部分 10 节,明显可见 8 节。第 8 节后截面中央有后气门 1 对,由气门环、气门裂和气门孔构成,其形态特征是分类的重要依据(图 9-2)。第 9、第 10 腹节在第 8 腹节的腹面,第 10 腹节演化为一光滑的肛板,其中间为肛门开口。

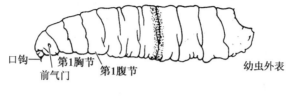

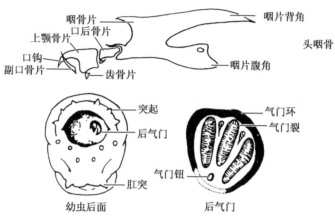

图 9-1　蝇蛆

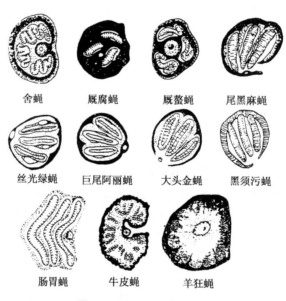

图 9-2　重要蝇蛆的后气门

二、生活史与生态

蝇为全变态发育的昆虫,生活史有卵、幼虫(蛆)、蛹和成虫四个阶段(图 9-3)。

雌、雄成蝇交配后,雌蝇在孳生地产卵,少数种类如狂蝇、舌蝇、多数麻蝇等可直接产出幼虫。雌蝇一次可产卵 75~150 个,1 年可产 7~8 代,甚至 10 多代。在夏季,卵经约 1d 孵出幼虫。营自生生活的幼虫在粪便、垃圾及腐败的动、植物等孳生地觅食,经 20h 左右蜕变为二龄幼虫,再经 24h 后蜕皮为

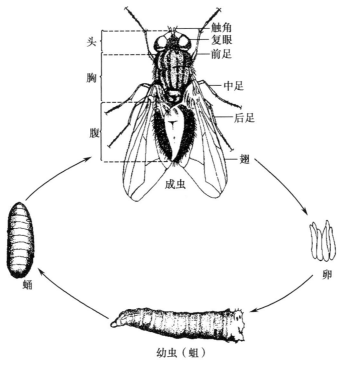

图 9-3　蝇生活史

三龄幼虫。三龄幼虫经 3d 发育成熟,停止摄食,钻入孳生地周围疏松的泥土中化蛹。蛹不食不动,在夏秋季一般 3~6d 即羽化为成虫。

营寄生生活的幼虫发育时间较长,如胃蝇幼虫在宿主体内生活可达 9~10 个月,成熟幼虫于次年春天才从宿主肛门排出体外,发育为蝇蛹。

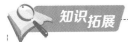

成蝇的食性与疾病传播

成蝇的食性分三类。

1. 不食蝇类　该类蝇种因口器退化,不能进食,与疾病传播无直接关系,如狂蝇、皮蝇等。

2. 吸血蝇类　该类蝇种雌、雄皆嗜吸动物和人的血液,可携带病原体,以生物性传播方式传播疾病,如舍蝇传播非洲锥虫病。

3. 非吸血蝇类　该类蝇种多为杂食性,以腐败的动植物、人和动物的食物、排泄物、分泌物和脓血为食。其摄食频繁,且边食、边吐、边排泄,周身纤毛边不断摆动,从而将其消化道及体表所携带的细菌、病毒、寄生虫等病原体充分释放,污染食物和水源,以机械性传播方式传播多种疾病。非吸血蝇类以住区蝇类居多,为虫媒病最为重要传播媒介。

三、致病性

蝇蛆可寄生于人或脊椎动物的组织或腔道,引起蝇蛆病。引起蝇蛆病的主要蝇种有麻蝇科、丽蝇科、胃蝇科、皮蝇科、狂蝇科及蝇科等。按寄生部位不同,蝇蛆病可分为以下几种类型:

1. **眼蝇蛆病**　最常见,以狂蝇和鼻狂蝇的一龄幼虫所致病例最多。蝇在飞行过程中冲撞眼部时将幼虫产于眼结膜和角膜上,导致急性结膜炎或角膜溃疡。患者眼部有异物感、痒痛和流泪等症状。偶见有家蝇、丝光绿蝇、纹皮蝇等幼虫侵害人眼的病例。

2. **皮肤蝇蛆病**　较常见,以纹皮蝇和牛皮蝇幼虫所致的病例最多。当雌蝇产卵于人的毛发或衣物上,孵出的幼虫可钻入皮内,在皮下移动,引起游走性皮下肿块或皮下匐行疹。当皮肤创伤时,绿蝇、金蝇等幼虫也可寄生在坏死组织之中,引起创伤性蝇蛆病。

3. 胃肠道蝇蛆病　通常因误食被蝇卵或蝇蛆污染的食物或饮水所致。幼虫在肠道内生长发育,然后随粪便或呕吐物排出。患者有恶心、呕吐、腹痛、腹泻和食欲缺乏等症状。肠胃蝇、厕蝇、麻蝇、丽蝇和绿蝇等均可引起胃肠道蝇蛆病。

4. 口腔、耳、鼻咽蝇蛆病　人的感染主要是因为病变器官有异味的分泌物,诱引蝇类产卵或幼虫而致病。常见的蝇种有麻蝇、金蝇、绿蝇和厕蝇等。

5. 泌尿生殖道蝇蛆病　因偶然的机会,如赤身露宿或野外排便,蝇类在肛周产卵或幼虫,然后幼虫钻入肛门、阴道或尿道而致病。致病蝇种有家蝇、夏厕蝇、大头金蝇、丝光绿蝇、铜绿蝇等。

蝇蛆病一般仅导致局部损伤,取出幼虫,清洗伤口后,症状会消失,多无后遗症。

四、实验室诊断

在患者病灶部位取出蝇蛆,经固定、乙醇逐级脱水、透明、封片后做虫种鉴定可确诊。鉴定的主要依据是三龄幼虫后气门的形态构造及两个后气门之间的距离。必要时,可将获得的蝇蛆置泥土中培养为蛹或成虫后再做进一步的鉴定。

此外,对深部组织寄生的蝇蛆还可进行免疫学检测,方法有免疫电泳试验(IEP)、双向免疫扩散试验(DDT)、IHA 和 ELISA 等。

五、流行与防治

(一)分布与流行

蝇蛆病是人兽共患病,在我国多发于青海、西藏、内蒙古、华东及华北的牧区。新疆、广西、四川、云南等地也有病例报道。蝇类在 6~10 月份活动频繁,因此蝇蛆病在夏秋季高发。人普遍易感,以儿童和青少年多见。

(二)防治原则

蝇蛆病的防治,首先要积极开展卫生宣传教育,注意个人卫生,保持室内环境整洁,合理处理人兽粪便、垃圾等,消除幼虫孳生地,用诱捕、拍打、毒杀等方法杀灭成蝇。外眼蝇蛆病可用 1% 丁卡因滴眼,然后取出虫体;内眼或皮肤蝇蛆病可手术取出虫体;消化道蝇蛆病,常口服甲苯咪唑、噻嘧啶等进行治疗。

第二节　疥　螨

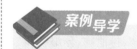

　　患者,女,38 岁,医院护工。主诉:身上瘙痒难耐 1 个月,部位最初为两手手指间,逐渐扩散至手背、腕部、肘窝、腋下等,夜间尤甚,伴皮肤发红和皮损。医生追问病史:家人相继出现相同症状。查体:一般情况尚好,手背、腕部等有脱皮现象,乳房和背部可见丘疹、水疱。血常规检查:嗜酸性粒细胞增多;镜检皮损刮取物找到疥螨,确诊为疥疮。全家均外用硫磺软膏 1 周,治愈。无复发。

　　问题与思考:

　　1. 确诊疥疮常用的病原学检查方法有哪些?

　　2. 患者的家人是如何发生感染的?

疥螨(itch mite)是一种永久性寄生螨类,可寄生于人和哺乳动物皮肤表皮角质层内。寄生于人体的疥螨为人疥螨,引起以皮疹和皮肤剧烈瘙痒为典型症状的皮肤病,即疥疮(scabies)。动物疥螨偶可寄生于人体,但症状较轻,容易治愈。

一、形态

（一）成虫

成虫近圆形或椭圆形，背面隆起，乳白或浅黄色。雌螨大小为（0.3~0.5）mm×（0.25~0.4）mm，雄螨大小为（0.2~0.3）mm×（0.15~0.2）mm。颚体短小，螯肢呈钳状，尖端有小齿，适合啮食宿主角质层组织。须肢分为3节。无眼和气门。躯体囊状，背面遍布波状横纹，另有许多圆锥形皮棘和成对的粗刺和刚毛，体前端有盾板。腹面光滑，仅有少数刚毛，足四对，粗短圆锥形，分前后两组。雌、雄虫体前2对足末端均为带长柄的吸垫，第3对足的末端皆为长鬃，而第4对足末端雌、雄结构不同，雌螨为长鬃，而雄螨为带长柄的吸垫。雌螨产卵孔位于后两对足之间，呈横纹裂缝状。雄螨外生殖区位于第4对足基部稍后处（图9-4）。

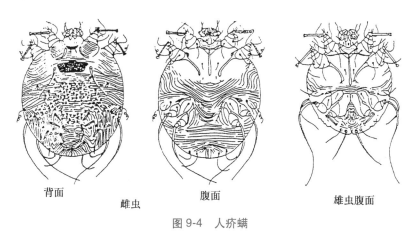

背面　　雌虫　　腹面　　雄虫腹面

图9-4　人疥螨

（二）虫卵

虫卵椭圆形淡黄色，大小约80μm×180μm。卵壳薄，后期可见卵内的幼虫。幼虫有足3对，前2对末端具带长柄的吸垫，后1对末端有1条长鬃。

二、生活史与生态

疥螨生活史包括卵、幼虫、前若虫、后若虫和成虫五个发育阶段（图9-5）。

成虫寄生于宿主表皮角质层，以角质组织和淋巴液为食，以其螯肢和爪挖掘　条与体表平行的弯曲"隧道"，长2~16mm。"隧道"是疥螨在宿主体内寄生与繁殖的场所（图9-6），常见于皮肤嫩薄处，如

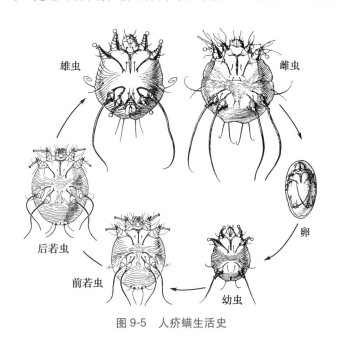

雄虫　　雌虫

卵

后若虫

前若虫

幼虫

图9-5　人疥螨生活史

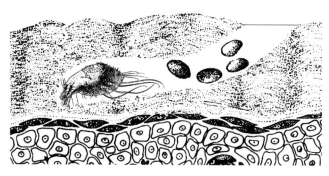

图 9-6　人疥螨寄生于隧道

手指间、肘窝、腋窝、腹股沟、外生殖器等,婴幼儿和儿童可见于全身各部位。

雌虫在"隧道"内产卵,一生可产卵 40~50 枚。卵产出后经 3~5d 孵出幼虫,幼虫经 3~4d 蜕皮发育为前若虫,再经 2~3d 蜕皮发育为已有雌、雄之分的后若虫。雌性后若虫和雄虫成虫于夜晚在宿主皮肤表面进行交配。交配后的雄虫,多数死亡,但亦可在雌螨的"隧道"内或自行挖掘隧道而短期生活;交配受精后的雌性后若虫运动活跃,爬行速度快,20~30min 内重新钻入宿主皮内,蜕变成雌性成螨。雌螨寿命 5~6周,其活动、寿命及感染人的能力与湿度、温度密切相关。湿度较大、温度较低时,寿命较长。

三、致病性

疥螨导致的疾病为疥疮,其致病因素主要有 2 个,一是雌螨挖掘"隧道"时对皮肤的机械性刺激;二是其排泄物、分泌物及死亡虫体的裂解物等所引起的过敏反应。皮损常出现在"隧道"入口处,表现为丘疹、水疱、脓疱、结节、肉芽肿等,多为对称性分布。疥疮最突出的症状是剧烈瘙痒,白天较轻,夜晚加剧,睡后更甚,严重时患者难以入睡。有些患者还并发肾炎,故应做尿常规检查。

近年来发现,有些疥疮不典型,症状轻微,皮损处无"隧道",很易误诊,应注意与痒疹、丘疹性荨麻疹、皮炎、湿疹等区别。

四、实验室诊断

根据患者的接触史、疥疮的好发部位、皮损特点和夜间瘙痒加剧等临床症状和体征,特别是典型的皮下"隧道",可作出初步诊断。确诊则需检获疥螨,常用方法有 2 种。

1. 针挑法　在解剖镜下直接观察皮损部位,用消毒针挑破"隧道",在"隧道"中或尽端可发现成虫轮廓。用针尖挑取虫体,放在有液体石蜡的载玻片上,于显微镜下鉴定,阳性率可达 95% 以上。

2. 刮片法　先将无菌矿物油滴加于新发的炎性丘疹上,再用消毒的外科手术刀片平刮数次,以油滴内有小血点为度,将刮取物移至载玻片上镜检。

五、流行与防治

(一)分布与流行

疥螨呈世界性分布,其感染与流行和个体卫生状况有密切关系,多见于卫生条件较差的家庭及学校等集体住宿的人群中,以儿童和青少年感染率较高。患者是主要传染源,人与人的直接接触,如握手、同床睡眠等为传播的主要方式,尤其是夜间睡眠时,由于在宿主皮肤表面交配后的雌虫,运动活泼,传播更易发生。另外,由于疥螨离开宿主后仍可生存 1 周左右,因此,也可经被服、手套、鞋袜等间接接触方式而传播,公共浴室的更衣间是主要的传播场所。目前,人们喜欢养宠物,犬等动物疥螨传播给人的病例时有报道。但人感染动物疥螨的症状较轻,一旦停止接触,便很快痊愈。

(二)防治原则

疥疮是全民性的公共卫生问题,预防的关键是加强卫生宣传,讲究个人卫生,避免接触患者及其使用过的被、褥、毛巾等,并及时煮沸或蒸汽消毒处理患者的衣物等。常用的治疗药物有 10% 硫磺软膏、10% 苯甲酸苄酯、10% 克罗米通乳膏等。使用时先洗净患处,干后涂搽药物,疗程约为 1 周。无新的皮损出现,视为痊愈。

扫一扫,看一看

笔记

第三节　蠕　形　螨

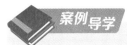

案例**导学**

　　患者,男,30岁,因面部皮肤红色痤疮状丘疹、脓疱伴瘙痒来医院就诊。查体:鼻尖、鼻翼两侧、颊、颏眉间等处血管扩张,皮肤弥散性潮红、充血,有散在针尖至粟粒大小红色痤疮状丘疹、脓疱。初步诊断:蠕形螨合并细菌感染。实验室检查:采用痤疮压迫器,刮取皮脂腺分泌物镜检,发现大量毛囊蠕形螨。

　　问题与思考:
　　1. 蠕形螨有几种? 如何对其进行鉴别?
　　2. 普查及临床确诊蠕形螨感染,分别选择的最佳实验室诊断方法是什么?

　　蠕形螨(*Demodicid mite*)俗称毛囊虫,是一种寄生于人和哺乳动物毛囊和皮脂腺内的小型永久性寄生螨类。根据寄生部位的不同,人体蠕形螨分为毛囊蠕形螨(*Demodex folliculorum*)和皮脂蠕形螨(*Demodex brevis*)两种,可致蠕形螨病。

一、形态

(一)成虫

　　成螨细长呈蠕虫状,乳白色、半透明,长0.1~0.4mm,雌螨略大于雄螨。身体分为颚体、足体和末体三部分。颚体宽短呈梯形,有一刺吸式口器,内具针状螯肢一对,须肢分3节,端部具须爪。足体有足4对,短粗呈芽突形,足基节与躯体愈合成基节板,其余各节呈套筒状。雄螨生殖孔位于足体背面第2对足基之间,雌性生殖孔在腹面第4对足基之间。末体细长,表皮具有环形横纹(图9-7)。

　　毛囊蠕形螨较长,末体占躯体长度的2/3~3/4,末端钝圆,雌虫有一指状肛道,雄虫无。皮脂蠕形螨粗短,末体占躯体长度的1/2,末端呈锥形,雌、雄虫均无肛道。肛道的有无及形状在分类学上有一定意义。

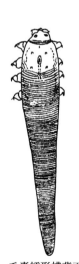
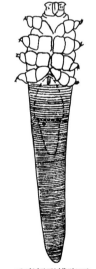
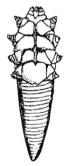
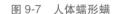

毛囊蠕形螨背面　　毛囊蠕形螨腹面　　皮脂蠕形螨腹面

图9-7　人体蠕形螨

(二)虫卵

　　虫卵无色半透明,壳薄,内含发育中的幼胚。毛囊蠕形螨的虫卵呈蘑菇状或蝌蚪状,大小约0.04mm×0.1mm;皮脂腺蠕形螨的虫卵呈椭圆形,大小约0.03mm×0.06mm。

二、生活史与生态

蠕形螨生活史包括卵、幼虫、前若虫、若虫和成虫五个发育阶段。雌、雄虫体在毛囊口交配后,雄虫死亡,雌虫进入毛囊和皮脂腺内产卵。卵经 60h 左右孵出幼虫,约 36h 后蜕皮发育为前若虫,再经 72h 左右蜕皮发育为若虫。幼虫和前若虫有 3 对足,若虫似成虫,具 4 对足。若虫经 2~3d 蜕皮发育为成虫,再经历 5d 达到性成熟,具备交配产卵能力。蠕形螨完成一代生活史约需时半个月。雌螨寿命超过 4 个月。

蠕形螨主要寄生于人体毛囊和皮脂腺发达的鼻尖、鼻唇沟、额、头皮、下颌、眼睑、颈、肩背、胸部、乳头、阴部和肛门等处,刺吸毛囊上皮细胞与腺细胞的内容物或吸食皮脂腺的分泌物、角质蛋白和代谢产物等。毛囊蠕形螨常 3~6 只,多时达 18 只群居在一个毛囊;皮脂蠕形螨则常单个寄生于皮脂腺或毛囊内,并游离于毛间表皮。

蠕形螨生活史各期均不需要光,但对温度较敏感,适宜发育温度为 37℃,当宿主温度升高或降低时,虫体爬出。在 45℃ 以下,其活动能力随温度上升而增强,对低温和不良环境具有一定的抵抗力。该螨虫季节消长明显,夏秋季节检出率高于冬春季节。

三、致病性

蠕形螨对人体的危害程度与螨种、感染度及人体的免疫力等因素有关。

尽管虫体活动时的机械刺激及其分泌物、排泄物的化学刺激,可使毛囊扩张、上皮变性、毛细血管增生、皮脂腺阻塞,引起炎症反应和超敏反应,但其致病性低,绝大多数感染者无自觉症状,或者仅具有轻微痒感或烧灼感,严重时才引起明显的毛囊炎和皮脂腺炎症,多表现为患处皮肤轻度潮红和异常油腻,继而出现弥散性潮红、充血,继发性红斑湿疹或散在的针尖至粟粒大小不等的红色痤疮状丘疹、脓疱、结痂及脱屑等。

研究发现,酒渣鼻、痤疮、脂溢性皮炎等皮肤病患者,蠕形螨感染率和感染度明显高于一般健康人,且症状较重,说明蠕形螨感染是上述疾病的病因之一。此外,虫体还可以引起睑缘炎、脱发症及外耳道瘙痒等。

四、实验室诊断

根据临床症状及皮损情况,可作出初步诊断。从毛囊或皮脂腺分泌物中检出蠕形螨是确诊的依据,常用以下检查方法:

1. **透明胶纸法** 睡前清洁面部后,将透明胶纸贴于受检部位皮肤,次日清晨取透明胶纸,贴于载玻片上镜检。此方法的取材可由待检者自行完成,检出率高,兼能测定感染度和评价疗效,常用于普查。对透明胶纸过敏者不宜采用。

2. **挤压涂片法** 用痤疮压迫器或用沾水笔尖后端或直接用手挤压受检部位皮肤,刮取毛囊、皮脂腺分泌物置于载玻片上,加 1 滴甘油,铺开,覆盖玻片镜检。该方法简单、快速,为门诊检查蠕形螨的常用方法,但容易损伤皮肤,且检出率不高。

3. **挤粘结合法** 在检查部位粘贴透明胶纸后,再用拇指挤压胶粘粘贴部位,取下胶纸镜检。该方法可以提高检出率。

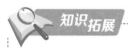

人体蠕形螨从哪里来?

共生现象在自然界普遍存在,如蠕形螨与人类之间的寄生关系。常规病原学检查结果显示,不同人群蠕形螨的感染率有显著性差异。但目前使用一种新的分子生物学方法——18S rRNA 基因(18S rDNA)检测,结果却发现,蠕形螨在各类人群种的感染都极为普遍,18 岁以上的人群 100% 至少存在一种蠕形螨感染,即毛囊蠕形螨和/或皮脂蠕形螨。然而,两种蠕形螨的基因关系却并不是很近,这说明其来源是不同的。它们究竟从哪里来?研究表明,皮脂蠕形螨的基因与犬蠕形螨较接近,这或许意味着,人类有可能是动物身上意外感染率了皮脂蠕形螨。分子生物学检测方法对评估人群中蠕形螨的遗传多样性和进化史有着重要意义。

五、流行与防治

（一）分布与流行

人体蠕形螨呈世界性分布,但各地人群感染率差异很大,据报道,国外为 27%~100%,国内一般在 20% 以上。各年龄阶段人群均可感染,尤以 40~60 岁感染率较高,男性高于女性,以毛囊蠕形螨多见,部分患者存在混合感染。蠕形螨昼夜均可出现在皮肤表面,主要是通过直接接触传播。另外,由于虫体对环境的抵抗力强,在毛巾等卫生用品上能存活数日,且肥皂、化妆品也难以将其杀死,故亦可通过间接接触传播。

（二）防治原则

预防蠕形螨感染,首先要加强卫生宣传教育,养成良好的卫生习惯,不共用毛巾、脸盆、浴池等公共卫生用品和设施。治疗药物可口服甲硝唑、伊维菌素、维生素 B_6 及复合维生素,兼外用 10% 硫磺软膏、20% 苯甲酸苄酯乳剂、2% 甲硝唑霜等。

第四节 粉 螨

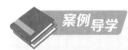

患者,男,36 岁,中药药剂员,因"原因不明的腹痛、腹泻,伴恶心 2 周"入院。医生追问病史:职业岗位为中药材加工。血常规检查显示白细胞总数增高,嗜酸性粒细胞增高;粪便生理盐水直接涂片法检查发现粉螨,被确诊为肠螨症。给予甲硝唑、卡巴肿联合用药,病情好转出院,1 个月后复查痊愈。

问题与思考:

1. 患者的感染与其职业岗位是否有相关性?

2. 除各种螨症外,粉螨对人体还有哪些危害?

粉螨(flour mite)因呈乳白色,外形如粉末而得名,呈世界性分布。其种类繁多,国内已知 30 余种,与人类健康有关的主要有腐食酪螨和粗脚粉螨。粉螨常孳生于储藏食品、粮食和中草药中,人与之接触或误食可引起螨性皮炎、螨症及过敏反应。

一、形态

（一）成虫

成虫呈椭圆形或卵圆形,白色,粉末状,长 120~500μm,分颚体和躯体两部分。颚体由 1 对螯肢、1 对须肢及下方的口下板组成。躯体角皮薄,半透明,背面有很多长毛,前端有一背沟和一块盾板;腹面有 4 对足,前、后半体各 2 对,跗节末端有爪。雌螨的产卵孔,中央纵裂状足,形似倒置的 Y 形,外覆生殖瓣,后缘有一陷腔为交合囊;雄螨有阳茎、肛吸盘,且跗节 Ⅳ 背面有 1 对跗节吸盘(图 9-8)。

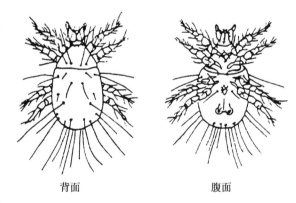

背面　　　腹面

图 9-8 腐食酪螨雄虫

扫一扫,看一看

（二）虫卵

虫卵大多卵圆形,大小因种而异,一般为 120μm×10μm,乳白色,半透明,少数种类表面有花纹。

二、生活史与生态

粉螨生活史包括卵、幼虫、第一若虫、第二若虫、第三若虫及成虫六个发育阶段。其中第二若虫在温度、湿度等不适宜的条件下可转化为休眠体或完全消失(图 9-9)。在适宜条件下,粉螨完成一代发育需时 2~4 周。雌螨寿命 100~150d,雄螨 60~80d。

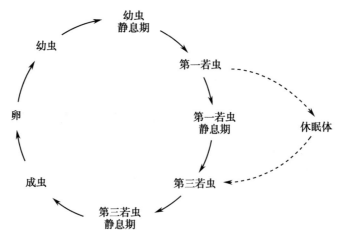

图 9-9 粉螨生活史

粉螨怕光、畏热,喜孳生于阴暗、温暖、潮湿、有机物丰富的环境中,如居室、面粉厂、中药厂、纺织厂和食品仓库等,以谷物、干果、药材、皮毛、棉花等植物性食品,以及腊肉、火腿、咸鱼、奶酪等肉类制品为食。粉螨食性广,在自然界适应性强,繁殖迅速,可自生生活,损坏粮食及其他储存物品,又能寄生于动物和人体内,危害健康。

三、致病性

常见粉螨引起的疾病:

1. 螨性皮炎 俗称谷痒症。人被粉螨叮咬或接触粉螨的排泄物,局部会出现丘疹、红斑,搔抓后变为疱疹,继发细菌感染成脓疱。患者感皮肤瘙痒或持续性奇痒,夜间更甚。

2. 肺螨症 粉螨体小而轻,常悬浮于空气中,可随尘埃一起被吸入呼吸系统,引起肺螨症。患者表现为咳嗽、咳痰、胸痛或咯血等,易被误诊为肺吸虫病和肺结核等。

3. 肠螨症 粉螨,多为腐食酪螨,随食物进入消化系统,可引起肠螨症。患者表现为腹痛、腹泻、脓血便、肛门烧灼感、乏力、精神不振、消瘦等,腹泻可持续数月不愈。

4. 尿螨症 粉螨偶尔侵入泌尿道,引起尿频、尿急、夜间遗尿等,有时还可引起继发感染。

5. 过敏反应 粉螨的分泌物、排泄物及皮屑等是强烈的致敏原,引起过敏性疾病,如过敏性哮喘、过敏性鼻炎和过敏性皮炎等。

另外粉螨还能传播病毒、细菌和真菌等病原体,如粉螨携带的真菌孢子是导致食物霉变的重要原因。

四、实验室诊断

粉螨的实验室诊断主要包括病原学检查和免疫学检测 2 个方面。

(一)病原学检查

取粪便、痰液与尿液标本查找粉螨以确诊螨症。

1. 粪便检查 采用直接涂片法、沉淀浓集法,或者可在直肠镜下,取溃疡边缘做活组织检查,如见粉螨可确诊肠螨症。

2. 痰液检查 收集患者 24h 痰液,加等量 7.5% NaOH 溶液消化,2~4h 后离心沉淀,取沉淀物镜检;或取清晨痰液直接涂片镜检,发现粉螨可确诊肺螨症。

3. 尿液检查 收取患者尿液,经离心沉淀,取沉淀物镜检,发现粉螨可确诊尿螨症。注意收集尿液的器皿必须干净,否则会影响检查结果。

(二)免疫学检测

免疫学检测主要用于辅助诊断粉螨所致的过敏性疾病。其常用方法:

1. 皮肤挑刺试验 是目前最为常用的免疫学检测方法。在患者前臂屈侧已消毒的皮肤上,自上而下分别滴加对照液、组胺液、1∶100 浓度粉螨浸液各 0.01ml,间距 3~5cm。分别用 3 个一次性点刺针,将针尖垂直在每一滴正中刺破皮肤,使液体渗入。2~3min 后将留在皮肤上的液体擦干,15~20min 后观察结果。丘疹直径为 4~5mm 或超过 5mm,而对照侧无反应者为阳性。

2. **黏膜激发试验**　是粉螨过敏的主要确诊依据。方法是用生理盐水将粉螨浸液稀释成 1∶100 000、1∶10 000 和 1∶1 000 三种浓度的试验液,嘱患者仰面45°,依次分别将试验液滴入单侧鼻腔下鼻甲黏膜处,每次1~2滴,同时对侧做生理盐水对照。10~20min 后,若试验侧出现鼻塞或流涕、打喷嚏和痒感等症状,而对照侧无反应者为阳性。

3. **放射变应原吸附试验(RAST)**　该方法检测患者血清特异性 IgE,特异性强、敏感性高、重复性好,是目前公认的检测超敏反应的有效方法之一,同时可作为过敏程度及临床疗效评价的指标。

五、流行与防治

(一)分布与流行

粉螨呈世界性分布,我国感染率较高,感染率与职业关系密切,调查结果表明,在粮库、粮站、面粉厂、药材库、中药厂、烟厂和毛纺厂等环境中工作的人群感染率较高。粉螨所致疾病尤以粉螨性哮喘最为严重,好发于春秋季节。

(二)防治原则

粉螨喜湿厌干,因此保持居室及仓库等储藏场所通风、干燥,是减少粉螨滋生的重要措施,还可在其孳生场所喷洒杀螨剂,如倍硫磷、杀螟松等。另外,被褥衣物应勤洗勤晒,食品贮藏要密封或冷冻或高温处理。螨性皮炎可局部涂抹复方甲硝唑软膏或 10% 苯甲酸苄酯等;螨症可口服甲硝唑、卡巴胂等;粉螨过敏者可用其浸液进行脱敏治疗或用色甘酸钠等抗过敏药物控制症状。

本章小结

1. 寄生是医学节肢动物对人体直接危害的重要形式之一,常见的寄生种类有蝇蛆、疥螨、蠕形螨和粉螨。

2. 蝇蛆可在组织器官内寄生引起蝇蛆病,如眼蝇蛆病、皮肤蝇蛆病、胃肠道蝇蛆病等。从患处取出蝇蛆进行鉴定可确诊。

3. 疥螨寄生于表皮角质层内,通过机械性刺激和所致过敏反应造成宿主皮肤损伤即引起疥疮。疥疮好发于皮肤薄嫩皱褶处,针挑法和刮片法查找疥螨可进行确诊。

4. 蠕形螨根据寄生部位的不同,分为毛囊蠕形螨和皮脂蠕形螨两种,可引起毛囊、皮脂腺发达部位,尤其是颜面部的皮肤损伤。挤压涂片法和透明胶纸法为其常用的病原学检查方法。

5. 粉螨常孳生于储藏食品、粮食和中草药中,人与之接触或误食可引起螨性皮炎及肠螨症、肺螨症、尿螨症和过敏反应。从粪便、痰液、尿液中检出粉螨可确诊螨症,而皮肤挑刺试验等免疫学检测方法可辅助诊断粉螨所致的过敏性疾病。

(王书伟)

扫一扫,测一测

思考题

1. 拟了解某班级学生蠕形螨感染状况,请提供病原学检查方法。

2. 结合在校大学生集体生活的实际状况,拟定一份预防疥疮传播的宣传教育内容。

第十章　病原学诊断技术

05篇10章 PPT

学习目标

1. 掌握显微镜测微尺的使用方法;粪便标本、肛周标本、血液标本检查的常用方法及其原理、操作技术与注意事项。

2. 熟悉体液与活组织标本检查的常用方法及其原理、操作技术与注意事项。

3. 了解常用寄生虫检查的人工培养法及动物接种法。

4. 能根据常见虫体的寄生部位与排离人体途径,正确采集标本,选择最佳的病原学检查方法,识别与鉴定虫体,并能正确判断和科学分析检查结果。

5. 具有实事求是、严谨认真的科学态度;具有独立工作和分析问题、解决问题的能力;具有生物安全意识,防止污染和感染的发生。

第一节　显微镜测微尺的使用

显微镜测微尺可以在显微镜下测量所见物体的直径、长度、面积等几何参数,医学检验技术专业学生应具备使用显微镜测微尺的基本技能,以准确测量镜下的生物体。

一、测量用具

显微镜测微尺由目镜测微尺和物镜测微尺组成(图 10-1)。

(一)目镜测微尺

目镜测微尺简称目镜尺或目尺,为一直径约 2cm 的圆形玻片。在玻片中央,把 5mm 长度等分为 50 格,或者把 10mm 长度等分为 100 格,用于测量经显微镜放大后的物像。使用时先将目镜取下,旋开上方的透镜,把目镜测微尺放在镜筒的光栏上,刻度朝下,再旋上透镜,放回镜筒。

(二)物镜测微尺

物镜测微尺简称物镜尺、物尺或镜台测微尺,为一个长方形的玻片,中央有一精确的刻度标尺,全长 1mm,等分为 100 格,每格长为 0.01mm,即 10μm,是专用于校正目镜测微尺的,使用时将其放在载物台上,刻度朝上。

二、校准目镜测微尺

由于不同目镜、物镜组合的放大倍数不同,目镜测微尺每格实际表示的长度也不一样,因此,目镜

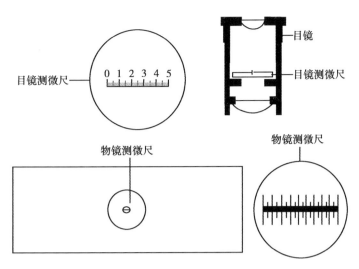

目镜测微尺

目镜

目镜测微尺

物镜测微尺

物镜测微尺

图 10-1　显微镜测微尺结构示意图

测微尺测量生物体大小时须先用物镜测微尺校正,以求出在一定放大倍数下,目镜测微尺每小格代表的相对长度。过程如下:

1. 校正测微尺　先用低倍镜观察,对准焦距,视野中看清物镜测微尺的刻度后,转动目镜,使目镜测微尺与物镜测微尺的刻度平行,移动推动器,使两尺重叠,再使两尺的左边"0"刻度完全重合。定位后,从右边仔细查找两尺第二个完全重合的刻度,计数两重合刻度之间目镜测微尺的格数 m 和物镜测微尺的格数 n。

2. 计算目镜测微尺每格的实际长度 D　因为物镜测微尺的刻度每格长为 $10\mu m$,所以由公式可以算出目镜测微尺每格的实际长度 D。

$$D(\mu m) = n/m \cdot 10$$

如目镜测微尺与物镜测微尺两重合区域内的格数都为 5 格,已知物镜测微尺每格为 $10\mu m$,则目镜测微尺上每格长度 $D = 5/5 \times 10\mu m = 10\mu m$。

校准目镜测微尺时应注意:①为了减少测量误差,对每一放大倍率下目镜测微尺的格值 D 应测量 3 次,求其平均值。当转换不同放大倍率的物镜时,要按照上述方法标定目镜测微尺的格距。②由于不同显微镜及附件的放大倍数不同,因此校正目镜测微尺必须针对特定的显微镜和特定的物镜、目镜、镜筒长度等附件进行,而且只能在特定的情况下重复使用,当更换不同放大倍数的目镜或物镜时,必须重新校正目镜测微尺每一格所代表的长度。

三、测量标本

测量标本时只用目镜测微尺。首先计数被检标本占目镜测微尺的格数,然后乘以目镜测微尺每格的长度 D,计算出该标本的大小。根据测量的结果还可通过公式计算出标本的面积、体积或细胞核与胞质的比例等参数。

第二节　粪便标本检查技术

粪便标本检查是寄生虫学检验的主要技术之一,是临床诊断及流行病学调查消化道与部分消化道外寄生虫感染的重要病原学检查方法。粪便检查就是粪便取材,从中查找寄生虫的某一发育阶段,如蛔虫的成虫、幼虫、虫卵或节片和原虫的滋养体、包囊、卵囊及医学节肢动物等。粪便检查寄生虫的方法很多,在医学实践中需根据虫种和检验目的的不同加以合理选择。在此仅介绍最为常用的检验技术。

一、粪便标本采集的注意事项

要保证粪便检查结果的准确,首先要学会正确采集标本,明确相关的注意事项。

1. **标本送检时间**　采集的粪便一定要新鲜,查找蠕虫卵的标本送检时间一般不超过24h;而检查原虫的滋养体则必须在粪便排出后半小时内,最好20min内送检,且立即检查。

2. **标本采集部位**　采集标本时,应注意粪便的性状,尽量选择脓血黏液等病理成分,若无病理成分,可多部位取材。

3. **标本采集量**　采集标本的量因检查目的不同而异。一般检验留取粪便量5~10g;若做自然沉淀或血吸虫毛蚴孵化,留取粪便量不少于30g;检查蠕虫成虫或进行虫卵计数,则需收集24h粪便。

4. **标本不能遭受污染**　粪便标本很容易受到尿液、药物、污水及真菌孢子、植物种子、花粉等的污染,污染物或者致原虫死亡,或者在形态上与蠕虫卵相似(表10-1),从而影响检查结果,因此盛放粪便的容器必须干燥、洁净。

表 10-1　虫卵与粪便中形态类似物的鉴别

鉴别点	虫卵	形态类似物
外形	有一定的形状	形状不定
大小	有一定的大小范围	大小不等
颜色	多为棕黄色或无色透明	颜色不定
光泽	有固定的折光和光泽	无
卵壳	有一定的厚度	无卵壳结构
内容物	有特征性结构,如卵细胞	结构特征不定

5. **标本采集次数**　对临床可疑患者应连续数日采样检查,以提高检出率。但结果阴性并不排除有寄生虫感染的可能。

6. **标本应做好标记**　应在盛放标本的容器上粘贴标签,注明受检者姓名、标本采集时间和受检目的等信息。

二、粪便标本检查的常用方法

(一)直接涂片法

1. **生理盐水直接涂片法**　此法适用于多种蠕虫卵及原虫滋养体的检查。

(1) **基本原理**:用生理盐水稀释粪便,一方面在等渗环境条件下寄生虫可以保持原有的形态与活力;同时使与粪便黏附在一起的寄生虫分散于涂片中,充分显现其形态结构,从而有利于识别。

(2) **试剂与器材**:显微镜、载玻片、盖玻片、竹签、粪便、生理盐水、5%来苏尔消毒液。

(3) **操作步骤**:在洁净的载玻片中央滴加生理盐水1~2滴,用竹签选择粪便的病理成分如黏液脓血,或者挑取不同部位的粪便约米粒大小,在生理盐水中调抹均匀,剔除粗大颗粒和纤维,镜检。镜检时,应先在低倍镜下观察,如发现可疑物,加盖玻片,再调至高倍镜下进行鉴定。检验完成后,将玻片投入有5%来苏尔消毒液的消毒缸内,粪便盒及竹签放入污物桶内,避免污染环境。

(4) **注意事项**

1) 检查蠕虫卵时要注意:①粪膜厚度要均匀,粪便的取材量与滴加生理盐水的量应适宜,厚度以透过粪膜能隐约辨认书本上的字迹为宜,过厚或过薄都会影响检出率。②粪膜大小似盖玻片面积,过小会影响检出率,过大易导致显微镜载物台等受染。③加盖玻片时应使之与载玻片成一角度,然后接触液滴边缘,轻放至载玻片上,避免产生气泡。④镜检顺序要从粪膜一侧边缘开始,以上下或横向移动方式检查全部粪膜范围,不能漏检任何一个视野。⑤光线强度应根据所检查虫卵透明度的不同适当调整,如观察无色透明的虫卵光线要弱,观察颜色较深的虫卵光线要强。⑥注意与粪便中形态类似物的区别。⑦粪检中若发现红细胞、白细胞和夏科-雷登结晶等有意义成分应进行记录。⑧虫卵的报告找到几种报告几种,无论其是否具有致病性,并在该虫卵后面注明数量,以低倍视野或高倍视野计算,尽可能定量报告,未找到者注明"未找到虫卵"。⑨报告中须明确完成检验操作的实验员姓名和实

扫一扫,看一看

验室名称。

2）检查原虫滋养体时应注意：①粪膜要更薄而均匀。②盛放标本的器皿要干净,不能混有尿液和消毒剂等。③在室温低于15℃时可用保温台保持温度,或者先将载玻片和生理盐水略加温,以保持滋养体的运动活力,但不能直接将标本放入温箱。④尽量于治疗前送检标本。

2. 碘液直接涂片法 又称碘液染色法,主要用于检查原虫的包囊。

（1）基本原理:通过碘液染色,包囊及不同的结构显示不同的特点,在显微镜下容易被识别。染色后的包囊为黄色或棕黄色,糖原团为棕红色,囊壁、核仁和拟染色体均不着色。

（2）试剂与器材:显微镜、载玻片、盖玻片、竹签、粪便、碘液、蒸馏水、5%来苏尔消毒液。

碘液配制:碘液有多种配方,常用的是鲁氏碘液。碘化钾4g,溶于100ml蒸馏水中,再加入碘2g,溶解后贮存于棕色瓶内。

（3）操作步骤:在洁净的载玻片中央滴加1滴碘液,挑取米粒大小的粪便在碘液中涂匀,加盖玻片镜检。

若需同时检查滋养体则可将载玻片等分为两部分,在左、右两侧分别做生理盐水和碘液直接涂片。也可在生理盐水直接涂片加盖玻片后,从盖玻片一侧边缘加入碘液1滴,使粪膜一侧被染成浅黄色或草绿色以查找包囊,另一侧用于查找滋养体。

（4）注意事项:①滴加碘液不宜太多、太浓,否则粪便凝成团块,包囊折光性降低,不利于观察。②成熟包囊由于拟染色体与糖原团消失,而且细胞核多而小,结构不清晰,辨认难度较大,观察时要特别加以注意。

（二）改良加藤厚涂片法

此法又称定量透明法,是在厚涂片透明法的基础上,加用定量板改良而成,为WHO推选使用的方法,适用于各种蠕虫卵的定性与定量检查。

1. 基本原理 将粪膜做成厚涂片,可以增加视野中虫卵的数量;利用定量板采集定量粪便,可进行虫卵计数,进行感染度分析;甘油可以使粪膜透明,从而使粪渣与虫卵产生鲜明对比,便于光线透过和镜检;孔雀绿能使视野光线柔和,眼睛不易产生疲劳。

2. 试剂与器材

（1）甘油-孔雀绿溶液的配制:3%孔雀绿水溶液1ml,甘油和蒸馏水各100ml,充分混匀。

（2）亲水性玻璃纸条的制备:玻璃纸厚40~50μm,将其剪成25mm×50mm大小,浸于甘油-孔雀绿溶液中,至少24h。

（3）聚苯乙烯定量板:规格40mm×30mm×1.37mm,模孔为一长圆孔,大小为8mm×4mm,两端呈半圆形,可容纳粪便41.7mg(图10-2)。

（4）其他材料:100目尼龙网或铜筛网、载玻片、刮片、粪便、显微镜、5%来苏尔消毒液。注:目数为每平方英寸内的筛孔数。100目的筛网孔径约为0.149mm。1inch≈2.54cm。

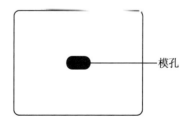

模孔

图10-2 定量板示意图

3. 操作步骤 ①取少量粪便标本于报纸或小纸片上,用100目尼龙网或铜筛网覆盖于粪便标本上加压,使部分粪便标本通过滤网积聚于网上。②以刮片横刮滤网,收集筛过的粪便标本。③在载玻片中央部位放置定量板,将刮取的粪便标本置于定量板孔内并填满,小心取下定量板,载玻片上留下一长条形的粪样。④以玻璃纸条覆盖粪便,粪便标本较干时,玻璃纸条必须很湿,如为软便,则玻璃纸条水分可略少。如玻璃纸条表面有过多的甘油,可用卫生纸擦去,在干燥的气候条件下,过多的甘油只能延缓而不能防止粪便标本的干燥。⑤另取一载玻片做压片,在玻璃纸条上挤压粪便标本,使其均匀散开,以能透过涂片读出书本上的字迹为宜。⑥一手压住玻璃纸一端,另一手移去压片即上层载玻片(避免与玻璃纸条分离或使之掀起),置25℃下透明1~2h后可镜检,但对卵壳薄的钩虫卵等,透明时间宜控制在30min以内。⑦以上下或横向移动方式依序观察涂片,记录粪样中的全部虫卵种类及数量。⑧计算每克粪便虫卵数(EPG):计数虫卵总数乘以24,然后乘以粪便形状系数,成形便为1,半成形便为1.5,软湿便为2,粥样便为3,水样便为4;还可根据排便量及蠕虫每条雌虫每日排卵数计算出虫荷(表10-2)。

表 10-2 常见蠕虫每条雌虫每日排卵数

蠕虫种类	每条雌虫每日排卵数(平均数)
华支睾吸虫	1 600~4 000(2 400)
布氏姜片吸虫	15 000~48 000(25 000)
卫氏并殖吸虫	10 000~20 000
日本裂体吸虫	1 000~3 500
链状带绦虫	30 000~50 000/孕节
肥胖带绦虫	97 000~124 000/孕节
十二指肠钩口线虫	10 000~30 000(24 000)
美洲板口钩虫	5 000~10 000(9 000)
似蚓蛔线虫	234 000~245 000(240 000)
毛首鞭形线虫	1 000~7 000(2 000)

注:来源于不同资料的数目不尽相同。

4. **注意事项** ①泡沫状粪便会在玻璃纸下形成较多微小气泡,影响观察,镜检时应加以注意。②控制粪膜的厚度和透明时间,若粪膜厚,透明时间短,虫卵难以发现,若粪膜薄,透明时间长,虫卵则变形,不易辨认。③把握不同虫卵的观察时间,蛔虫卵、鞭虫卵、血吸虫卵等的制片可以保存数月,但钩虫卵在制片后 30~60min 就难以看清或不能看到。

(三)浮聚法

在感染度比较轻的情况下,粪便直接涂片法容易造成漏检,此时可利用虫卵及包囊等的密度小于与某些液体密度,通过浮聚法以提高检出率(表 10-3)。常用饱和盐水浮聚法和硫酸锌浮聚法。

表 10-3 常见虫卵及包囊的密度

虫卵或包囊	密度/(g·cm⁻³)
华支睾吸虫卵	1.170~1.190
布氏姜片吸虫卵	1.190
日本裂体吸虫卵	1.200
带绦虫卵	1.140
微小膜壳绦虫卵	1.050
钩虫卵	1.055~1.080
毛首鞭形线虫卵	1.150
蠕形住肠线虫卵	1.105~1.115
似蚓蛔线虫受精卵	1.110~1.130
似蚓蛔线虫未受精卵	1.210~1.230
溶组织内阿米巴包囊	1.060~1.070
结肠内阿米巴包囊	1.070
蓝氏贾第鞭毛虫包囊	1.040~1.060

1. **饱和盐水浮聚法** 适用于密度较小的线虫卵、带绦虫卵和微小膜壳绦虫卵的检查,尤以钩虫卵的检查效果最为理想,但不适宜检查密度较大的吸虫卵和原虫包囊。

(1) 基本原理:利用某些蠕虫卵密度小于饱和盐水密度,虫卵可浮于液面,从而达到浓集虫卵,提高检出率的目的。

(2) 试剂与器材:显微镜、饱和盐水、载玻片、盖玻片、竹签、浮聚瓶(高 3.5mm,直径 2cm 的圆筒形小瓶)或大号青霉素瓶、搪瓷盘、吸管、5%来苏尔消毒液。

饱和盐水的配制:将食盐 400g 徐徐加入盛有 1 000ml 沸水的容器内,不断搅动,直至食盐不再溶解为止。冷却后,取上清液使用。

(3)操作步骤:①用竹签挑取蚕豆大小粪便,约 1g,放于盛有少量饱和盐水的浮聚瓶内,用竹签将粪便充分搅匀。②加入饱和盐水至瓶口,用竹签挑取浮于水面的粗大粪渣,改用滴管慢慢滴加饱和盐水,至液面略高于瓶口而不溢出为止。③在瓶口处覆盖洁净载玻片,静置 15min 后,平执载玻片向上提拿,迅速翻转后镜检(图 10-3)。

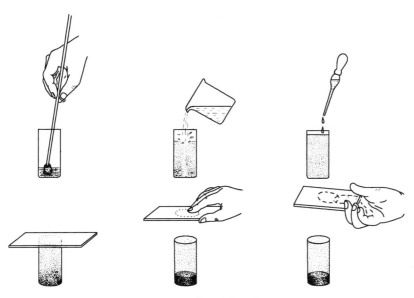

扫一扫,看一看

图 10-3 饱和盐水浮聚法

(4)注意事项:①将浮聚瓶放在搪瓷盘内,以免污染桌面。②加饱和盐水的量不要太多或太少,以盖上玻片后没有气泡又不溢出为宜。③翻转载玻片时,弧度要大且迅速,勿使液体流失而影响检查效果。④检查完毕后的小瓶及载玻片,用清水洗净后置于 5% 来苏尔消毒液内消毒。

2. **硫酸锌浮聚法** 主要用于检查原虫包囊、球虫卵囊和某些蠕虫卵。

(1)基本原理:利用虫体的密度小于硫酸锌液的密度,虫体可浮聚于液面,从而提高检出率。

(2)试剂与器材:33% 硫酸锌溶液(密度 1.18g/cm³)、鲁氏碘液、载玻片、盖玻片、竹签、金属筛或纱布、离心管、吸管、金属环、显微镜、5% 来苏尔消毒液。

33% 硫酸锌溶液的配制:硫酸锌 40g,加水 100ml,充分溶解后,用密度计测定其密度。若高于1.18,则加水,若低于 1.18,则加硫酸锌,确保密度值准确。

(3)操作步骤:①用竹签挑取蚕豆大小粪便,加清水 10~15ml,充分搅匀,经金属筛或纱布过滤,滤液倒入离心管内。②以 2 000~2 500r/min 离心 1min,弃去上清液,再加清水混匀,离心,如此反复 3~4 次,最后弃去上清液。③在沉渣中加入 33% 硫酸锌溶液 1~2ml,调匀后再加此液至距管口 0.5~1cm处,以 2 000r/min 离心 1min。④垂直放置离心管,用金属环取表面粪液 2~3 次于载玻片上,加碘液和盖玻片后镜检。

(4)注意事项:①取离心管表面粪液时,用金属环轻轻接触液面,切勿搅动。②操作完成后应立即取标本镜检,如放置时间超过 1h 以上,会因包囊或虫卵变形而影响检查效果。

(四)沉淀法

多数蠕虫卵和原虫包囊密度较大,在重力的作用下可沉积于水底,从而使之浓集,有助于提高检出率。

1. **自然沉淀法** 又称水洗沉淀法或重力沉淀法,用于密度较大的蠕虫卵和原虫包囊的检查,而密度较小的钩虫卵等,此法检查效果不佳。

(1)基本原理:利用虫卵和包囊的密度大于水的密度,其在水中因重力的作用自然下沉而浓集;粪便经过滤去除了较大的粗渣,而水洗可以清除其中悬浮的碎屑和细菌,镜下观察标本时视野清晰,检出效果理想。但本法费时,操作烦琐。

（2）试剂与器材:500ml 锥形量杯、烧杯、玻璃棒、40～60 目铜筛或纱布、载玻片、盖玻片、吸管、显微镜、5%来苏尔消毒液。

（3）操作步骤:①取粪便 20～30g 放入烧杯内,加入 10～20 倍的清水,充分搅拌成混悬液。②用 40～60 目铜丝筛或两层纱布滤入 500ml 的锥形量杯中,再加清水冲洗筛网上的残渣,尽量将黏附在粪渣上的虫卵冲入量杯。③于锥形量杯中加水至 500ml 处,静置 25～30min(收集蠕虫卵)或 6～8h(收集原虫包囊)。④缓慢倾去上清液,重新加满水,以后每隔 15～20min(检查蠕虫卵)或 6h(检查原虫包囊)换水 1 次,如此反复 2～3 次,至上层液体清澈为止。⑤倾去上清液,取沉渣涂片镜检(图 10-4)。

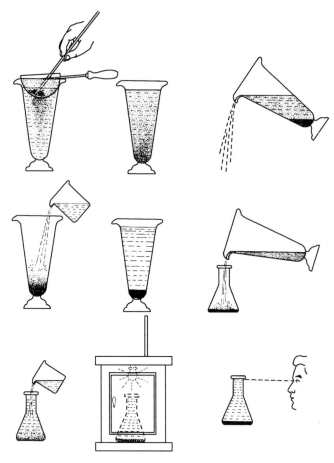

图 10-4　自然沉淀法与毛蚴孵化法

（4）注意事项:①粪便应进行充分搅拌,粪浆调制好后再过滤。②注意检查蠕虫卵与原虫包囊的换水时间不同。③倾倒上层粪液时切勿摇动,避免沉渣泛起导致虫卵和包囊流失。

2. 离心沉淀法　适用于粪便、尿液、十二指肠液及脑脊液等标本中密度较大的蠕虫卵和原虫包囊的检查。

（1）基本原理:利用重力离心的影响,使虫卵和包囊快速浓集并沉积于管底。此法与自然沉淀法相似,但省时、省力,较前者更为常用。

（2）试剂与器材:离心机、10ml 离心管,余同自然沉淀法。

（3）操作步骤:①取粪便 3～5g,加水 10 倍,充分搅拌成混悬液。②用双层纱布或 60 目铜筛滤去粗渣,转入 10ml 离心管内。③以 1 500～2 000r/min 离心 1～2min,弃去上层液体,再加清水与沉渣混匀。如此反复 3～4 次,直至上层液体澄清为止,弃去上清液取沉渣涂片镜检。

（4）注意事项:离心管一定要平衡;如检查原虫包囊,需在载玻片上滴加碘液。

3. 醛醚沉淀法　本法不仅浓集效果好,而且不破坏包囊和虫卵的形态,易于观察和鉴定。但对布氏嗜碘阿米巴和蓝氏贾第鞭毛虫的包囊及微小膜壳绦虫卵等的检查效果较差。

（1）基本原理:乙醚不仅可以去除粪便中的脂肪,而且可以吸附粪便中很多较轻的杂质而上浮,但虫卵和包囊不受乙醚的影响而沉于管底,从而提高了浓集效果;甲醛溶液可固定、保存虫卵和包囊,维持其形态,易于辨认。

（2）试剂与器材:10%甲醛、乙醚、离心管、玻棒、100目铜筛或纱布、载玻片、盖玻片、吸管、显微镜、5%来苏尔消毒液。

（3）操作步骤:①取粪便1~2g,加水10~20ml调匀成混悬液。②经100目铜筛或2层纱布过滤至10ml离心管中。③以2 000r/min离心2min,倒去上层粪液,保留沉渣,加水10ml混匀,离心2min;倒去上层液体,加10%甲醛7ml,5min后加乙醚3ml,塞紧管口并充分摇匀,取下管口塞,离心2min。④观察离心管内混悬液,自上而下分为4层,即乙醚层、粗大粪渣层、甲醛层、沉淀层。取最底部沉淀层涂片镜检。

（4）注意事项:镜检标本的取材部位;如检查原虫包囊,需在载玻片上滴加碘液。

4. 汞碘醛离心沉淀法　适用于原虫包囊、滋养体及蠕虫卵和幼虫的检查。

（1）基本原理:似醛醚沉淀法,但此法增加了硫柳汞酊和碘液,具有染色的作用,有利于发现并鉴别原虫。

（2）试剂与器材:所需器材同醛醚沉淀法。试剂配制方法:

1）汞醛（MF）液配制:1/1 000硫柳汞酊200ml,40%甲醛25ml,甘油50ml,蒸馏水200ml,混匀。

2）碘液配制:碘5g,碘化钾10g,蒸馏水100ml,混匀。

3）汞碘醛液配制:取汞醛液4.7ml,碘液0.3ml,混匀。

（3）操作步骤:①取粪便1g,加约10ml汞碘醛液,调匀成混悬液。②用100目铜筛或2层纱布过滤至离心管中。③加入乙醚4ml并充分摇匀,静置2min,以2 000r/min离心1~2min。④观察离心管内混悬液,可见自上而下分为4层,即乙醚层、粗大粪渣层、汞碘醛液层、沉淀层。取最底部沉淀层涂片镜检。

（4）注意事项:汞碘醛液放置8h即变质,不能再用;碘液放置时间也不应超过1周。

（五）尼龙绢袋集卵法

此法主要用于检查血吸虫卵。其集卵速度快,虫卵散失少,省时、省水,且尼龙绢袋体积小、重量轻、便于携带,适用于大规模普查。

1. 基本原理　用孔径略大于和略小于日本血吸虫卵的两个尼龙绢袋滤除粪渣,能较快、较好地收集虫卵,显著提高检出率。

2. 试剂与器材　60目铜丝筛、120目和260目尼龙绢、铁丝圆圈、搪瓷杯、玻璃棒、水桶、锥形量筒、三角烧瓶、载玻片、盖玻片、显微镜、20% NaOH溶液、5%来苏尔消毒液。

3. 操作步骤　①将120目尼龙绢和260目尼龙绢分别剪成圆片,周边缝于带柄的铁丝圆圈上,制成两个圆底形尼龙绢袋,并套在一起。内袋120目,直径8cm,深约8cm;外袋260目,直径10cm,深约10cm。②取粪便30g,约鸡蛋大小,放入搪瓷杯内,加清水后用玻璃棒将其充分搅匀,经60目铜丝筛过滤后,倒入尼龙绢内袋。③将两尼龙绢袋一起在清水桶内缓慢上下提动,滤洗袋内粪液,或者在有一定压力的自来水下边洗边筛,至袋内流出清水为止。④弃去内袋粪便,将外袋内粪渣全部倒入锥形量杯内,静置15min。⑤倒掉上清液,吸沉渣镜检虫卵,或者将沉渣倒入三角烧瓶内做毛蚴孵化。也可将留有粪液的外袋浸泡在20% NaOH溶液中消化10min后,用自来水冲洗出消化后的细粪渣,再涂片检查。

4. 注意事项　①滤洗粪便时不能用竹签、玻璃棒等在尼龙绢袋内搅拌或挤压,以防虫卵流失。②清洗尼龙绢时,不得刷洗或揉搓,不能用开水烫,以免孔径增大或缩小,影响集卵效果。③为避免交叉污染,尼龙绢使用后,应放入5%来苏尔消毒液中浸泡30min,并冲洗干净,晾干保存。

（六）染色检查法

1. 铁苏木素染色法　本法用于检查阿米巴、蓝氏贾第鞭毛虫等原虫的滋养体和包囊。

（1）基本原理:经过铁苏木素染色后,原虫结构清晰,细胞质呈灰褐色,细胞核、滋养体内吞噬物红细胞、包囊内的拟染色体均染成黑色,而包囊内的糖原泡则被溶解呈空泡状。此染色标本可长期保存,是肠道原虫的最佳检查方法之一。

（2）试剂与器材:0.5%苏木精溶液、碘乙醇、2%铁明矾溶液、肖氏固定液、显微镜、载玻片、盖玻片、竹签、粪便、二甲苯、中性树胶、50%乙醇、70%乙醇、80%乙醇、95%乙醇、100%乙醇、蒸馏水、自来水、5%来苏尔消毒液。

1）0.5%苏木精溶液的配制：苏木精粉 10g 溶于 100ml 95%乙醇中，装入 250ml 大口玻璃瓶内，加塞置室温下，经 6~8 周后可充分氧化，此时若将染液滴于水中呈鲜艳紫色。若将其晒于阳光下，每日振摇，可加速氧化，便于应急使用。使用时取上述原液，按 1：19 加蒸馏水配成 0.5%的染液，可以保存 3~6 个月。

2）碘乙醇的配制：在 70%乙醇中加数滴鲁氏碘液使之呈红葡萄酒色即为碘乙醇。

3）2%铁明矾溶液的配制：硫酸铁铵 2g 溶于 100ml 蒸馏水中，用前配制。

4）肖氏固定液的配制：饱和氯化汞水溶液 2 份加 95%乙醇 1 份配成 100ml，用前再加冰醋酸 5ml，并加热至 40℃。

（3）操作步骤：①用竹签挑取少许粪便，按一个方向在洁净的载玻片上涂成薄膜，立即放入 60℃的肖氏固定液中 2min。②依次将标本放入碘乙醇、70%及 50%乙醇中各 2min，用自来水和蒸馏水各洗 1 次。③将标本置于 40℃ 2%的铁明矾溶液 2min，流水冲洗 2min。④将标本放入 40℃ 0.5%苏木精溶液中染色 5~10min，再流水冲洗 2min。⑤放置标本于 2%的铁明矾溶液中褪色 2min 左右，然后流水冲洗 15~30min，至标本显示蓝色，再用蒸馏水洗 1 次。⑥依次将标本在 50%、70%、80%、95%及 100%乙醇中逐级脱水各 2min。⑦在二甲苯中透明 3~5min 后，用中性树胶封片。

（4）注意事项：①选用新鲜的或用聚乙烯醇或醋酸钠-醋酸-甲醛保存的粪便涂片进行染色效果更好。②在对标本进行脱色时，应不断在镜下观察褪色情况，如果颜色偏深，则继续褪色，直至核膜、核仁清晰可见，再进行水洗。③标本不能干燥。

2. 金胺-酚-改良抗酸染色法　此法是检查隐孢子虫卵囊的最佳方法。染色后，虫体结构清晰，易与标本中的非虫体结构相区别，明显提高检出率和准确性。

（1）基本原理：将粪膜先用金胺-酚染色法初染，再用改良抗酸染色法复染。显微镜下可见标本背景为蓝绿色，卵囊玫瑰红色，囊内有 4 个排列不规则的子孢子及黑色颗粒状的残留体，非特异颗粒被染成蓝黑色。

（2）试剂与器材：染液、显微镜、载玻片、盖玻片、竹签、粪便、生理盐水、甲醇、5%来苏尔消毒液。

染液配制：A 液：金胺 0.1g，苯酚 5.0g，蒸馏水 100ml。B 液：盐酸 3ml，95%乙醇 100ml。C 液：高锰酸钾 0.5g，蒸馏水 100ml。D 液：碱性复红 4.0g，95%乙醇 20ml，苯酚 8ml，蒸馏水 100ml。E 液：浓硫酸 10ml 缓缓加入 90ml 蒸馏水中，边加边摇。F 液：孔雀绿 0.2g 溶于 100ml 蒸馏水中。

（3）操作步骤：①在洁净的载玻片上将粪便涂成薄膜，自然干燥后用甲醇固定 5min。②金胺-酚染色法初染即在粪膜上滴加 A 液 10~15min 后水洗；滴加 B 液 2min 后水洗；滴加 C 液 1min 后水洗，待干。③改良抗酸染色法复染即在粪膜上滴加 D 液 5~10min 后水洗；滴加 E 液 1~5min 后水洗；滴加 F 液 1min 后水洗，待干。④油镜下观察。

（4）注意事项：染色和脱色的时间要足够长。一般加 A 液染色的时间达到 10min，加 B 液脱色的时间超过 2min，则卵囊内子孢子边界清楚，少数卵囊的囊壁亦可被显示，否则卵囊结构不明显。

（七）幼虫孵化法

粪便的病原学检查除了可以直接检获寄生虫的虫卵外，还可以对虫卵进行体外培养，孵化出幼虫，或者提高检出率，或者考核疗效，或者鉴定种类，为感染的诊断与流行病学调查提供依据。常用的幼虫孵化法有钩蚴培养法和毛蚴孵化法。

1. 钩蚴培养法　钩蚴培养常选用试管滤纸培养法。该法不仅检出率高，适用于确诊钩虫的感染，还可依据钩虫丝状蚴的结构特点鉴定虫种，有助于流行病学调查。

（1）基本原理：钩虫卵在适宜的温度和湿度条件下，3~5d 内能发育并孵出具有向湿性特点的钩蚴，可肉眼或用放大镜对水体进行观察。

（2）试剂与器材：竹签、1cm×10cm 洁净试管、冷开水、T 形滤纸条（竖部与试管等长，横部略宽于试管口径）、放大镜、显微镜、培养箱、5%来苏尔消毒液。

（3）操作步骤：①加冷开水约 1ml 于试管内。②在 T 形滤纸条横部记录受检者姓名或编号。③取粪便枣核大小，均匀涂布于滤纸条竖部中 2/4 处。④将滤纸条插入试管，下端空白处的 1/2 浸于水中,勿使粪便接触水面。⑤将试管置 25~30℃ 培养箱内培养,每日沿管壁补充冷开水,以保持水面位置。⑥3d 后肉眼或用放大镜检查试管底部,若阳性可见透明的钩蚴在水中常作蛇形运动,若阴性,应继续培养至第五天。若要鉴定虫种,可吸取试管底部沉淀物滴于载片上,在显微镜下观察钩蚴的特点(图 10-5)。

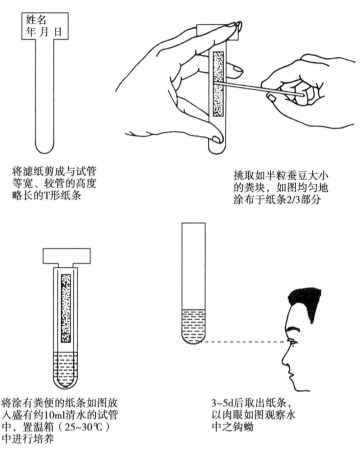

将滤纸剪成与试管等宽、较管的高度略长的T形纸条

挑取如半粒蚕豆大小的粪块,如图均匀地涂布于纸条2/3部分

将涂有粪便的纸条如图放入盛有约10ml清水的试管中,置温箱(25~30℃)中进行培养

3~5d后取出纸条,以肉眼如图观察水中之钩蚴

图 10-5 钩蚴培养法

(4)注意事项:①明确粪便的涂布位置,切忌粪便污染水体,否则会影响结果观察。②观察结果时若室温太低,可将试管置 30℃ 左右温水中数分钟。③注意钩虫丝状蚴与粪类圆线虫丝状蚴的鉴别,可见图 1-16。

2. 毛蚴孵化法 常与重力沉淀法或尼龙绢袋集卵法联用,以诊断血吸虫感染,尤其适用于感染度较轻,直接涂片法不易检出虫卵的感染者。另外毛蚴孵化法也是对血吸虫病进行疗效考核的重要依据。

(1)基本原理:较大量粪便经重力沉淀法或尼龙绢袋集卵法进行处理,可以浓集粪便中的虫卵;血吸虫卵内的毛蚴在 25~30℃、pH 7.5~7.8 及一定的光照条件下,清水中 4~8h 可孵出;孵出的毛蚴在水面下 1~4cm 的区域做直线运动,易于观察。

(2)试剂与器材:做重力沉淀法或尼龙绢袋集卵法需用的各种器材、温度计、孵箱、吸管、放大镜。

(3)操作步骤:①采用重力沉淀法或尼龙绢袋集卵法浓集虫卵,后者具有费时短、虫卵丢失少,并可避免孵出的毛蚴被倒掉等优点,适合于大规模普查,但需专用尼龙绢。②将粪便沉渣倒入三角烧瓶内,加清水至瓶口下 1cm 处,将其放于 25~30℃ 的室温或孵箱内,在有光照的条件下进行孵化。③4~8h 后观察结果。面向光源,将三角烧瓶放置于黑色背景下,肉眼或用放大镜观察,双目平视,寻找水面下 1~4cm 的水域是否有乳白色、半透明、针尖大小、菱形、做来回往返直线运动的毛蚴。必要时,可用吸管吸出,置于载玻片上,在低倍镜下根据其结构特点进行识别。如无毛蚴,继续孵化,24h 内每隔 4~6h 观察一次,仍为阴性,则报告为阴性,可见图 10-4。

（4）注意事项：①粪便必须新鲜，不超过 24h 为宜，若粪便未能及时孵化，可加生理盐水，调成混悬液，置于 4℃ 左右的冰箱内可保存 1~2d。②孵化用水必须是清水，若含氯、盐、氨等均会影响孵化。③在夏季，为防止毛蚴在短时间内孵出，要用 1.2% 食盐水或冰水冲洗粪便，最后一次改为室温清水。④观察结果时注意毛蚴与水中其他原生动物的鉴别（表 10-4）。

表 10-4　血吸虫毛蚴与水中原生动物的鉴别

鉴别点	毛蚴	原生动物
形状	针尖大小、菱形、大小一致	扁或圆形，大小不一
颜色	乳白色、半透明、有折光	灰白或灰黄色、不透明、无折光
运动性质	游动迅速、直线匀速、衰老时才出现摇摆翻滚	缓慢、不定向、摇摆翻滚
运动范围	一般在水面下 1~4cm	范围广，遍布水中各层

（八）粪便虫体检查法

某些肠道蠕虫未经治疗或经过治疗，其成虫或节片有可能随粪便排出，因此从粪便中检获虫体，根据其大小、颜色及形态结构特点，可以鉴定虫种，从而确诊感染。

1. 拣虫法与淘虫法收集与鉴定虫体

（1）虫体的收集

1）拣虫法：主要用于收集肉眼易见的大型蠕虫的成虫或其节片，如蛔虫、姜片虫、绦虫成虫、绦虫孕节等。用镊子或竹签挑出粪便中的虫体，清洗后倒入盛有生理盐水的大玻璃器皿内待检。

注意事项：动作要轻巧，细长的虫体如绦虫，要特别当心，勿使头颈断落丢失；过硬的粪块，可用生理盐水融化后再拣虫。

2）淘虫法：主要用于收集小型蠕虫，如钩虫、蛲虫、鞭虫、短膜壳绦虫等。一般是在给药后收集感染者 24~72h 的全部粪便，加水搅拌成糊状，用 40 目铜筛或纱布滤出粪渣，经水反复冲洗后，倒入盛有清水、下衬黑纸的大玻璃器皿内，检查混杂在粪渣中的虫体。若发现虫体用镊子或竹签挑出，清洗后倒入盛有生理盐水的大玻璃器皿内待检。

注意事项：①水冲不能过急，滤过时间不能太长，以防虫体胀裂。②检查小形虫体，如异形科吸虫，必须在解剖镜下进行，以免漏检。③一次检查不完的粪渣，可将其移入 4~8℃ 冰箱中保存，或者加入 3%~5% 福尔马林溶液防腐，2~3d 再进行检查。

（2）虫体的鉴定：鉴定成虫时，根据大小，用肉眼、放大镜、解剖镜或显微镜的低倍镜观察其形态结构特点。若虫体结构不清晰，还可用乳酸溶液（乳酸 1g、甘油 20ml、蒸馏水 10ml）透明处理后再镜检。如需保存标本，可用 10% 福尔马林溶液或 70% 乙醇进行固定。

鉴定带绦虫孕节时，将洗净后的节片置两张载玻片之间，轻轻挤压，玻片两端用线扎紧，然后对光观察子宫分支情况，确定虫种。若子宫分支不清楚，可用皮试注射器抽取墨汁或卡红染色液，从孕节后端正中生殖孔的位置插入子宫，徐徐注入染液，用手指轻压使染液分布于侧支中。拔出针尖后，洗去节片表面黏附的染液，再做压片。

注意事项：为避免虫卵污染，操作过程中应戴手套，使用过的器皿必须浸泡在 5% 来苏尔消毒液中至少 30min，再煮沸消毒。

2. 驱虫法收集与鉴定绦虫成虫

（1）驱虫方法：槟榔-南瓜子合剂为常用的传统方法。该法疗效高，副作用小。清晨空腹时先服 60~80g 南瓜子，1h 后服 60~80g 槟榔煎剂，半小时后再服 20~30g 硫酸镁或 200ml 甘露醇导泻，多数患者在 5~6h 内即开始外排虫体。若发现虫体，小心清洗干净后，倒入大玻璃器皿内待检。

注意事项：①服用导泻药后，应多饮水，以加速虫体排出和避免患者脱水。②只有部分虫体排出时，可用温水坐浴，使之慢慢逸出，切勿牵拉虫体，以免头节断留在体内，造成驱虫失败。③虫体排出后，务必检查有无头节，如未见头节，应收集、淘洗感染者 24h 粪便，进一步查找头节，如仍未见头节，应加强随访，3~4 个月内未发现节片和虫卵可视为治愈。④用过的水必须消毒处理，避免虫卵造成感染和污染。

（2）虫体鉴定：肉眼观察虫体的大小、颜色、节片的长宽比例、孕节子宫的形态特点等，低倍镜下观察头节、成熟节片等节片的结构特点，必要时可进行染色，综合分析，鉴定绦虫种类。

三、粪便标本检验后的处理

必须树立生物安全意识，对检验后粪便标本务必妥善处理，避免环境污染和感染的发生。如盛器为纸类物质，检验完毕后应焚毁；如盛器为瓷器、玻璃等器皿，应浸入 5% 来苏尔消毒液中 24h，或者 0.1% 过氧乙酸溶液中 12h；标本也可送医疗垃圾站统一处理，并要做好记录。

第三节　肛周标本检查技术

肛门周围可以查到某些寄生虫的成虫和/或虫卵，从而确诊某些寄生虫如蛲虫、牛带绦虫的感染。

一、虫卵的检查

肛门周围虫卵的检查适用于蛲虫卵和牛带绦虫卵，检出率远远高于粪便检查。常用的方法有透明胶纸法和棉签拭子法，统称肛门拭子检查法。

（一）透明胶纸法

1. **基本原理**　雌性蛲虫在感染者肛门周围及会阴部皮肤产卵；牛带绦虫脱落的孕节从感染者肛门排出或主动逸出时破裂，致使虫卵黏附于肛周皮肤，因此可用透明胶纸粘取虫卵进行检查。

2. **试剂与器材**　宽 1.5~2cm 的透明胶纸、载玻片、生理盐水或二甲苯、显微镜、5% 来苏尔消毒液。

3. **操作步骤**　①将透明胶纸剪成 5~6cm 的长条，一端向胶面折叠约 0.4cm（易于揭开）后贴于载玻片上，载玻片的一端贴上标签，注明受检者的姓名、编号等。②从一端拉起胶纸，在被检查者肛周皮肤皱褶处用力粘取数次，然后将胶纸依原样粘于载玻片上。③按照由低倍到高倍的顺序镜检。

4. **注意事项**　①一般在清晨起床前或刚起床时，最好于解大便前或肛门有异物瘙痒感时取材。②于肛周皮肤皱褶处取材。③如果胶纸下有较多气泡，影响虫卵观察时，可揭开胶纸加一滴生理盐水或二甲苯，覆盖胶纸后镜检。④对可疑感染者，若未发现虫卵，应连续检查 2~3d。⑤该法操作简单，取材可由受检者家人协助完成，尤其适合于大规模普查。

（二）棉签拭子法

1. **基本原理**　湿棉签可以粘取肛周虫卵。

2. **试剂与器材**　棉签、生理盐水、试管、离心机、显微镜、5% 来苏尔消毒液。

3. **操作步骤**　①将棉签拭子浸入盛有 2~3ml 生理盐水的试管内。②取材时从试管内取出棉签拭子，挤去过多的盐水，擦拭患者肛门皱褶处，随后将棉签放入原试管中。③提起棉签，在试管内转动多次，使黏附在棉纤维上的虫卵脱落，挤尽棉签上的水，然后弃去棉拭子，使试管静置 15min 或以 1 500r/min 离心 2min，弃去上清液。④吸取沉淀物直接涂片镜检，或者加饱和盐水浮聚后镜检。

4. **注意事项**　该法的取材部位、取材时间及对可疑感染者的处理同透明胶纸法。

二、虫体的检查

肛门周围虫体的检查主要是检查雌性蛲虫和牛带绦虫孕节。

1. **基本原理**　雌性蛲虫常在宿主入睡后爬至肛门周围皮肤上产卵；牛带绦虫单节脱落的孕节活动能力强，可主动逸出肛门，因此可用透明胶纸粘取或用镊子夹取成虫或孕节。

2. **试剂与器材**　宽 1.5~2cm 的透明胶纸、镊子、载玻片、70% 乙醇、显微镜、青霉素瓶、5% 来苏尔消毒液。

3. **操作步骤**

（1）雌性蛲虫的检查：在患者睡眠 2~3h 后或肛周瘙痒惊醒时，暴露其肛门，仔细观察肛周皮肤，若发现白色虫体，用透明胶纸粘取后贴于载玻片上镜检；也可用镊子将虫体夹入盛有 70% 乙醇的青霉素瓶中固定后再做进一步鉴定。

扫一扫，看一看

（2）牛带绦虫孕节的检查：用镊子夹取孕节置于两张载玻片之间，轻轻挤压，直接对光或从生殖孔中注入墨汁后再进行观察，根据子宫分支数目可确定虫种。

4. **注意事项**　夹取虫体时一定要仔细、小心，避免镊子损伤虫体破坏结构的完整性，影响检查结果。

第四节　血液标本检查技术

某些寄生虫生的特定发育阶段或寄生于血液中或经血液播散，如疟原虫寄生于人体的红细胞内，而寄生于淋巴系统的丝虫所产生的微丝蚴多随淋巴液进入血液循环，因此血液检查可诊断某些寄生虫的感染。

一、染色液

观察血液标本需进行染色，使用最多的染色液有吉姆萨染液和瑞氏染液。

1. **瑞氏染液**　瑞氏染剂粉 0.2～0.5g，甲醇 97ml，甘油 3ml。将染剂粉置于研钵中，加少量甘油与之充分研磨，再边加甘油边研磨，直至甘油用完；加少量甲醇，研磨后倒入棕色瓶内，剩余的甲醇分多次冲洗研钵中的染液，全部倒入棕色瓶内，塞紧瓶盖，充分摇匀，置室温下 1～2 周或 37℃温箱内 24h 后过滤备用。

2. **吉姆萨染液**　吉姆萨染剂粉 1g，甲醇 50ml，甘油 50ml。将染剂粉置于研钵中，加少量甘油与之充分研磨，再边加甘油边研磨，直至甘油用完；加少量甲醇，研磨后倒入棕色瓶内，剩余的甲醇分多次冲洗研钵中的染液，全部倒入棕色瓶内，塞紧瓶盖，充分摇匀，置室温下 1 周或 65℃温箱内 24h 后过滤备用。

二、疟原虫的检查

厚、薄血膜法是诊断疟原虫感染最常用、最可靠的方法。

1. **基本原理**　疟原虫寄生于红细胞内，末梢血管或静脉采血后，经制片、染色，在显微镜下观察，根据疟原虫的形态特征可鉴别虫种及虫期。

2. **试剂与器材**　吉姆萨染液或瑞氏染液、75%乙醇棉球、消毒干棉球、采血针、载玻片、甲醇、pH 7.0～7.2PBS 缓冲液、滴管、刻度管、显微镜。

3. **操作步骤**

（1）采血：采集末梢血或静脉血均可。①采集末梢血：用 75%乙醇棉球消毒中指、无名指或耳垂（婴儿可选大踇趾腹或足跟内、外侧缘）等采血部位，干燥后手持采血针刺破皮肤，用消毒干棉球擦去第一滴血，迅速用玻片蘸取血滴，后用干棉球轻压伤口止血。②采集静脉血：消毒采血部位，干燥后静脉穿刺采集静脉血于 EDTA 抗凝管中，混匀。

（2）血膜制片（图 10-6）

1）薄血膜制片：取 1 小滴血，1～2μl 于洁净载玻片 1/3 与 2/3 交界处，另选一边缘光滑的载玻片为推片，将推片一端置于血滴之前，并与载玻片形成 30°～45°夹角，待血滴沿推片端缘向两端扩散后，立即由右向左迅速推成长 2.0～2.5cm 的薄血膜，充分晾干。

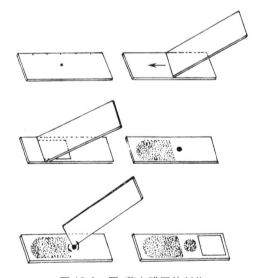

图 10-6　厚、薄血膜同片制作

2）厚血膜制片：取 1 大滴血，3～4μl 于载玻片中央，用推片一角，将血滴自内向外做螺旋形摊开，成直径约 1cm 的圆形血膜，自然干燥后滴加数滴蒸馏水溶血约 5min，待血膜呈灰白色时，将水倒去，晾干后用甲醇固定。

3）厚、薄血膜同片制作:将载玻片从右到左分成6等份,厚血膜制作在第3格的中央,薄血膜制作在第4格前缘到第6格中部,第1、2格用于贴标签及编号。血膜一般至少制备两张。

（3）染色

1）瑞氏染色法:瑞氏染液中含有较高浓度甲醇,因此血膜染色前无须固定。厚血膜先溶血,待血膜干燥后才能染色。用玻璃蜡笔在血膜上画出染色范围,以免滴加染液时外溢。滴加染液使其覆盖全部血膜,30s至1min后血膜已被染液中的甲醇固定,再加等量缓冲液或蒸馏水,轻轻摇动载玻片,使之与染液混匀,很快液面出现一层金属铜色浮膜,3~5min后用缓冲液或自来水缓慢从玻片一端冲洗,至血膜呈现紫灰色为止,晾干后镜检。

2）吉姆萨染色法:取吉姆萨染液原液,用pH 7.0~7.2的磷酸盐缓冲液稀释15~20倍。薄、厚血膜先用甲醇固定。用玻璃蜡笔在血膜上画出染色范围,将稀释的吉姆萨染液滴于血膜上,染色20~30min,再用缓冲液或自来水冲洗,晾干后镜检。

（4）镜检:先在低倍镜下确定血膜平面,然后油镜观察疟原虫红细胞内期形态。

4. **注意事项**

（1）采血时间的选择:临床现症患者可随时采血,但为提高检出率,间日疟和三日疟患者宜在发作后数小时至10余小时采血,而恶性疟患者宜在发作初期采血。

（2）检查方法的选择:根据厚、薄血膜的特点,通常采用厚、薄血膜同片制作。

（3）血膜的制备:制备薄血膜时推片力度和速度要均匀,切勿中途停顿或重复推片。理想的薄血膜,应是一层均匀分布的血细胞,血细胞间无空隙,且血膜末端呈扫帚状或舌状。制作厚血膜时,血膜厚度宜适中,过厚血膜易脱落,过薄则达不到浓集虫体的目的。同片制备厚、薄血膜时,二者之间应用蜡笔画线分开,以免厚血膜溶血时影响薄血膜。

（4）染色方法的选择:瑞氏染色法操作简便、快速,但因甲醇易于蒸发,如掌握不当可能在血膜上产生沉淀,影响观察,而且在较热的环境中容易褪色,保存时间不长,故多用于临床病例诊断;吉姆萨染色法效果良好,对厚血膜尤佳,血膜褪色较慢,保存时间较久,适用于大批量血片标本的染色,供教学或流行病学调查时选用,但染色需时较长。

（5）与形态类似物的鉴别:镜检时可见血小板、染液颗粒、细菌、真菌、尘粒、白细胞等虫体的形态类似物,应注意区别。

（6）结果报告:镜检薄血膜至少检查100个视野,厚血膜至少检查20个视野,才能报告"未检出疟原虫";必须分类报告,找到环状体后,要再仔细寻找更成熟的阶段,以便分类,若难以找到更为成熟阶段的疟原虫,可报告为"检出环状体疟原虫"。

三、微丝蚴的检查

检查丝虫微丝蚴的常用方法有新鲜血片法、厚血膜法和离心浓集法。

（一）新鲜血片法

1. **基本原理**　因微丝蚴具有夜现周期性,故夜晚进行末梢采血,制作新鲜血片,镜检可以发现做蛇形扭曲运动的虫体。

2. **试剂与器材**　75%乙醇棉球、消毒干棉球、采血针、载玻片、显微镜。

3. **操作步骤**　取1滴耳垂或指尖血于洁净在玻片上,加盖玻片后,在低倍镜下观察是否有活动的微丝蚴。

4. **注意事项**　此法检出率低,且不能鉴定种类,多用于现场健康宣传教育。

（二）厚血膜法

1. **基本原理**　此法采血量较新鲜血片法多,检出率高,若经过染色处理,尚可鉴定虫种,是诊断丝虫感染最常用的方法。

2. **试剂与器材**　吉姆萨染液或瑞氏染液、75%乙醇棉球、消毒干棉球、采血针、载玻片、pH 7.0~7.2磷酸缓冲盐溶液(PBS)、滴管、刻度管、显微镜。

3. **操作步骤**　①采血:方法与检查疟原虫的相同。②血膜制片:取耳垂或指尖血3大滴,约60μl,滴于洁净的载玻片中央,用另一载玻片的一角将其涂成直径1.5~2.0cm圆形或2.5cm×1.5cm长方形

扫一扫,看一看

血膜,要求边缘整齐,厚薄均匀。自然干燥后加水溶血数分钟,待血膜呈乳白色后倾去水。③染色:若要鉴定虫种,血膜晾干后可进行吉姆萨或瑞氏染色,方法同疟原虫的检查。④镜检:低倍镜下观察未染色血膜时,可见虫体无色透明,反光性较强,头端钝圆,尾端尖细,呈不同形状的弯曲;低倍镜下观察染色血膜时,若发现虫体,则应换转高倍镜或油镜,进一步观察虫体的内部结构特征,以鉴定种类。

4. **注意事项**　①采血时间的选择:因微丝蚴具有夜现周期性,采血时间一般以晚上9时至次日晨2时为宜;如白天检查,可用药物乙胺嗪将内脏毛细血管中的微丝蚴诱出至外周血中。②染色方法的选择:瑞氏染色操作简便、快速,适合临床病例的诊断,而吉姆萨染色效果好,虫体内部结构特征清晰,有利于虫种的鉴定,适合于教学与流行病学调查。③镜检未染色血膜时,应注意微丝蚴与其他纤维物质的鉴别,微丝蚴具有特定的结构特征,而纤维物质长短粗细不等,边缘不整齐,两断呈折断状,内部常有纵行条纹,无体细胞。

（三）离心浓集法

1. **基本原理**　离心浓集法可以提高检出率,多用于其他检查方法未查见微丝蚴的疑似感染者。

2. **试剂与器材**　75%乙醇棉球、消毒干棉球、采血针、载玻片、109mmol/L 枸橼酸钠、滴管、离心机、离心管、显微镜等。

3. **操作步骤**　①采血与溶血:取静脉血1~2ml,置入含109mmol/L 枸橼酸钠0.4ml 的离心管内,混匀;加蒸馏水至10ml,按住管口倒转数次,使红细胞全部溶解。②离心:以1 500r/min 离心3~5min,弃去上清液。③镜检:取沉渣涂片不染色或染色镜检。

第五节　其他体液标本检查技术

一、痰液检查

某些寄生虫的发育阶段可寄生在宿主的肺部、支气管内,刺激呼吸道及咽部导致咳嗽,从而随痰液排出体外,如卫氏并殖吸虫卵、溶组织内阿米巴滋养体、细粒棘球蚴的原头蚴、粪类圆线虫幼虫、蛔虫幼虫、钩虫幼虫、尘螨等,因此检查痰液中的寄生虫是临床诊断及流行病学调查呼吸系统及某些呼吸系统外寄生虫感染的重要依据。

（一）痰液标本采集的注意事项

1. 标本采集时应先刷牙或漱口,用力咳出气管深处的痰液,不应混有唾液及鼻咽分泌物。

2. 盛痰液的容器须干燥洁净,无其他污染物。

3. 详细记录标本的来源、颜色、性状、日期及其他相关信息。

（二）痰液检查的常用方法

痰液检查的常用方法有生理盐水直接涂片法和消化沉淀法。

1. **生理盐水直接涂片法**　主要适用于卫氏并殖吸虫卵及溶组织内阿米巴大滋养体的检查。此法操作简便,但由于标本采集量少,检出率低,容易漏检,因此阴性结果时,应连续检查3次。

（1）基本原理:用生理盐水作为稀释剂,可保持虫卵或滋养体原有的形态结构,并且通过涂抹稀释作用,能使与粪便黏附在一起的虫体分散于涂片中,便于观察。

（2）试剂与器材:载玻片、盖玻片、滴管、生理盐水、竹签、显微镜、5%来苏尔消毒液。

（3）操作步骤:在载玻片上加1~2滴生理盐水,挑取少许痰液,涂成薄膜,加盖玻片镜检。

（4）注意事项:①尽量采集宿主清晨第一口痰液,以脓样或血样部分为好。②滴加生理盐水的量视痰液的稀稠情况而定,不宜过多或过少,涂片宜薄而均匀。③检查溶组织内阿米巴大滋养体时,标本应立即检查,寒冷季节还要注意保温,镜检时注意与上皮细胞、白细胞及巨噬细胞相区别。④镜检发现夏科-雷登结晶及红细胞、白细胞、嗜酸性粒细胞等有意义成分,应做好记录。⑤多次涂片检查阴性的疑似感染者,应改用消化沉淀法做进一步检查。

2. **消化沉淀法**　此法主要适用于卫氏并殖吸虫卵、蛔虫幼虫、钩虫幼虫、粪类圆线虫幼虫、细粒棘球蚴原头蚴及粉螨的检查,检出率较高。

（1）基本原理:用氢氧化钠代替生理盐水作为稀释剂,可溶解痰液中的脂肪性物质,使虫体充分释出,镜下视野清晰,便于观察;另外由于标本采集量大,虫体含量较多,因此检出率高。

（2）试剂与器材:烧杯、10% NaOH 溶液、竹签或玻璃棒、温箱、离心机、离心管、滴管、载玻片、显微镜、5%来苏尔消毒液。

（3）操作步骤:①收集患者 24h 痰液,置于烧杯中,加等量 10% NaOH 溶液,用竹签或玻璃棒搅匀,置37℃温箱中2h 左右,待痰液被消化为稀液状后放入离心管内。②以 1 500r/min 离心 5~10min,弃上层液体。③用滴管吸取沉渣涂片镜检。

（4）注意事项:氢氧化钠与痰液要充分搅匀,消化时间要充足。其他同痰液生理盐水直接涂片法。

二、尿液检查

某些泌尿系统或泌尿系统外的寄生虫,可经尿液排出体外,如丝虫微丝蚴、阴道毛滴虫、弓形虫滋养体、埃及血吸虫卵等,因此尿液中虫体的检查是临床诊断以及流行病学调查相关寄生虫感染的重要依据。

（一）尿液标本采集的注意事项

1. 尿液采集时应用75%乙醇棉球消毒双手、尿道口及周围皮肤,待干后自然排尿。

2. 一般留取适量中段尿液,置于清洁容器中,避免混入表面活性剂、消毒剂等干扰性化学物质及月经血、阴道分泌物、精液、前列腺液、粪便等。

3. 标本应避免强光照射,在1h 内送检。未能及时送检的标本可暂冷藏于4℃条件下,以维持较恒定的弱酸性和防止细菌生长。

（二）尿液检查的常用方法

尿液标本检查的常用方法为离心沉淀法。此法操作比较简便,检出率比较高。

1. **基本原理**　经离心沉淀,虫体浓集,容易检出。如对标本进行染色,可清楚辨识虫体结构。

2. **试剂与器材**　载玻片、盖玻片、甲醇、离心机、离心管、吸管、显微镜、5%来苏尔消毒液、瑞氏染液或吉姆萨染液、缓冲液、乙醚。

3. 操作步骤

（1）一般尿液标本的检查:取尿液 3~5ml,置于离心管内,以 2 000r/min 离心 3~5min(检查弓形虫时,以2 500r/min 离心 10min),用吸管吸取沉渣,滴于载玻片上 1~2 滴,加盖玻片,镜检。如需染色,则待涂片干燥,甲醇固定,加瑞氏染液染色 3~5min 或吉姆萨染液染色 20~30min,缓冲液冲洗后,油镜观察。

（2）乳糜尿标本的检查:乳糜尿中检查微丝蚴时,需在离心管中加入等量乙醚,用力振荡,使脂肪溶解,静止数分钟,吸去上层脂肪,加水稀释 10 倍后,再离心处理,取沉渣涂片镜检,必要时可进行染色镜检。

4. **注意事项**　①检查阴道毛滴虫时,寒冷季节标本应保温。②检查乳糜尿时,若其中蛋白质含量高,不易沉淀,可先加抗凝剂,再加水稀释后离心处理。③检查完毕后的尿液及污染物品经消毒后妥善处理,防止污染和感染发生。

三、十二指肠引流液检查

十二指肠引流液是十二脂肠液、胆总管液、胆囊液和肝胆管液的总称。肝胆管系统以及小肠内的寄生虫,其某些发育阶段,如蓝氏贾第鞭毛虫滋养体、华支睾吸虫卵、肝片形吸虫卵、布氏姜片虫卵、蛔虫卵、粪类圆线虫幼虫等可以出现于十二指肠引流液中,因此十二指肠引流液检查能为相关寄生虫的感染诊断提供病原学依据。

（一）十二指肠引流液标本采集的注意事项

1. 十二指肠引流液标本由临床医生采集。按抽取标本的先后顺序依次分装于 4 支消毒试管内,即胆总管液(A 液)、胆囊液(B 液)、肝胆管液(C 液)和十二指肠液(D 液)。立即送检标本,并尽快完成检查,以免有形成分被破坏。

2. 若检查难以在 2h 内完成,应将标本保存于5%~10%甲醛溶液中;若要进行染色,则推荐使用肖氏固定液(配制方法见第十章第二节)保存标本。

（二）十二指肠引流液检查的常用方法

1. **直接涂片法与离心沉淀法** 主要用于检查蓝氏贾第鞭毛虫滋养体和华支睾吸虫卵,检出率高于粪便检查。

（1）基本原理:直接涂片法可以维持虫体的形态与活力,易于辨认;离心沉淀法可以使密度较大的寄生虫浓集于管底,从而提高检出率。

（2）试剂与器材:生理盐水、离心机、离心管、吸管、载玻片、显微镜、10% NaOH 溶液、5%来苏尔消毒液。

（3）操作步骤:用吸管分别从 4 支试管的底部吸取少许引流液,滴于载玻片上,加盖玻片后直接镜检。为了提高检出率,可将各部分引流液用生理盐水稀释,充分搅拌后,分装于离心管中,以 2 000r/min 离心 5min,取沉渣涂片镜检。

（4）注意事项:①肝胆系统寄生虫,一般以胆囊液(B 液)检查效果较好。②注意肝片形吸虫卵与姜片虫卵的鉴别,前者可出现于胆汁中,而后者只见于十二指肠液中。③如引流液过于黏稠,可经10% NaOH 消化后,再离心处理,但不适用于原虫滋养体的检查。

2. **肠检胶囊法** 主要用于检查蓝氏贾第鞭毛虫滋养体,操作较引流十二指肠液简便。

（1）基本原理:药用胶囊内的细尼龙线在受检者的胃内释出,到肠腔,可以黏附十二指肠及空肠黏膜表面的蓝氏贾第鞭毛虫滋养体。刮取细尼龙线上的附着物做涂片镜检,可以确诊是否有感染的存在。

（2）试剂与器材:细尼龙线(成人线长 140cm,儿童线长 90cm)、药用胶囊、生理盐水、离心机、离心管、吸管、载玻片、显微镜、5%来苏尔消毒液。

（3）操作步骤:①将细尼龙线装入药用胶囊内,一端留在外面。②受检者于夜晚睡觉前吞服胶囊,尼龙线的游离端留于口外。③次日清晨缓慢拉出尼龙线,刮取其上附着物,用生理盐水涂片镜检。为提高检出率,也可将尼龙线在盛有生理盐水的离心管中洗涤,经离心后,取沉淀物涂片镜检。

（4）注意事项:细尼龙线装入药用胶囊前必须经过消毒处理。

四、阴道分泌物检查

某些寄生虫的发育阶段可出现在阴道分泌物中,常见的有阴道毛滴虫,偶尔可见雌蛲虫、蛲虫卵、溶组织内阿米巴滋养体及蝇蛆,因此检查阴道分泌物检查可以确诊相关寄生虫的感染。

（一）阴道分泌物标本采集的注意事项

1. 用无菌棉拭子在患者阴道后穹窿、阴道壁及子宫颈拭取分泌物。

2. 因阴道毛滴虫最适生存温度为 25～42℃,温度降低,滋养体的运动活力减弱,会影响镜检效果,因此天气寒冷时,应注意保温。

（二）阴道分泌物检查的常用方法

1. **生理盐水直接涂片法** 此法简便快速,检出率较高,是普查和医院门诊检查阴道毛滴虫的常规方法。

（1）基本原理:用生理盐水作为稀释剂,可保持虫体原有的形态结构,并且虫体在混悬液中,借鞭毛和波动膜做旋转运动,容易观察。

（2）试剂与器材:载玻片、盖玻片、滴管、温生理盐水、无菌棉签、显微镜、5%来苏尔消毒液。

（3）操作步骤:用无菌棉签从阴道后穹窿、阴道壁及子宫颈拭取分泌物,在滴有生理盐水的载玻片上涂成混悬液,覆以盖玻片镜检。

（4）注意事项:①若室温比较低,可将载玻片在酒精灯的火焰上迅速来回数次略加温,以保持虫体的运动活力。②标本及污染物品要消毒后妥善处理,预防感染和环境污染。

2. **涂片染色法** 此法可以清晰地观察到阴道毛滴虫及阴道内的细胞数量和微生物相,既可以诊断滴虫的感染,也可以判定阴道清洁度。

（1）基本原理:瑞氏或吉姆萨染液,可以使虫体的细胞核、鞭毛等结构及阴道内的细胞和微生物着色,有利于观察。

（2）试剂与器材：载玻片、盖玻片、滴管、离心管、离心机、生理盐水、甲醇、无菌棉签、瑞氏或吉姆萨染液、显微镜、5%来苏尔消毒液。

（3）操作步骤：①将拭取阴道分泌物的无菌棉签，在载玻片上沿同一方向涂片；也可将拭取阴道分泌物的无菌棉签，在盛有 1~2ml 温生理盐水的离心管中荡洗，以 2 000r/min 离心 2~3min，取沉渣做涂片。②待涂片干燥，用甲醇固定后，经瑞氏或吉姆萨染色后镜检。

（4）注意事项：涂片时切忌重叠涂抹。

3. 人工培养法　当受检者被高度怀疑为阴道毛滴虫感染，而多次采用直接涂片法和涂片染色法检查结果为阴性时，可进行人工培养，具体方法见本章第七节原虫的人工培养。

五、睾丸鞘膜积液检查

正常成年男性睾丸鞘膜囊内仅有少量浆液，病理情况下可形成积液。慢性丝虫病患者可发生鞘膜乳糜肿，积液呈乳糜样，从中可查到班氏微丝蚴。

睾丸鞘膜积液通常由临床医生采集，置标本于无菌试管中，立即送检，选用直接涂片法和离心沉淀法进行检查。

1. 基本原理　直接涂片法可以维持微丝蚴的形态与活力，易于辨认；离心沉淀法可以使微丝蚴浓集，从而提高检出率。

2. 试剂与器材　无菌棉签、碘酒、乙醇、注射器、载玻片、盖玻片、滴管、生理盐水、显微镜、5%来苏尔消毒液。

3. 操作步骤　阴囊皮肤经消毒和麻醉后，用注射器穿刺抽取鞘膜积液，直接涂片镜检；也可加适量生理盐水稀释离心，取沉渣镜检。

4. 注意事项　①直接涂片法检查虫体时，若室温比较低，可将载玻片在酒精灯火焰上方快速通过数次进行加热，以保持微丝蚴的运动活力。②积液若呈乳糜样，按乳糜尿检查方法处理；若呈胶状，可加适量抗凝剂以防止标本凝固，离心沉淀时再加生理盐水稀释。③若要鉴别种类，可进行涂片染色镜检。

六、脑脊液检查

有些寄生虫的发育阶段可出现在脑脊液中，如溶组织内阿米巴和致病性自由生活阿米巴的滋养体、卫氏并殖吸虫卵、棘球蚴的原头蚴或游离小钩、血吸虫卵、弓形虫滋养体、广州管圆线虫及粪类圆线虫幼虫等，因此检查脑脊液可以确诊相关寄生虫的感染。但通常脑脊液中虫体数量较少，故阴性结果不能完全排除感染。

脑脊液通常由临床医生进行腰椎穿刺采集标本，后置于无菌试管中，立即送检，及时检查。通常将沉淀处理后的标本直接涂片或涂片染色后镜检。

1. 基本原理　因脑脊液中虫体数量较少，所以需要对标本进行沉淀处理，以提高检出率；而涂片染色法可以清晰地呈现虫体结构，有利于观察和识别。

2. 试剂与器材　载玻片、盖玻片、离心管、离心机、滴管、穿刺液、瑞氏或吉姆萨染液、显微镜、5%来苏尔消毒液。

3. 操作步骤　抽取脑脊液 2~3ml，或者自然沉淀，或者 2 000r/min 离心 5~10min，吸取沉渣，直接涂片镜检或涂片染色后镜检。

4. 注意事项　①检查阿米巴滋养体时，应采用自然沉淀法处理标本，以免离心沉淀影响其运动活力。②有的虫种，如致病性自由生活阿米巴和弓形虫尽量进行染色检查。

另外，有些寄生虫如棘球蚴碎片或原头蚴，弓形虫滋养体、丝虫微丝蚴和并殖吸虫卵等也可以出现在胸腔积液、腹水、羊水等体液中，因此抽取上述体液，经离心沉淀处理后，取沉渣直接涂片镜检或涂片染色后镜检，可以确诊相应寄生虫的感染。但应注意的是，一般情况下，胸腔积液、腹水、羊水中寄生虫数量少，因此病原学检查阴性者不能排除感染。

第六节　活组织标本检查技术

多种蠕虫、原虫及营寄生生活的节肢动物可以寄生于宿主的骨髓、淋巴结、皮肤黏膜及肌肉等组织中,因此从上述部位取材检查可以为诊断相关寄生虫的感染提供病原学依据。

一、活组织标本取材的注意事项

活组织标本取材应注意以下几点:

1. 所取组织一般要求直径达到5mm以上,最好包含部分正常组织;为了提高检出率,有时需多点活检。

2. 表面有坏死溃疡的病灶,取材要足够深,以确保取到新鲜活组织。

3. 活检标本应置于生理盐水中立即送检,保证检查标本的新鲜。

二、活组织标本的常用检查方法

(一)骨髓和淋巴结检查

1. 骨髓穿刺涂片法　主要用于检查杜氏利什曼原虫无鞭毛体。

(1)基本原理:杜氏利什曼原虫无鞭毛体寄生于巨噬细胞内,而骨髓中该细胞含量丰富,所以虫体容易查见,检出率可达80%～90%,且骨髓穿刺比较安全,故该方法为诊断杜氏利什曼原虫病最可靠的方法。

(2)试剂与器材:载玻片、穿刺针、无菌注射器、瑞氏或吉姆萨染液、显微镜、5%来苏尔消毒液。

(3)操作步骤:患者侧卧,暴露髂骨部位。从髂前上棘处,按内科操作常规进行骨髓穿刺。取少许骨髓液涂片,按薄血膜染色法染色,油镜检查。

(4)注意事项:①涂片后的标本必须自然晾干,不能用加温和日晒的方法促进干燥,否则细胞难以着色。②有时无鞭毛体的细胞质着色过浅,观察时只能见到细胞核和动基体,应注意与血小板相鉴别。③要防止灰尘掉落在涂片上。

2. 淋巴结穿刺涂片法　可用于检查弓形虫和杜氏利什曼原虫。

(1)基本原理:弓形虫、杜氏利什曼原虫均可寄生于淋巴结中,因此穿刺抽取淋巴结组织液能发现虫体。

(2)试剂与器材:注射器、消毒棉、载玻片、瑞氏或吉姆萨染液、显微镜、5%来苏尔消毒液。

(3)操作步骤:以6号针尖刺入肿大的淋巴结,抽取淋巴结组织液滴于载玻片上,涂成薄膜,待干,经吉姆萨或瑞氏染色,镜检。

(4)注意事项:淋巴结穿刺检查检出率比较低,阴性结果不能排除感染。

3. 淋巴结组织切片法　主要用于弓形虫、杜氏利什曼原虫和丝虫的检查。

(1)基本原理:弓形虫、杜氏利什曼原虫和丝虫均可寄生于淋巴结中,因此摘除病变的淋巴结,做组织切片可以发现虫体。

(2)试剂与器材:手术刀、消毒棉、载玻片、显微镜。

(3)操作步骤:手术摘除病变的淋巴结,做组织切片镜检寄生虫。丝虫结节可见中心已钙化或新鲜成虫,其周围为典型的丝虫性病变。

(4)注意事项:此法对弓形虫、杜氏利什曼原虫的检出率低,阴性结果时应做进一步检查。

(二)肌肉活组织检查

1. 压片法　用于检查旋毛虫幼虫、猪肉绦虫囊尾蚴、曼氏叠宫绦虫裂头蚴及卫氏并殖吸虫成虫和幼虫。

(1)基本原理:有些寄生虫的特定发育阶段可以在肌肉组织内寄生,形成包块、结节等,因此可以活检病变部位的肌肉组织检查,从中发现虫体。

(2)试剂与器材:消毒棉签、手术刀、载玻片、显微镜。

(3)操作步骤:①旋毛虫幼虫的检查。手术切取患者腓肠肌、肱二头肌近肌腱处米粒大小的组织块,置于载玻片上,加 50%甘油 1 滴,盖上另一载玻片,用力压紧后用线将载玻片两端缠紧,低倍镜下直接查找或染色后查找旋毛虫幼虫。②囊尾蚴、裂头蚴、并殖吸虫的检查。手术摘取肌肉肿块内的虫体结节,直接压片镜检,必要时染色镜检。

(4)注意事项:①旋毛虫幼虫的检查。取材应在患者出现临床症状 10d 后进行,否则难以检获虫体;标本要立即检查,以免幼虫变得模糊不清,影响观察;染色后镜检效果更好,尤其是对于刚形成的囊包;由于取材受限,此法检出率低,阴性结果不能排除感染;肌纤维横纹消失、间质水肿等横纹肌改变的间接征象具有参考诊断价值。②囊尾蚴、裂头蚴、并殖吸虫的检查。取材时应尽量保持虫体完整性,以免破坏虫体结构,影响鉴定结果。

2. 人工消化法　主要用于检查动物体内旋毛虫幼虫,从而为人体感染的确诊提供流行病学证据。

(1)基本原理:人工消化液可以消化肌肉组织,使其释出旋毛虫幼虫,经沉淀处理后镜检,检出率较高。

(2)试剂与器材:消毒棉、剪刀、载玻片、人工消化液、温箱、显微镜。

人工消化液配制:胃蛋白酶 0.6g,盐酸 1ml,蒸馏水 100ml。

(3)操作步骤:取一定量肌肉组织,剪碎后加 5 倍量人工消化液,置 37℃温箱中并不时搅拌,待肌肉组织溶解后,经自然沉淀或离心沉淀处理,取沉渣涂片镜检。

(4)注意事项:对肌肉组织的消化处理一定要充分,以保证旋毛虫幼虫充分释出。

(三)皮肤及皮下包块组织检查

1. 皮下包块切开检查法　主要用于检查猪肉绦虫囊尾蚴、曼氏叠宫绦虫裂头蚴及卫氏并殖吸虫成虫和幼虫。

(1)基本原理:有些蠕虫的幼虫或成虫在人体皮下寄生,可形成肉眼可见的结节或包块,将局部切开后可以直接检出虫体。

(2)试剂与器材:消毒棉签、手术刀、载玻片、显微镜。

(3)操作步骤:在无菌条件下,手术切开包块取出虫体结节,剥去外层纤维膜,肉眼观察虫体的形态、大小和颜色,后将其置于两张载玻片之间压片,低倍镜下根据结构特征加以鉴定。

(4)注意事项:切开、取出虫体结节时,要尽量保持其完整性,避免破坏虫体结构,影响鉴定结果。

2. 针挑法　适合于检查疥螨、蝇蛆等寄生虫。

(1)基本原理:寄生于皮肤浅表部位的寄生虫,可以导致局部出现丘疹、水疱或其他皮损,因此选择适宜的皮损部位挑破表皮,能直接检获虫体或取出组织碎片从中查找虫体。

(2)试剂与器材:消毒棉签、消毒针、载玻片、甘油或乳酸、10% NaOH 溶液、显微镜。

(3)操作步骤

1)疥螨的检查:在解剖镜下直接观察皮损部位,用消毒针尖,沿隧道从外向内挑破皮肤,在其尽端取材置于载玻片上,加 1 滴甘油或乳酸,低倍镜下查找疥螨的成虫或虫卵。

2)蝇蛆的检查:用无菌消毒针挑破患处皮肤取出蝇蛆,用 10% NaOH 溶液浸泡 4~8h,再水洗数次后,置于载玻片上,在低倍镜下观察后气门的特点以鉴定虫种。

(4)注意事项:注意无菌操作,防止皮肤感染。

3. 刮片法　主要用于疥螨的检查。

(1)基本原理:疥螨寄生于皮肤的角质层,引起以丘疹为主要特征的皮损,因此在丘疹部位刮取皮屑,可以从中查到虫体。

(2)试剂与器材:消毒棉签、无菌刀片、载玻片、无菌液体石蜡、甘油或乳酸、显微镜。

(3)操作步骤:选择适宜的丘疹,滴少许无菌液体石蜡,用无菌刀片平刮数下直至油滴内有小血点为度,将刮取物移置于载玻片上,低倍镜下查找疥螨。

(4)注意事项:要选择未经抓破的新鲜丘疹进行刮片,数量在 6~7 个为宜。

4. 挤压涂片法　适合于蠕形螨的检查。因操作简单,检查速度快,为门诊检查蠕形螨的常用方法。

(1)基本原理:蠕形螨寄生于毛囊和皮脂腺内,挤压受检者的皮脂腺,挤出物中可以检获虫体。

(2)试剂与器材:消毒棉签、消毒的痤疮压迫器或沾水笔尖、载玻片、液体石蜡或甘油、显微镜。

（3）操作步骤：消毒受检者皮肤，用痤疮压迫器或沾水笔尖后端或用干净手指挤压受检部位的皮脂腺，将分泌物涂于载玻片上，加 1 滴甘油或液体石蜡，加盖玻片于低倍镜下镜检。

（4）注意事项：尽量选择毛囊、皮脂腺丰富的皮损部位取材；取材要小心，避免损伤皮肤。

5. 透明胶纸法　适合于蠕形螨的检查。由于操作简单，检出率高，并且可由被检查者自行完成取材过程，因此常用于普查和流行病学调查。

（1）基本原理：蠕形螨寄生于毛囊和皮脂腺内，但昼夜均可出现于皮肤表面，因此可被贴于皮肤上的透明胶纸粘取。

（2）试剂与器材：宽 1.5~2cm 的透明胶纸、载玻片、显微镜、5% 来苏尔消毒液。

（3）操作步骤：夜晚睡觉前清洁皮肤后，取长 5~6cm 的透明胶纸，紧贴于额、鼻翼两边、嘴唇四周等毛囊、皮脂腺丰富的部位；次日清晨，揭下透明胶纸，贴于干净载玻片上，低倍镜检查。

（4）注意事项：①粘贴透明胶纸前应清洁取材部位，以免屑等杂质过多，影响检出结果。②防止透明胶纸于夜间脱落，造成取材失败。③对透明胶纸过敏者不宜采用此法检查。

（四）肠黏膜活组织检查

1. 压片法　主要是检查结肠特别是乙状结肠黏膜和直肠黏膜中的日本血吸虫卵。

（1）基本原理：慢性及晚期血吸虫病患者，肠壁组织增厚，虫卵排出受阻，粪便中不易查获虫卵。但其虫卵沉积于肠黏膜中，并导致肉芽肿、组织坏死和纤维化，因此活检病变的黏膜组织可以从中发现虫卵。

（2）试剂与器材：直肠镜或乙状结肠镜、消毒棉、载玻片、生理盐水、显微镜。

（3）操作步骤：用直肠镜或乙状结肠镜从病变部位夹取米粒大小的肠黏膜组织，用少量生理盐水洗净后，置两块载玻片间轻轻压平后，一般不染色直接镜检。

（4）注意事项：①取材前应询问患者有无出血史，并测定出、凝血时间。②严重痔疮、肛裂和极度虚弱者不宜采用此种检查方法。③检获的虫卵因在组织中存留的时间不同分为活卵、近期变性卵及钙化卵（表 10-5），因此应结合病史、临床表现和免疫学等其他检查综合分析镜检结果。

表 10-5　肠黏膜内三种类型血吸虫卵的鉴别及临床意义

鉴别点	活卵	近期变性卵	钙化卵
颜色	淡黄至黄褐色	灰白至淡黄色	灰褐至棕红色
卵壳	较薄	薄或不均匀	厚而不均匀
胚膜	清楚	清楚	不清楚
内含物	卵黄细胞或胚团或毛蚴	浅灰或黑色小点，或者折光均匀的颗粒，或者萎缩的毛蚴	两极可有密集的黑点，含网状结构或块状物
临床意义	受检者体内有活成虫	受检者体内有活成虫	受检者曾有血吸虫感染

2. 生理盐水直接涂片法和组织切片法　主要是检查溶组织内阿米巴大滋养体，检出率高于粪便检查。

（1）基本原理：溶组织内阿米巴大滋养体可以寄生于结肠黏膜中，造成组织坏死甚至溃疡，因此活检病变处结肠黏膜组织可以从中发现虫体。

（2）试剂与器材：乙状结肠镜、消毒棉、载玻片、盖玻片、生理盐水、显微镜。

（3）操作步骤：用乙状结肠镜在溃疡的边缘或深层刮取病变黏膜，将刮取物置于加有少量生理盐水的载玻片上制成涂片，加盖玻片后镜检；或摘取一小块病变组织作组织切片染色检查。

（4）注意事项：应注意大滋养体与组织细胞的鉴别（第四章第一节），最好在适宜温度下查找活的滋养体。

第七节　原虫的人工培养技术

当受检者被疑为感染了某种寄生虫，而常规病原学检查多次仍为阴性结果时，可进行人工培养。

目前在医学检验实践中应用较多的有溶组织内阿米巴和阴道毛滴虫的人工培养。

一、溶组织内阿米巴的人工培养

1. **培养材料**　粪便、肝脓肿穿刺物、肠黏膜或其他病变组织均可为培养材料。材料要新鲜,脓血便最好在 15min 内接种,成形便可在 1~2d 内接种。

2. **接种与培养**　取新鲜脓血便、稀便、肝脓肿穿刺物 0.5ml;成形粪便则取约黄豆粒大小,或者先将粪便自然沉淀后,取沉淀物 0.5ml 接种于试管中。待接种物与管内的营养琼脂双相培养基混匀后,将试管放置在 37℃ 的温箱中培养,分别于 24h、48h、72h 取培养液中浑浊部分涂片检查,观察有无阿米巴生长。

3. **结果观察**　轻轻晃动试管,驱散粪便和其他颗粒,以无菌长颈滴管在试管底部吸取沉淀物 2~3 滴,置于载玻片上,在高倍镜下观察。直接涂片标本,可见做定向运动的滋养体;亚甲蓝染色标本,可清晰地看到圆形或伸出伪足的滋养体;确诊则依赖于铁苏木素染色法。

4. **营养琼脂双相培养基的配制**　该培养基主要由固相和液相部分组成。

（1）固相部分:牛肉浸膏 3g、蛋白胨 5g、琼脂 15g、NaCl 8g、蒸馏水 1 000ml。将各成分水浴 2~3h 完全溶解后（若有残渣,要用 4 层纱布过滤清除）,趁热分装试管,每管 5ml,加棉塞,高压灭菌后制成斜面,冷却后放入 4℃ 冰箱备用。

（2）液相部分:NaCl 8g、KCl 0.2g、CaCl₂ 0.2g、MgCl₂ 0.01g、Na₂HPO₄ 2g、KH₂PO₄ 2g、蒸馏水 1 000ml。配制时 KCl 和 CaCl₂ 各加少许蒸馏水分别装瓶,高压灭菌冷却后再合并在一起。

（3）其他成分:经高压消毒或 180℃ 干燥灭菌粳米粉 20mg,56℃ 30min 灭活的小牛血清 0.5ml,青霉素、链霉素各 1 000U/ml。

接种前在每管斜面培养基中加入液相部分 4.5ml,灭活小牛血清 0.5ml,米粉 20mg,青霉素、链霉素各 1 000U/ml。

二、阴道毛滴虫的人工培养

以无菌棉拭子从患者阴道后穹窿、阴道壁及子宫颈取分泌物,无菌接种至肝-胰-糖培养基中,37℃ 温箱中培养。24~48h 后,取管内沉淀物在显微镜下观察,检查有无阴道毛滴虫的生长。

肝-胰-糖培养基的配制:取 15% 肝浸液 100ml,加入蛋白胨 2g、葡萄糖 0.5g 混合,加热溶解,经过滤处理,调节 pH 至 5.5~6.0。分装试管,每管 5ml,加棉塞。55.1kPa 高压灭菌 20min,冷却后置于 37℃ 温箱中 24h。证明无菌后,储存于冰箱备用。接种前,每管加灭活无菌小牛血清 2ml,可加青霉素、链霉素各 1 000U/ml 控制细菌繁殖。

15% 肝浸液的制备:取牛肝或兔肝 15g,清洗粉碎,浸入 100ml 蒸馏水中,置 4℃ 冰箱过夜。然后将冷浸液加热煮沸 30min,用 4 层纱布过滤除去残渣,补充蒸馏水至 100ml,再过滤,直至溶液澄清。

第八节　动物接种技术

当待检标本中寄生虫含量过少,常规方法难以检出虫体时,为了提高检出率,可进行动物接种,即将寄生虫的感染阶段接种于易感动物体内,待虫体生长繁殖达一定数量后,再采集标本进行检查。此方法是诊断寄生虫感染的病原学检查方法之一,也是科学研究为获得较多寄生虫的常用方法。

一、旋毛形线虫的动物接种

将可疑含有旋毛虫幼虫囊包的肌肉组织剪成米粒大小的颗粒,喂食已饥饿 24h 的健康小鼠,或者将肉粒拌在饲料中由鼠自行取食。30d 后取鼠膈肌、腿部等部位肌肉组织,查找有无旋毛虫幼虫。也可对疑有幼虫囊包寄生的肌肉组织,用人工消化液于 37℃ 温箱中消化 10~18h,离心弃去上层液体,将沉淀物用生理盐水洗涤 2~3 次后,腹腔注射或喂食健康小鼠,30d 后在其肌肉中查找有无旋毛虫幼虫。

二、弓形虫的动物接种

取患者的脑脊液、淋巴结组织液或死亡不久的畸胎儿脑组织液 0.5~1.0ml,注入体重为 18~25g 的健康小鼠腹腔内(若事先给小鼠注射地塞米松以降低其免疫功能,则接种成功率较高)。3 周后抽取小鼠腹腔积液涂片染色镜检。若为阴性,再摘取其肝、脾、脑等器官组织研磨成匀浆,加 10 倍量的无菌生理盐水稀释,再进行一次或数次动物接种,镜检。阳性者可接种传代,每 2 周一次,用于保种。

三、利什曼原虫的动物接种

取患者骨髓、淋巴结穿刺液或皮肤刮取物,加适量生理盐水稀释后,取 0.5ml 注入仓鼠等敏感动物腹腔内,3~4 周后取其肝、脾、淋巴结或骨髓涂片,瑞氏染色后,镜检查找无鞭毛体。

本章小结

　　病原学检查是确诊寄生虫感染的依据。寄生虫种类不同,其寄生部位与排离机体的途径不同,因此病原学检查的标本来源与检查方法各异。粪便标本主要用于检查消化道寄生虫,常用的方法有直接涂片法、改良加藤厚涂片法、浮聚法及沉淀法等;肛周取材适用于检查蛲虫卵和牛带绦虫卵,首选透明胶纸法;血液标本主要用于检查脉管系统寄生虫,如厚、薄血膜法检查疟原虫、新鲜血片法等检查微丝蚴;骨髓穿刺标本多用于检查杜氏利什曼原虫;痰液的直接涂片法和消化沉淀法适用于检查卫氏并殖吸虫;阴道分泌物的直接涂片法、染色法常用于检查阴道毛滴虫;皮肤和肌肉的活组织标本可用于旋毛虫囊包蚴、囊尾蚴、疥螨及蠕形螨等的检查,常用的方法有压片法、针挑法、挤压涂片法及组织切片法等。当标本中不易检出原虫时,可进行人工培养或动物接种。

（姚　远　孙　莉）

扫一扫,测一测

思考题

1. 请归纳总结粪便中常见的无色透明虫卵种类及最佳病原学检查方法。
2. 请分析粪检虫卵阴性结果的可能原因。
3. 比较薄血膜与厚血膜检查疟原虫的优缺点及临床应用。

第十一章　免疫学与分子生物学诊断技术

05第11章 PPT

学习目标

1. 掌握免疫学与分子生物学诊断技术在寄生虫感染诊断中的特点与应用;寄生虫感染特殊免疫学诊断技术的基本原理。
2. 熟悉寄生虫感染特殊免疫学诊断技术的操作方法与注意事项。
3. 了解分子生物学诊断技术基本原理与常用技术类型。
4. 能对寄生虫感染特殊免疫学诊断技术实验结果进行分析判断。

第一节　免疫学诊断技术

一、免疫学诊断技术的特点与应用

免疫学诊断技术是寄生虫感染实验室诊断方法的重要组成部分,具有高度的特异性、敏感性、重复性及操作简便、经济实用、试剂标准化等特点,可辅助诊断寄生虫的早期感染、隐性感染、慢性期和晚期感染、深部组织感染、单性感染、异位寄生等,且对寄生虫病的疗效考核、流行病学调查和疫情监测具有重要价值,现已广泛应用于旋毛形线虫、日本血吸虫、华支睾吸虫、卫氏并殖吸虫、疟原虫、刚地弓形虫、杜氏利什曼原虫等多种寄生虫感染实验室诊断中。

但也必须看到,由于寄生虫抗原的复杂性以及实验过程中多种因素的影响,免疫学检测存在有假阳性和假阴性结果,因此应充分考虑不同检测方法的特异性和敏感性,同时筛做2~3项,并结合患者病情,对检测结果进行综合分析,必要时还需进行动态监测和重复检测,以便作出客观准确的判断。

二、寄生虫感染的特殊免疫学诊断技术

在寄生虫感染的免疫学诊断中,以体液免疫检测技术应用较多,主要为抗体检测项目。近年来以单克隆抗体或多克隆抗体检测相应抗原的方法已在日本血吸虫等多种寄生虫感染的诊断中得以应用。在此只介绍寄生虫感染的特殊免疫学诊断技术。

（一）环卵沉淀试验

环卵沉淀试验(circumoval precipitin test,COPT)为诊断血吸虫感染特有的免疫学检测方法,具有较高的特异性和敏感性,结果较可靠,现已成为指导临床治疗和疗效考核的依据,并且用于血吸虫病的流行病学调查及疫情监测。

1. **基本原理**　成熟血吸虫卵内毛蚴分泌的可溶性抗原经卵壳微孔渗出,与血吸虫感染者血清中

165

的相应抗体结合,在虫卵周围形成光镜下可见的沉淀物,即为阳性反应。产生阳性反应虫卵占全部虫卵的百分率称环沉率。

2. 试剂与器材 待检血清、冻干血吸虫卵、石蜡、载玻片、解剖针、盖玻片、湿盒、温箱、显微镜。

3. 操作步骤

(1) 用熔化的石蜡在载玻片上画 2 条相距 20mm 的蜡线,在两线间滴加待检血清 2 滴。

(2) 用解剖针挑取冻干血吸虫卵 100～150 个,加至血清中,混匀。覆以 24mm×24mm 盖玻片后,用石蜡密封四周。

(3) 置于湿盒内,37℃温箱中孵育 48h,必要时 72h 后在低倍镜下观察反应结果。

4. 结果观察

(1) 反应强度判断:根据沉淀物性状及面积大小,判定反应的强弱(图 11-1)。①阴性反应(-):虫卵周围光滑无沉淀物;或虫卵周围出现直径小于 10μm 的泡状沉淀物。阴性反应必须观察全片。②弱阳性反应(+):虫卵周围出现直径大于 10μm 的泡状沉淀物,其累计面积小于虫卵面积的 1/4;或片状沉淀物的面积小于虫卵面积的 1/2;或指状及细长卷曲样沉淀物小于虫卵长径。③阳性反应(++):虫卵周围泡状沉淀物总面积大于虫卵面积的 1/4;或片状沉淀物的面积大于虫卵面积的 1/2;或指状及细长卷曲样沉淀物相当或大于虫卵长径。④强阳性反应(+++):虫卵周围泡状沉淀物总面积大于虫卵面积的 1/2;或片状沉淀物的面积相当或大于虫卵面积;或细长卷曲样沉淀物相当或大于虫卵长径的 2 倍。

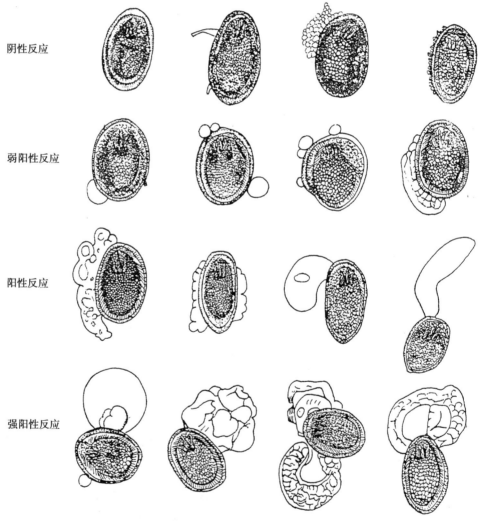

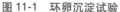

图 11-1 环卵沉淀试验

（2）实验结果判断:观察 100 个成熟虫卵,计算环沉率和反应强度比例。通常,环沉率≥5%为阳性,而在血吸虫病传播控制或传播阻断地区,环沉率≥3%可判为阳性;环沉率在 1%~4% 时为弱阳性。环沉率的动态变化对血吸虫感染的防治具有重要参考价值。

5. **注意事项**

（1）控制好冻干虫卵的使用量,过多过少都会影响实验结果。

（2）准确掌握反应强度的判断标准。

（3）计算环沉率时,仅计数结构完整的成熟虫卵,非成熟或破壳虫卵不予以计数。

（二）尾蚴膜反应

尾蚴膜反应(cercarien huellen reaction,CHR)是血吸虫感染的免疫学诊断方法,具有较高的特异性和敏感性,阳性率一般可达 95% 以上,且具有早期诊断价值。但与禽类血吸虫感染、肺吸虫感染及稻田性皮炎者的血清可出现交叉反应。病程较长者可出现假阴性结果,疗效考核价值不大。

1. **基本原理** 将血吸虫尾蚴与血吸虫感染者血清在体外共同孵育后,尾蚴抗原与特异性抗体结合,在尾蚴体表形成光镜下可见折光性胶状膜或套膜,即为阳性反应。

2. **试剂与器材** 待检血清、新鲜活体或冻干尾蚴、凹玻片、解剖针、盖玻片、石蜡、湿盒、温箱、显微镜。

3. **操作步骤**

（1）在洁净凹玻片上滴加待检血清 2 滴。

（2）用解剖针挑取约 10 条左右的尾蚴置于血清中,混匀。加盖玻片后,用石蜡密封四周。

（3）置于湿盒内,25~28℃温箱中孵育 24h 后,在低倍镜下观察反应结果。

4. **结果观察** 根据尾蚴体表所形成的免疫复合物特点,判定反应的强弱(图 11-2)。

（1）阴性反应(-):尾蚴体表无反应;或可见泡状、颗粒状或絮状沉淀。

（2）弱阳性反应(+):尾蚴体表全部或局部形成一层不明显的、薄而平滑有折光性胶状膜。

（3）阳性反应(++):尾蚴体表形成明显的稍有皱褶的胶状膜或套膜。

（4）强阳性反应(+++):尾蚴体表形成一层厚的、有明显皱褶的胶状膜或套膜;若为活尾蚴,有时可见空套膜。

5. **注意事项**

（1）若用感染性钉螺收集新鲜活体尾蚴,务必采取防范措施,避免发生感染。

（2）为防止细菌生长,孵育前可加入青霉素 0.01ml(50 000U/ml)。

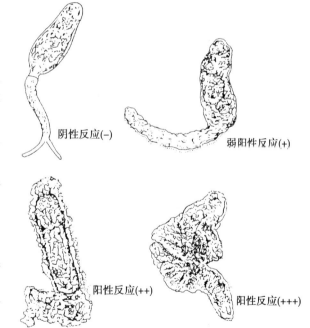

图 11-2 尾蚴膜反应

（三）后尾蚴膜反应

后尾蚴膜反应(metacercarial membrane reaction,MMR)为卫氏并殖吸虫感染的免疫学诊断方法之一,具有一定特异性和较高敏感性,有早期诊断价值。但后尾蚴取材及保存不易,且与血吸虫、华支睾吸虫感染者的血清有交叉反应,因此推广应用受限。

1. **基本原理** 后尾蚴膜反应的基本原理同血吸虫尾蚴膜反应,以卫氏并殖吸虫的后尾蚴做抗原,检测受检者血清中是否有相应抗体的存在。

2. **试剂与器材** 待检血清、含卫氏并殖吸虫囊蚴的溪蟹或蝲蛄、2% 胆酸盐、解剖针、凹玻片、盖玻片、石蜡、湿盒、温箱、显微镜。

3. 操作步骤

（1）从含卫氏并殖吸虫囊蚴的溪蟹或蝲蛄体内分离出囊蚴,置于2%胆酸盐中,4℃ 1h 后脱囊,形成后尾蚴。

（2）在洁净凹玻片上滴加待检血清2滴。

（3）用解剖针挑取约5条活体后尾蚴置于血清中,混匀。加盖玻片后,用石蜡密封四周。

（4）置于湿盒内,37℃孵育24h后,在低倍镜下观察反应结果。

4. 结果观察　阳性反应及反应强度判定与血吸虫尾蚴膜反应相似。

（四）环蚴沉淀试验

环蚴沉淀试验(circumlarval precipitin test,CPT)为旋毛虫感染特有的免疫学诊断方法,具有较高的特异性和敏感性,阳性率高达97%,且与常见线虫如蛔虫、钩虫、鞭虫等无交叉反应。因阳性反应一般在感染后第3周末可出现,故具有早期诊断价值。该法操作简单,无须特殊设备,适合基层医疗卫生单位使用。

1. 基本原理　环蚴沉淀试验的基本原理同血吸虫尾蚴膜反应。

2. 试剂与器材　待检血清、旋毛虫活体或冻干幼虫、凹玻片、解剖针、盖玻片、石蜡、湿盒、温箱、显微镜。

3. 操作步骤

（1）在洁净凹玻片上滴加待检血清2滴。

（2）用解剖针挑取5~10条旋毛虫活体或冻干幼虫于血清中,混匀。加盖玻片后,用石蜡密封四周。

（3）置于湿盒内,37℃孵育24h后,在低倍镜下观察反应结果。

4. 结果观察　1条以上幼虫体表出现泡状或袋状折光性沉淀物附着即为阳性反应,沉淀物常见于口部或肛门周围。反应强度判定参见尾蚴膜反应。

5. 注意事项　旋毛虫活幼虫的获得需以消化沉淀法处理感染性小鼠或大白鼠的肌肉组织,过程较为复杂,故用冻干幼虫做抗原更具实用价值。

（五）染色试验

染色试验(dye test,DT)为经典的弓形虫感染特有的免疫学诊断方法,具有高度的特异性和敏感性,仅与肉孢子虫抗血清有交叉反应。但需用活弓形虫滋养体和人血清,有较高的危险性,且需要筛选合适的含有辅助因子(补体)的血清,操作较烦琐。

1. 基本原理

（1）活弓形虫滋养体与正常血清混合,37℃作用1h后,其细胞质对碱性亚甲蓝具有较强的亲和力而被深染。

（2）当弓形虫滋养体与含特异性抗体和辅助因子的血清混合时,滋养体变性,细胞质对碱性亚甲蓝亲和力减弱不再着色。

（3）通过计算不着色虫体的百分比,判断血清抗体效价,进而判断宿主是否感染及感染状态。

2. 试剂与器材

（1）含有辅助因子的血清:此血清需预先筛选。将候选血清与弓形虫滋养体混合,于37℃作用1h后,90%以上虫体经碱性亚甲蓝染色后着色,方可使用。在4℃下迅速分装,置-20℃保存备用。

（2）抗原液:用弓形虫滋养体经腹腔感染小鼠,3d后抽取腹腔液,以生理盐水洗涤3次(3 000r/min,10min),取沉淀物收集虫体。所获虫体含有辅助因子的血清稀释调至每高倍视野内有50个左右游离滋养体,即为抗原液。

近年来,采用细胞培养法获得虫体,不仅可以排除鼠源性的干扰,而且节约了试验成本,简化了步骤,适用于大规模的抗体筛查。

（3）碱性亚甲蓝溶液:将亚甲蓝10g溶于95%乙醇100ml中,过滤,取3ml再与10ml临时配制的

pH 11.0 碱性缓冲液(0.53% Na_2CO_3 溶液 9.73ml,1.91% $Na_2B_4O_7$ 溶液 0.27ml)混合。

（4）待检血清:新鲜待检血清经 56℃、30min 灭活,4℃保存次日使用。

（5）其他:生理盐水、加样器、小试管、载玻片、盖玻片、水浴箱、显微镜。

3. 操作步骤

（1）将待检血清用生理盐水倍比稀释,每管 0.1ml。

（2）各管加抗原液 0.1ml,混匀后 37℃水浴 1h,取出置于 4℃ 5min。

（3）各管滴加碱性亚甲蓝溶液 0.02ml,37℃水浴 15min。

（4）自各管中取悬液 1 滴于载玻片上,加盖玻片镜检。

4. 结果观察　各管镜下计数 100 个弓形虫滋养体,统计不着色虫体的百分比。以 50%虫体不着色管的血清最高稀释度为待检血清染色试验阳性抗体效价。抗体效价 1∶8 为隐性感染;1∶256 为活动性感染;1∶1 024 以上为急性感染。

5. 注意事项

（1）制备抗原液使用的弓形虫滋养体必须鲜活,生理盐水洗涤后应当日使用。

（2）要特别注意保持辅助因子的活性,筛选出的符合要求的血清应在 4℃下迅速分装成小安瓿保存,使用时取出 1 支,不影响其他血清的保存。

（3）镜下计数不着色弓形虫滋养体数量时,尽可能同时由两人进行,以保证实验结果的准确。

（4）应同时做阳性、阴性对照,对照结果正确,试验有效,否则应重新进行试验。

第二节　分子生物学诊断技术

分子生物学诊断技术即基因和核酸诊断技术,在诊断寄生虫感染中体现出高度的特异性和敏感性,具有早期诊断和确定现症感染等优点,弥补了病原学和免疫学诊断技术的不足,为寄生虫感染的实验室诊断开辟了新的有效途径。分子生物学诊断技术主要包括:DNA 探针(DNA probe)技术、聚合酶链反应(polymerase chain reaction,PCR)技术和生物芯片(biochip)技术。

一、DNA 探针技术

DNA 探针技术又称 DNA 分子杂交技术,是以同位素、生物素、酶或有色基团等标记的已知特异性 DNA 或 RNA 作为探针,根据碱基配对原则,与被检测生物 DNA 或 RNA 分子进行杂交,并用相应检测系统观察反应结果。

DNA 探针技术具有高度的特异性、敏感性、稳定性及准确性,实现了操作过程的微型化、自动化、高通量、高效能和低成本,现已用于疟原虫、刚地弓形虫、隐孢子虫、杜氏利什曼原虫、蓝氏贾第鞭毛虫、溶组织内阿米巴、丝虫、旋毛形线虫、日本血吸虫、并殖吸虫、肝片吸虫、棘球蚴、猪带绦虫囊尾蚴与成虫等寄生虫的鉴定、分型及感染诊断,尤其在现场检测和监测方面发挥着重要作用。

二、聚合酶链反应

聚合酶链反应是一种由特定引物介导的特异性体外扩增 DNA 片段的技术,简称 PCR 技术。PCR 技术是以待扩增的 DNA 片段为模板,由人工合成的寡核苷酸引物引导,在无机离子存在和耐热 DNA 聚合酶催化下,以四种 dNTP 为原料,经过 20~30 次变性-退火-延伸三个基本反应步骤的循环,可使模板中待扩增的特异性 DNA 扩增十万至数百万倍,再经过电泳、染色、照相等操作对待检 DNA 进行鉴定。

PCR 技术具有特异性强、敏感性高、简便快速及对检测样本质量要求较低等优点,现已在疟原虫、刚地弓形虫、隐孢子虫、杜氏利什曼原虫、锥虫、蓝氏贾第鞭毛虫、溶组织内阿米巴、丝虫、旋毛形线虫、细粒棘球绦虫等的实验室诊断、分子流行性学研究和虫种鉴定等方面中得以应用。但该法容易污染,造成假阳性,并且需要专门仪器设备,费用较高,广泛推广有一定难度。

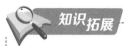

PCR 技术发展简史

美国分子生物学家 Khorana 于 1971 年最早提出核酸体外扩增的设想-经过 DNA 变性,与合适的引物杂交,用 DNA 聚合酶延伸引物,并不断重复该过程便可克隆 tRNA 基因。1983 年 12 月 16 日,美国科学家 Kary Mullis 等人第一次成功进行了核酸的体外扩增,经过两年的努力于 1985 年发明了 PCR 技术,并在 *Science* 上发表了关于 PCR 技术的第一篇学术论文。由于 PCR 技术在理论和应用上具有划时代意义,Mullis 也因此在 1993 年获得诺贝尔化学奖。PCR 技术发展极为迅速,在经典 PCR 技术的基础上,现已发展了实时荧光定量 PCR、反转录 PCR 等多种新的 PCR 技术。

三、生物芯片技术

生物芯片技术是 20 世纪 90 年代初发展起来的分子生物学与微电子技术相结合的核酸检测技术。它起源于核酸分子杂交,是将样品制备、杂交反应、信号检测及结果分析等过程集成于芯片表面,从而实现对 DNA、RNA、多肽、蛋白质以及其他生物成分的高通量快速检测。根据芯片上固定探针的不同,可将生物芯片分为基因芯片(gene chips)、蛋白质芯片(protein chip)、细胞芯片(cell chip)和组织芯片(tissue chip)。生物芯片技术具有高度的敏感性、特异性、稳定性及重复性,还有自动化操作、多样品实时快速检测、样品用量少、结果直观可靠等优点,在临床上可广泛应用于肿瘤、遗传病及传染性疾病的检测、防治及药物开发与筛选等。

芯片技术在寄生虫研究领域的应用起步较晚,目前,主要用于细胞内寄生虫如疟原虫、刚地弓形虫、利什曼原虫、锥虫等的研究,血吸虫的研究亦有报道,绦虫和旋毛形线虫等食源性寄生虫的研究也取得进展。随着寄生虫分子遗传学,尤其是寄生虫基因组的研究进展,芯片技术特别是基因芯片技术将在寄生虫的分类、快速诊断、疫苗研发、感染的高通量筛查及抗寄生虫药物开发等方面发挥越来越重要的作用。

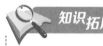

缩微芯片实验室

缩微芯片实验室(laboratory on a chip,LOC)是生物芯片技术发展的最终目标。它是通过采用类似集成电路制作过程中半导体光刻加工的缩微技术,将样品制备、杂交反应到检测分析的整个复杂、不连续过程全部集成到芯片上,使其连续化和微型化,形成微型分析系统,通过检测设备对杂交结果进行检测与分析。由于该芯片设计的微通道是在一个封闭的系统内以很短的时间完成的,具有浓缩和富集作用,所以可以加速杂交反应,缩短测试时间,从而降低测试成本。

本章小结

1. 免疫学诊断技术适于寄生虫的早期感染、隐性感染、慢性期和晚期感染、深部组织感染等的辅助诊断及寄生虫病的疗效考核、流行病学调查和疫情检测。

2. 寄生虫感染的特殊免疫学诊断技术主要有环卵沉淀试验、尾蚴膜反应、后尾蚴膜反应、环蚴沉淀试验、染色试验,前两种技术用于血吸虫的检测,后三种分别用于卫氏并殖吸虫、旋毛虫和刚地弓形虫的检测。

3. 分子生物学诊断技术在寄生虫感染诊断中体现出高度的特异性和敏感性,同时具有早期诊断和确定现症感染等优点,弥补了病原学和免疫学诊断技术的不足。此类技术手段主要包括 DNA 探针技术、PCR 技术和生物芯片技术。

(尹燕双)

扫一扫,测一测

思考题

1. 简述免疫学诊断技术在寄生虫诊断领域的适用范围。
2. 说出寄生虫感染的特殊免疫学诊断技术及应用。

笔记

附　录

附录1　寄生虫学检验的质量控制

寄生虫学检验是临床检验的重要内容之一,为确保其检验结果的准确性和有效性,就必须进行质量控制,从而规范和适应临床实验室的实际应用。寄生虫学检验的质量控制包括室内质量控制和室间质量控制。

一、室内质量控制

作为质量控制基础及重要组成部分的室内质量控制,是保证寄生虫学检验质量和诊断正确性的关键因素,因此建立完善的室内质量控制体系,规范寄生虫学检验操作,极为重要,具体内容包括:

1. **管理**　各检测项目应在部门负责人的监管下完成,且负责人每月至少一次要对所有记录,包括常规方法、仪器设备功能检测等的质控进行主动检查,并留存书面证据。

2. **操作手册**　包括每种检验方法的原理、标本采集和处理方法、试剂制备、操作步骤及注意事项、结果的正确报告方法及所需设备、耗材、质控操作方法等。实验室对每个实验项目及操作应建立本实验室的标准操作规程(SOP)。

3. **标本接受和记录保存**　要有完整的标本接受记录,不合要求的标本要有拒收记录。各种记录和检查结果至少保存2年。

4. **申请单**　具体信息包括患者姓名、用户身份识别码(ID)、开具检验申请的医生姓名、申请检测的项目、标本来源、标本采集时间、标本送检时间等。

5. **方法质控和文件**　对开展的寄生虫学检验方法必须按计划进行质控检查,而且还要形成完整的文件,包括对失控结果及问题解决制订的具体计划。要明确预期结果、正常结果或数值,并列入实验室使用的质控表中。

6. **检验结果报告**　寄生虫学检验可采用的报告方式:①所有查见的寄生虫包括虫卵和幼虫,无论是否具有致病性均应报告。②一般情况下,查见原虫和蠕虫需报告具体发育时期,如滋养体、包囊、卵囊、孢子、虫卵或幼虫,可以不予定量,若要定量,则标准要一致。③查到人芽囊原虫和鞭虫需要定量。④报告所查见的虫体名称必须有完整种名和属名。⑤查到夏科-雷登结晶应报告并定量。⑥在新鲜或新鲜保存的样本中发现出芽酵母细胞应进行叙述和定量。⑦报告中对特殊情况,需附加说明。⑧报告中须明确实施操作程序的实验员姓名和实验室名称。

7. **试剂**　实验室所有试剂都应有明确标记,包括内含物名称、浓度、配制或收到日期、批号、使用日期、失效期等。若为室内配制试剂还需标明配制人员及质控检查结果和日期。

8. **染色剂和染色的质控**　染色剂在使用之前要用对照标本进行常规检查,更换新批号染色也应检查,对非常用染色剂同样如此。

保存于聚乙烯醇(polyvinyl alcohol,PVA)或醋酸钠-醋酸-甲醛(sodium acetate-acetic acid-foemlin,SAF)的一种已知阳性的粪便标本可用于制作阳性对照涂片,染色后检查其中病原体的典型形态。适当固定的白细胞层也可用于检查每一新批号染色剂的染色特性。

9. **仪器设备**　一般要求:所有仪器设备的常规维护时间表及维护的书面记录;仪器设备说明书和检修维护记录应便于技术人员查阅;温度计每年应在国家计量部门进行强制检验,并保留检验证书;每个冰箱、冰柜、孵箱、水浴锅等均应放置温度计,且每个使用日均有温度记录;离心机应有校准记录;显微镜建议每年校准一次且有校准记录。

10. **参考材料**　实验室应备有相关参考材料,如寄生虫图谱、相关参考书和手册,蠕虫、原虫的阳性标本等,便与实验人员学习、培训以及与未知生物对照。

二、室间质量控制

国外如美国病理家协会(CPA)寄生虫检验室间质量控制内容包括形态学、免疫学及染色等。国内主要涉及形态鉴定部分,其为诊断和鉴别诊断寄生虫感染的"金标准"。国家卫生健康委员会、各省(自治区、直辖市)临床检验中心应定期开展寄生虫形态学室间质评活动,即将寄生虫图片发送到各参加室间质评的临床实验室,后者在规定时间内报告结果。室间质量评价对提高各级医院临床实验室医学检验人员对寄生虫形态的识别能力,保证临床寄生虫检验结果的准确性有着重要意义。

(吴秀珍)

附录 2　寄生虫标本的固定与保存

采集到的寄生虫标本须按寄生虫标本的性质、种类、大小及鉴定要求,尽快地、适当地处理、固定和保存,以保持虫体的外部形态与内部结构,便于较长时间地保存或随时检查。

一、寄生虫标本常用固定方法

采集到的寄生虫标本经适当方法处理后,如需保存一定时间,应先进行固定。标本固定的常用方法有物理固定法和化学固定法。

（一）物理固定法

物理固定法是用加热、冷冻或干燥的方法固定标本,如用热水烫死蚊幼虫,使虫体伸展,以显示其自然体态;涂片后的自然晾干及以干燥法固定等,均属于此法。

（二）化学固定法

此法是寄生虫标本最为常用的固定方法,是用某些化学药物配成溶液,即固定液或固定剂,将标本浸于其中进行固定。固定活体标本时,应用加热的固定液处理,待虫体肌肉松弛而伸展后再进行固定;有时还需要将虫体夹于两张载玻片之间,或在盖玻片下将虫体压平后固定。

常用固定液分为单纯固定液和复合固定液两种,主要种类及特点如下:

1. **单纯固定液**　单纯固定液配制简单,使用方便,但有一定的局限性。常用单纯固定液:

（1）甲醛:为具有强烈刺激性气味的无色气体,是常用的标本固定液和保存液,具有较强的杀菌和渗透能力,可使标本硬化,防止标本腐烂。37%~40%甲醛为福尔马林溶液,配制时按原液百分之百计算。用福尔马林溶液固定和保存标本时,常用浓度为5%~10%,配制时所用的稀释液主要为0.85%~0.9%生理盐水或磷酸盐缓冲液。此液主要用于固定和保存虫体及做切片的活检组织,固定时间一般不得少于24h。

（2）乙醇:有强烈的杀菌作用,对组织材料的渗透力较大。但是其脱水作用较强,高浓度容易使组织材料表面硬化和收缩而较难渗入到组织深部,因此不适宜于大块标本的固定。通常用75%或70%乙醇作为固定液和保存液。若在70%乙醇中加入5%丙三醇可长期保存标本。

（3）甲醇:固定作用同乙醇,常用于固定血液、组织等涂片染色标本。固定时间一般为1~3min,固定薄血膜仅需几秒。此液固定的标本不经水洗即染色。

（4）乙酸:即醋酸,纯乙酸在16.7℃以下凝结成冰状固体,故又称冰乙酸,固定时间为1h。此液适于染色体的固定和保存。

（5）氯化汞:又称升汞,可增强酸性染料的亲和力,有助染作用。常用7.5%~8%氯化汞溶液作为饱和水溶液,用于固定小型虫体。

（6）苦味酸:是一种黄色结晶,能溶于水和乙醇。100ml 蒸馏水中加入苦味酸约1.5g,制成固定液,常与其他固定液合用。此液固定标本时,可使组织收缩明显,但渗透能力较弱,不使组织硬化。

（7）巴氏液:巴氏液为3%甲醛生理盐水,由40%甲醛溶液3ml 与97ml 生理盐水混合而成,主要用于线虫的固定。

2. **复合固定液**　由两种以上单纯固定液按一定比例混合而成,以弥补单纯固定液不足,例如乙酸使细胞膨

173

胀,而乙醇与苦味酸致细胞收缩,二者混合使用可使收缩和膨胀作用相抵。常用的复合固定液:

（1）鲍恩固定液:苦味酸饱和水溶液 75ml,福尔马林 25ml,冰乙酸 5ml,临用时现配制。此液渗透能力强,适合于固定不同种类、不同大小的标本,主要适用于小型蠕虫的固定,固定时间为数小时或过夜。固定后的标本在染色前需用 70%乙醇浸洗 10h 以上以脱去黄色的苦味酸。

（2）劳氏固定液:氯化汞饱和水溶液 100ml,冰乙酸 2ml。此液适用于固定小型吸虫和绦虫,固定时间为 4~24h。固定完毕后更换于加碘液的 70%乙醇中去除沉淀,然后换入 70%乙醇 1~2 次,使碘化汞沉淀完全消失,最后保存于 70%乙醇中。

（3）肖氏固定液:配制方法见第十章第二节。此液适用于固定肠道原虫涂片标本及小型虫体,固定时间为 10~60min,固定完毕后用 50%乙醇或 70%乙醇换洗,再用碘液去除氯化汞沉淀。

（4）布莱固定液:70%乙醇 90ml,福尔马林 7ml,冰乙酸 3ml。此液渗透力强,适用于固定昆虫幼虫、小型吸虫和绦虫。

二、常见寄生虫标本的固定与保存

（一）成虫标本的固定与保存

采集到的蠕虫成虫经生理盐水清洗后,常用单纯固定液如甲醛或乙醇固定;如做切片标本或染色标本,则选用复合固定液固定。固定时间因虫体大小而异,一般小型虫体固定数小时,大型虫体需固定 24h 或更长时间。

1. **线虫**　将虫体放入 60~70℃的 70%乙醇、巴氏液或 5%甲醛中固定,待虫体自行伸直冷却后置于 70%乙醇、巴氏液或 5%甲醛中保存。小型线虫易用甘油乙醇加热固定,保存于 80%乙醇中。

2. **吸虫**　将虫体置于 5%甲醛溶液或 70%乙醇中,固定数小时至 24h,再移至新的 5%甲醛溶液或 70%乙醇中保存,但肺吸虫不宜用 5%甲醛固定。如需制作染色玻片标本,用载玻片压平虫体后再固定,以氯化汞固定液为佳。

3. **绦虫**　小型绦虫的固定方法同吸虫。大型绦虫则需在清水中浸泡 8~12h 或更长时间,待虫体完全伸展后,用 10%甲醛固定 24~48h,再移至 5%甲醛溶液中保存。若要制作染色玻片标本,应将虫体或节片置于两张载玻片之间压平,玻片两端以线扎紧,置于 70%乙醇中固定 24~48h,再移至新的 70%乙醇中保存。

（二）幼虫标本的固定与保存

将自粪便培养、中间宿主淡水螺或感染的动物组织中获得幼虫,置于 5%甲醛溶液或 70%乙醇中,固定数小时至 24h,再移至新的 5%甲醛溶液或 70%乙醇中保存。若制作染色玻片标本,则将虫体夹于两张载玻片之间,加压使虫体扁平,玻片两端以线扎紧,浸于 10%甲醛溶液中固定 24~48h,之后保存于 5%甲醛溶液或 70%乙醇中。

（三）虫卵标本的固定与保存

取经水洗沉淀处理的粪便沉渣（第十章第二节）置于 5%甲醛溶液或 10%甲醛溶液中固定 24h,然后再换新的固定液,并加数滴丙三醇密封保存。含卵细胞的虫卵固定时,需将固定液加热至 70℃,以防止卵细胞继续发育。若为透明胶纸法获得的虫卵标本,可将粘有虫卵的胶纸剪成 5mm×5mm 的小块,在载玻片中央加 1 滴甘油,将小块胶纸置于甘油上铺平,再在胶纸上加中性树胶,覆以盖玻片密封,于 37℃温箱烘干可较长期保存。虫卵在甲醛溶液中的保存时间一般不超过 5 年,否则卵壳易剥离,虫卵结构不完整。

（四）原虫标本的固定与保存

1. **肠道原虫**　取经水洗沉淀处理的（第十章第二节）含有原虫的新鲜标本,立即制成涂片,用肖氏固定液固定,再移至 70%乙醇内保存,待涂片染色。包囊还可以保存于 5%甲醛或硫柳汞碘甲醛溶液中。

2. **其他腔道原虫**　固定与保存阴道毛滴虫时,应取阴道分泌物或培养物涂片,自然干燥后用甲醇固定,可短期保存;经瑞氏或吉姆萨染色后可长期保存。固定保存齿龈内阿米巴和口腔毛滴虫时,取采集的标本加 1 滴生理盐水和血清于载玻片上,涂匀成薄膜,尚未干燥而湿润时,经肖氏固定液固定,再置于 70%乙醇内保存,以备制片染色或长期保存。

3. **组织内原虫**　固定与保存组织内寄生原虫如杜氏利什曼原虫和弓形虫时,可取骨髓、淋巴结等穿刺物、体液沉淀物或人工培养物、感染动物组织等,经涂片或印片,待干燥后用甲醇固定保存。

4. **血液内原虫**　取外周血涂片,自然干燥,经甲醇或无水乙醇固定保存,见第十章第四节。

5. 原虫的低温保存　将采集到的或体外培养得到的原虫标本经 1 500r/min 离心 10min,弃上清液,与含二甲基亚砜(DMSO)的冻存液充分混匀,于-20℃下放置 1h,于-70℃下过夜,最后置液氮(-196℃)中冻存。

（五）医学节肢动物标本的固定与保存

根据医学节肢动物种类及发育时期的不同,其固定与保存方法分为两类。

1. 干标本　用于保存有翅昆虫的成虫,如蚊、蛉、蝇等。通常用昆虫针插入虫体,固定于软木板上晾干,存放于适当容器,如昆虫盒、玻璃管或塑料管内,同时放入樟脑块或粉防蛀,密封保存。标本较多时,可保存于玻璃瓶或塑料瓶中,先在瓶底放少量樟脑粉,封口后干燥处避光保存。

2. 湿标本　适于保存有翅昆虫的卵、幼虫、蛹和无翅昆虫及蜱、螨各发育阶段。活标本先经 60~70℃的 70%乙醇固定 24h,然后保存于丙三醇乙醇混合剂中,也可用 5%或 10%甲醛溶液固定保存。需要分离病原体的昆虫不做任何处理,收集于试管或小瓶中保存。

（六）用于分子生物学研究标本的固定与保存

寄生虫标本若用于分子生物学研究,如提取 DNA 等,应对标本进行特殊处理。

1. 蠕虫活体标本　现场采集的成虫、幼虫或虫卵标本,可固定于 20%二甲基亚砜饱和盐水溶液中(其中二甲基亚砜 20 份,饱和盐水 80 份),后置于 4℃保存;或直接固定于 100%无水乙醇中;或直接保存于-70℃冰箱中。

2. 粪便标本　含虫卵、幼虫或原虫的粪便标本,不能直接用固定液保存。如短期保存,可直接保存于 4℃冰箱中或-70℃下冷冻;如长期保存,可将粪便与无水乙醇 1∶1 或与重铬酸钾 1∶1 混合后 4℃保存。

3. 血液标本　含原虫的血液标本,可在 1~5ml 血液中加乙二胺四醋酸(EDTA)4℃保存;也可将 5~6 滴血采集在滤纸上,待干后可短期保存于 4℃冰箱内备用。

（尹燕双）

附录3　常见人体寄生虫的致病性与实验室诊断方法

寄生部位	分类	寄生虫种类	主要致病性	常用实验室诊断方法
消化道寄生虫	线虫	似蚓蛔线虫	幼虫致呼吸道症状;成虫致消化道症状及并发症	粪便直接涂片法查虫卵;检获成虫
		毛首鞭形线虫	消化道症状	粪便直接涂片法、集卵法查虫卵
		十二指肠钩口线虫、美洲板口线虫	幼虫致钩蚴性皮炎与呼吸道症状;成虫致消化道症状、贫血	粪便浮聚法查虫卵;钩蚴培养法查幼虫
		蠕形住肠线虫	肛周皮肤瘙痒、异位寄生	肛周透明胶纸法或棉签拭子法查虫卵、肛周透明胶纸法检获成虫
		粪类圆线虫	肠炎、肺炎等	粪便和痰中检获杆状蚴或培养出丝状蚴;ELISA
	吸虫	布氏姜片吸虫	消化道症状、营养不良等	粪便直接涂片法、集卵法查虫卵
		异形吸虫	消化道症状	粪便直接涂片法、集卵法查虫卵;粪便检获成虫
		棘口吸虫	消化道症状	粪便直接涂片法、集卵法查虫卵;粪便检获成虫
	绦虫	链状带绦虫	成虫致消化道症状;猪囊尾蚴致皮下肌肉、眼、脑等部位损害	粪便查孕节、直接涂片法和集卵法查虫卵;活组织检查囊尾蚴、免疫学检测
		肥胖带绦虫	消化道症状	粪便查孕节、肛周透明胶纸或棉签拭子法查虫卵
		微小膜壳绦虫	消化道症状	粪便直接涂片法、集卵法查虫卵;粪便查孕节

寄生部位	分类	寄生虫种类	主要致病性	常用实验室诊断方法
消化道寄生虫	根足虫	溶组织内阿米巴	肠内阿米巴病;肠外阿米巴病	粪便生理盐水直接涂片法查滋养体;碘液直接涂片法查包囊
	鞭毛虫	蓝氏贾第鞭毛虫	消化道症状	粪便生理盐水直接涂片法查滋养体;碘液直接涂片法查包囊
		人毛滴虫	消化道症状	粪便生理盐水直接涂片法查滋养体
		口腔毛滴虫	与牙结石、冠周炎、牙周炎、牙龈炎、龋齿等口腔疾患有关	龈间隙、齿间隙、牙垢及龋齿表面附着物或渗出物以生理盐水直接涂片法查滋养体
	孢子虫	隐孢子虫	消化道症状	粪便金胺-酚染色法、改良抗酸染色法、金胺-酚-改良抗酸染法色查卵囊
		人芽囊原虫	消化道及全身症状	粪便生理盐水直接涂片法和碘液染色法查找空泡型、阿米巴型虫体
		贝氏等孢球虫	消化道症状	粪便直接涂片法、浓集法或抗酸染色法查卵囊;十二指肠活组织查各期虫体
	纤毛虫	结肠小袋纤毛虫	消化道症状	粪便生理盐水直接涂片法查滋养体和包囊
肝与胆管寄生虫	吸虫	华支睾吸虫	胆管(囊)炎、胆囊结石、肝硬化等	粪便、十二指肠引流液查虫卵;免疫学检测
	绦虫	细粒棘球绦虫	局部压迫和刺激症状、毒性和过敏反应、继发性感染及继发性棘球蚴病	病变组织、体液检查棘球蚴砂;免疫学检测
脉管系统寄生虫	线虫	班氏吴策线虫马来布鲁线虫	急性炎症及超敏反应、慢性阻塞性病变	夜间采血或体液、尿液查找微丝蚴;免疫学及分子生物学诊断
	吸虫	日本裂体吸虫	尾蚴性皮炎;黏液血便、肝硬化、腹水等	粪便涂片或浓集法查虫卵;毛蚴孵化法;环卵沉淀试验及其他免疫学检测
	孢子虫	疟原虫	发冷、发热、出汗;脾大;贫血等	厚血膜法或薄血膜法查疟原虫;免疫学检测及分子生物学诊断
	鞭毛虫	杜氏利什曼原虫	主要引起内脏利什曼病,表现为长期不规则发热,肝、脾、淋巴结肿大及贫血等	取骨髓、淋巴结、脾穿刺物涂片;人工培养法;动物接种法
		锥虫	非洲锥虫病(睡眠病);美洲锥虫病	取血液、淋巴液、脑脊液涂片染色;免疫学检测;分子生物学诊断
神经系统寄生虫	线虫	广州管圆线虫	嗜酸性粒细胞增多性脑膜脑炎或脑膜炎	脑脊液查幼虫及嗜酸性粒细胞计数;免疫学检测;分子生物学诊断
	根足虫	耐格里属阿米巴	原发性阿米巴性脑膜脑炎	脑脊液或病变标本查滋养体;免疫学检测;分子生物学诊断
		棘阿米巴属阿米巴	肉芽肿性阿米巴性脑炎、阿米巴角膜炎和阿米巴性皮肤损害	脑脊液或病变标本查滋养体或包囊;免疫学检测;分子生物学诊断

寄生部位	分类	寄生虫种类	主要致病性	常用实验室诊断方法
皮肤与组织寄生虫	线虫	旋毛形线虫	消化道炎症;全身肌肉酸疼	肌肉活检压片法、人工消化法查囊包;免疫学检测
		美丽筒线虫	口腔、食管等部位痒感、刺痛感、麻木感、肿胀感及虫样蠕动感	手术切开黏膜隆起部位取虫体鉴定
	吸虫	斯氏并殖吸虫	游走性包块和结节	手术切开皮下包块取虫体鉴定
	绦虫	曼氏迭宫绦虫	游走性包块和结节,局部肿胀、疼痛,甚至发生脓肿	手术切开皮下或肌肉包块取虫体鉴定;免疫学检测
	孢子虫	刚地弓形虫	先天性弓形虫病:流产、畸形、脑钙化、视网膜脉络膜炎等;获得性弓形虫病:淋巴结肿大、中枢神经系统损害、眼部病变	胸腔积液、腹水等直接涂片或动物接种或细胞培养查滋养体;DT等免疫学检测
		肉孢子虫	食欲缺乏、腹痛、腹泻、恶心、呕吐等消化道症状;肌肉酸痛、肿胀及乏力、发热、头昏、头痛等全身症状	粪便涂片法查卵囊或孢子囊;肌肉活组织查肉孢子囊;嗜酸性粒细胞计数
	节肢动物	人疥螨	丘疹、水疱、脓疱等皮损;局部剧烈瘙痒	皮肤针挑法和刮片法查疥螨
		蠕形螨	毛囊炎、脂溢性皮炎、酒渣鼻等	透明胶纸法、挤压涂片法查蠕形螨
		蝇蛆	消化道、皮肤组织、眼、泌尿生殖道、耳鼻喉等部位的损伤	患处取蝇蛆进行鉴定
呼吸系统寄生虫	吸虫	卫氏并殖吸虫	急性期以消化道症状为主;慢性期以呼吸道症状为主	痰液、粪便直接涂片法或消化沉淀法查虫卵;免疫学检测
	节肢动物	粉螨	螨性皮炎;肺部等部位螨症;过敏反应	粪便、痰液、尿液中查粉螨;免疫学检测
眼部寄生虫	线虫	结膜吸吮线虫	结膜充血,眼部异物感	眼部取材镜检虫体
泌尿生殖系统寄生虫	鞭毛虫	阴道毛滴虫	以滴虫性阴道炎多见,表现为白带增多,外阴瘙痒或有烧灼、刺痛感	取阴道分泌物、尿液沉淀物或前列腺分泌物直接涂片或染色镜检滋养体

（丁环宇）

中英文名词对照索引

参 考 文 献

［1］ 陆予云,李争鸣.寄生虫学检验[M].4版.北京:人民卫生出版社,2015.

［2］ 吴忠道,王世平.临床寄生虫学检验[M].3版.北京:中国医药科技出版社,2015.

［3］ 中华人民共和国国家卫生和计划生育委员会.寄生虫病诊断名词术语:WS/T 471—2015[S].北京:中国标准出版社,2015.

［4］ 尚红,王毓三,申子瑜.全国临床检验操作规程[M].4版.北京:人民卫生出版社,2015.

［5］ 王明丽.病原生物与免疫学[M].北京:人民卫生出版社,2016.

［6］ 夏超明,彭鸿娟.人体寄生虫学[M].2版.北京:中国医药科技出版社,2017.

［7］ 诸欣平,苏川.人体寄生虫学[M].9版.北京:人民卫生出版社,2018.

［8］ 全国卫生专业技术资格考试用书编写专家委员会.2019全国卫生专业技术资格考试指导临床医学检验技术(士)[M].北京:人民卫生出版社,2018.

［9］ 周晓农.2015年全国重点寄生虫病现状调查报告[M].北京:人民卫生出版社,2018.

［10］ 刘佩梅,李泽民.医学寄生虫学[M].3版.北京:北京大学医学出版社,2018.

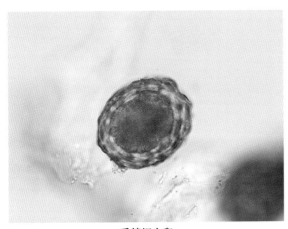

受精蛔虫卵

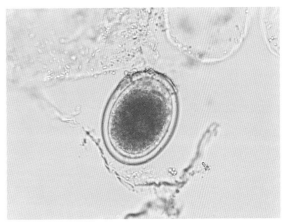

脱蛋白质膜受精蛔虫卵

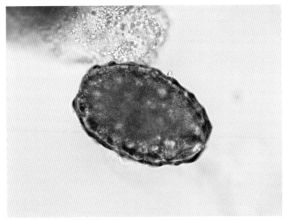

未受精蛔虫卵

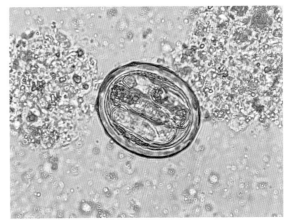

蛔虫含蚴卵

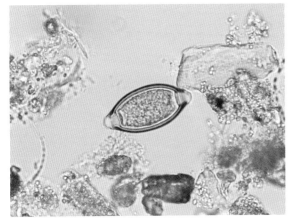

鞭虫卵

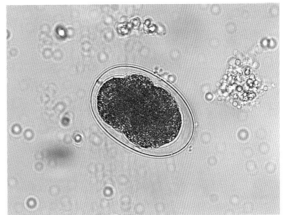

钩虫卵

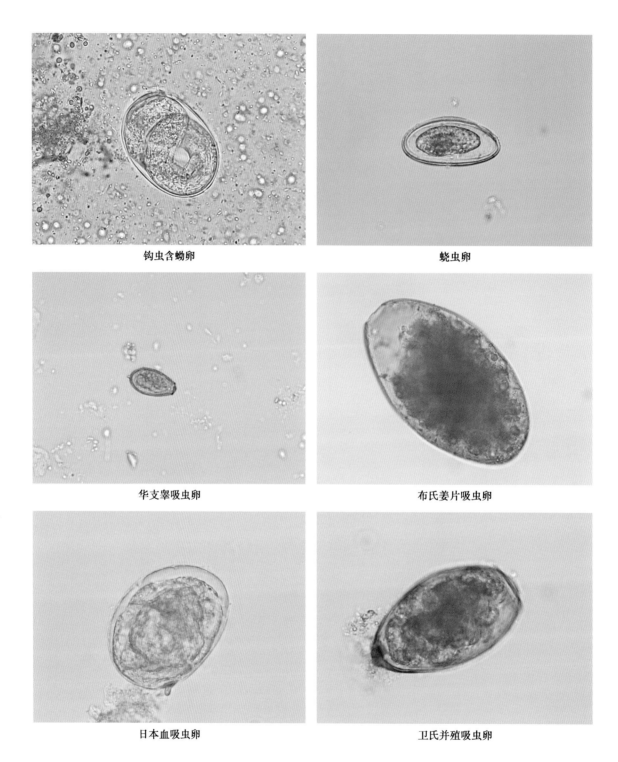

钩虫含蚴卵

蛲虫卵

华支睾吸虫卵

布氏姜片吸虫卵

日本血吸虫卵

卫氏并殖吸虫卵

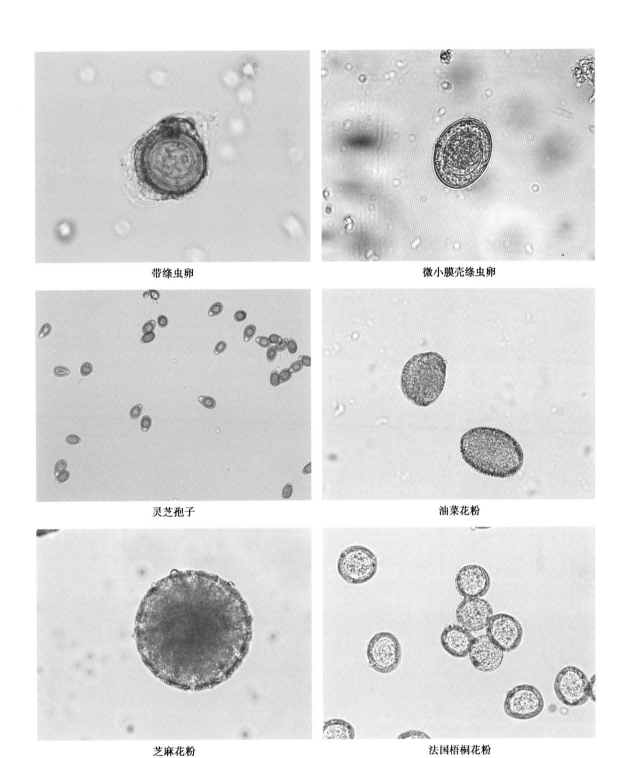

带绦虫卵　　　　　　　　　　　　　　微小膜壳绦虫卵

灵芝孢子　　　　　　　　　　　　　　油菜花粉

芝麻花粉　　　　　　　　　　　　　　法国梧桐花粉

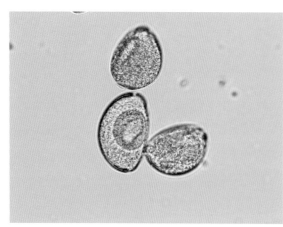

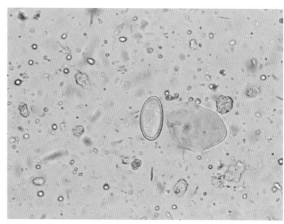

韭菜花粉   羊肚菌孢子

彩图 0-1 常见人体寄生虫卵与其形态类似物

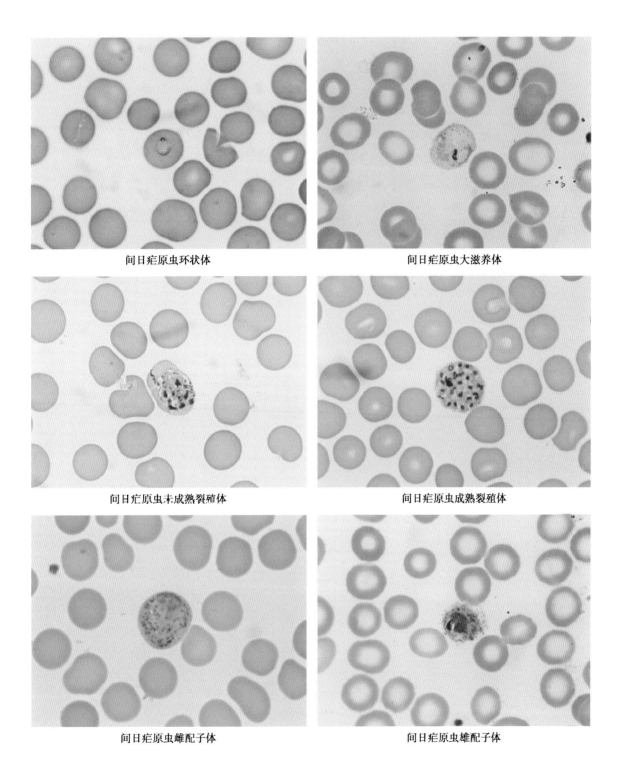

间日疟原虫环状体　　　　　　　　　　间日疟原虫大滋养体

间日疟原虫未成熟裂殖体　　　　　　　间日疟原虫成熟裂殖体

间日疟原虫雌配子体　　　　　　　　　间日疟原虫雄配子体

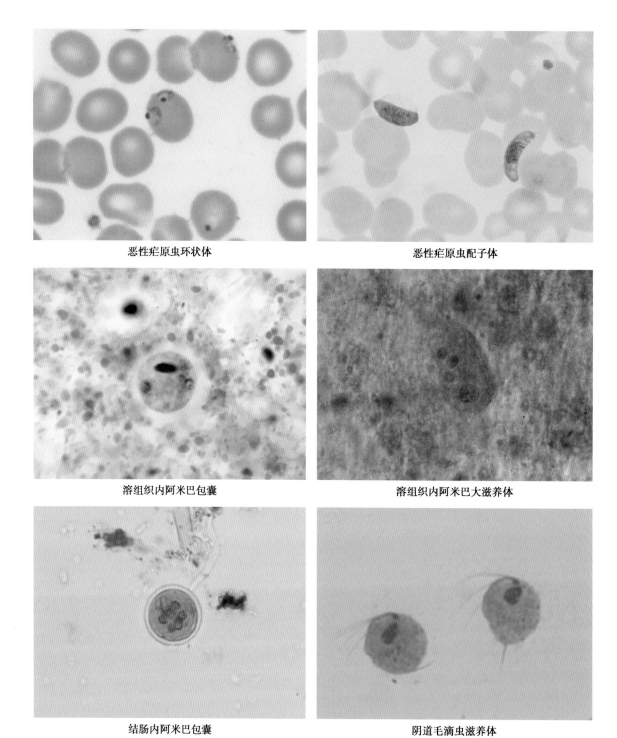

恶性疟原虫环状体　　　　　　　　　恶性疟原虫配子体

溶组织内阿米巴包囊　　　　　　　　溶组织内阿米巴大滋养体

结肠内阿米巴包囊　　　　　　　　　阴道毛滴虫滋养体

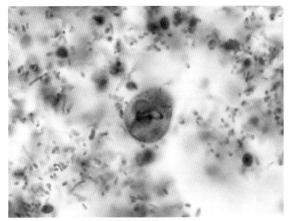

蓝氏贾第鞭毛虫包囊

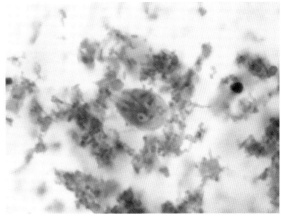

蓝氏贾第鞭毛虫滋养体

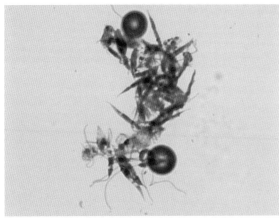

杜氏利什曼原虫前鞭毛体

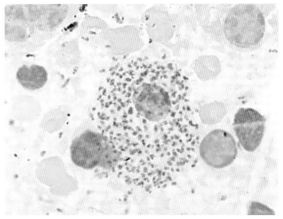

杜氏利什曼原虫无鞭毛体

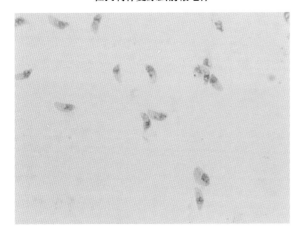

刚地弓形虫滋养体

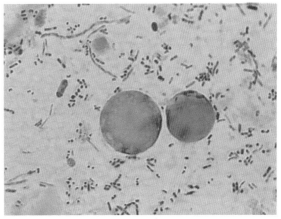

人芽囊原虫(空泡型)

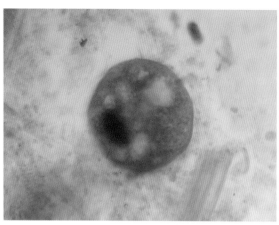

结肠小袋纤毛虫包囊

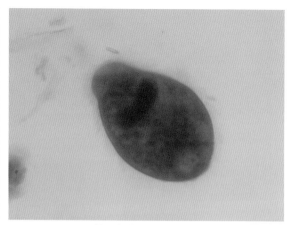

结肠小袋纤毛虫滋养体

彩图 0-2　常见人体寄生原虫形态